党建引领
文化铸魂

公立医院高质量发展开新篇

主　编　刘玉村

副主编（按参编单位排序）

方建宁　郑军华　王建安　全俊亚　张欣平

王大刚　王人颢　蒋光峰　夏　红　杜金林

阮列敏　王贵英　杨建文　何　强　林章雅

谢岳林　李　悦　徐　勇　刘雁冰　何庆南

人民卫生出版社
·北 京·

组织编写单位

国家卫生健康委人才交流服务中心

编者名单

国家卫生健康委人才交流服务中心

方建宁

北京大学第一医院

刘玉村　赵　菲

上海交通大学医学院附属仁济医院

郑军华　王昊宁　黄　桦

浙江大学医学院附属第二医院

王建安　邓国芳

首都医科大学附属北京潞河医院

全俊亚　王　炜　董　洁

山东大学齐鲁医院

张欣平　李　宁　宋　敏　王强强　王文斐

重庆医科大学附属第二医院

王大刚　袁　军　李春莉　周　青　向秋月

徐州医科大学附属医院

王人颢　王以坤　韩　林　陈　雪　王梦琳　卜庆超

青岛大学附属医院

蒋光峰　陈祥华　公吉朋　阎　润　张乃海

湖南省湘潭市中心医院

夏　红　朱　香　彭秋香　赵梓行　郭　赞　邓　琳

浙江省金华市中心医院

杜金林　郭晓华　张丹丹　徐敏慧　张丽花　费益君

宁波大学附属第一医院

阮列敏　毛文波　鲁苏霞　柳春波　童晓昉

河北医科大学第二医院

王贵英　李立平　梁韵佳　杜　璞　陈世文　魏　兰　张贺菊

兰州大学第二医院

杨建文　马毅成　李思瑶　韩大书　刘　涛

浙江省中医院

何　强　钱　宇　陈智能　高　俊　陈岩明　邬艳萍　王蓝玉

福建医科大学附属第一医院

林章雅　康德智　翁山耕　陈万金　王浩波　柴大军　钱　峰

上海市嘉定区中心医院

谢岳林　朱成英　顾玉连　武　燕　喻巧琳　赵新颖

哈尔滨医科大学附属第一医院

李　悦　于凯江　施　旸　徐　旭　苑斯淇

西南医科大学附属医院

徐　勇　王　伊　阮德胜　黄　黎　王扬勇

陕西省延安市中医医院

刘雁冰　王　星　王　栋　赵玉强

中南大学湘雅三医院

何庆南　杨飞龙　张劲强　许泽华　余　希　潘钰婷

中国现代医院管理智库办公室

陆建成　靖　洲　温　静　赵旭岩　张　政　刘彤彤

2019 年，国家卫生健康委人才交流服务中心、上海申康医院发展中心和无界进修发起成立了中国现代医院管理智库四个专家委员会，我应邀担任党的建设和医院文化专委会主任委员。在工作研讨会上，我就如何开展和推进专委会工作提出了设想，其中包括编写一本介绍医院发展经验的图书，此想法得到了与会专家的积极鼓励，也得到了人民卫生出版社王雪凝董事长的大力支持，即决定编写《党建引领 文化铸魂——医院发展经验谈》一书。经过通盘考虑，选定了国内最有代表性的八家医院作为参编单位，提供案例介绍经验。经过大家的勤奋工作，此书在中国共产党建党百年华诞之前隆重出版发行。超乎我们的预想，此书受到了业内广泛的关注。作为主编，我也接收到如是否还能继续编写与纳入更多医院的咨询和建议。

大家的热情给予我很大的鼓励，由此萌生出策划编写第二本乃至第三本图书的方案。这两本书用怎样的思路来选择参编的医院才能达到最好的效果，成了我脑海里挥之不去的问题。最终，我提出了选择医院的基本思路：沿着红色之旅、踏着伟人足迹、人民医院为人民和改革开放前沿遴选编写单位，并且要求打破地域、级别等限制，以各单位建院年份为主线进行排序。此方案得到了大家的广泛支持和积极参与，经过不懈努力，《党建引领 文化铸魂——人民医院为人民》《党建引领 文化铸魂——公立医院高质量发展开新篇》两本书即将出版发行。

改革开放是中国步入快速发展之路的关键之举。几十年来，随着禁锢人们思想藩篱的解除，中国人民的想象力、创造力得以充分释放。先进的思想理念、科学技术加上人民的勤劳，使得中国生产力水平极大提高，中国社会以难以想象的速度蓬勃发展、进入了一个崭新的阶段。中国的医药卫生事业（包括公立医院的进步发展）也是日新月异，很多医院在部分领域已经达到了国际先进水平。不过，公立医院虽然通过改革开放取得了显著的成绩，但也沉淀下不少的问题。

党的十八大是中国社会进入一个新的历史阶段的重要标志。改革、开放是解决问题的金钥匙。习近平新时代中国特色社会主义思想为我们解决问题指明了方向，提供了方法。中国公立医院"为了谁、依靠谁"的初心将通过重新确立党委领导下的院长负责制得到进一步巩固。

我相信，参与编写本书的各个医院结合自身的发展历程，以生动的案例从不同角度展示改革开放创新发展的显著成果，同时也让大家感悟到突出党领导下公立医院的公益性，要用中华文明的精髓铸就医院文化和实践经验。我坚信，只要有中国共产党的坚强正确领导，中国公立医院的发展前景会一片光明。

感谢所有参与本书编写、编辑出版工作的同道，感谢无界进修为本书编写所做的大量工作，正是他们的辛勤付出，使此书得以问世。

谨以此书献给中华人民共和国 75 岁生日。

刘玉村
2024 年 4 月

第一章
党建引领"仁术济世",仁济精神在当代的传承和实践
——上海交通大学医学院附属仁济医院院史馆建设工作

第二章

钱塘潮涌，名院激流

——浙江大学医学院附属第二医院高质量党建促发展纪实

第三章

传承百年仁爱精神，"红色引擎"赋能高质量发展

——首都医科大学附属北京潞河医院党建经验谈

第四章

以高质量党建引领高质量发展

——山东大学齐鲁医院的"齐鲁实践"

第五章

十三秩峥嵘求索，新时代党建领航

——重庆医科大学附属第二医院的跨世纪奋斗史

第六章
党建引领变革发展，价值重塑百年芳华
——徐州医科大学附属医院以价值观重塑引领高质量转型发展实践

第七章

传承创新，仁德尚道

——125 年青岛大学附属医院医路向党

第九章

踔力奋发谋发展，奋楫扬帆谱新篇

——浙江省金华市中心医院的改革发展之路

第十章

百十风雨路，仁术佑甬城

——宁波大学附属第一医院的百年荣光

第十一章

党建引领医院新文化，奋进高质量发展新时代

——河北医科大学第二医院发展纪实

第十二章

医者仁心，患者安心

——兰州大学第二医院扎根西部，书写时代答卷

第十三章
九十余载公心著春秋，新征程上五德谱华章
——浙江省中医院高质量发展之路

第十四章

奋楫扬帆蓄势起，向高向强向未来

——福建医科大学附属第一医院的时代答卷

第十六章

凝心铸魂，擘画医院高质量发展蓝图

——哈尔滨医科大学附属第一医院党建文化案例分享

第十九章

守正创新，行稳致远

——中南大学湘雅三医院的改革创新特色发展之路

第一章

党建引领"仁术济世",仁济精神在当代的传承和实践

——上海交通大学医学院附属仁济医院院史馆建设工作

　　上海交通大学医学院附属仁济医院（简称"仁济医院"）始建于 1844 年，是中国第二家、上海第一家西医医院，中国西医学发源地之一，其历史是中国西医发展史的一大缩影。仁济医院于 1993 年成为上海市首批综合性三级甲等医院，目前由东、西、南、北四个院区和上海市肿瘤研究所组成，学科门类齐全，集医疗、教学、科研于一体。截至 2024 年 7 月，仁济医院已先后 3 次蝉联"全国文明单位"、16 次蝉联"上海市文明单位"称号。

　　仁济医院院史馆位于仁济医院东院区科研楼地下一层，于 2019 年建成，在同年 12 月 6 日仁济医院建院 175 周年庆祝大会上举行开馆仪式。该馆是仁济医院文化建设的重要品牌项目和组成部分。由于地处医院这个特殊的文化环境，该馆在中国西医发展史、中共党史和救灾抗疫史的展示上具有鲜明的特色，也是在党建引领下，"仁术济世"的仁济精神在当代传承和弘扬的重要实践载体。

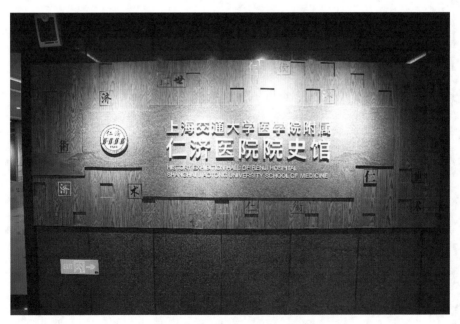

上海交通大学医学院附属仁济医院院史馆

一、仁术济世护苍生：百年仁济的红色基因和爱国本色

仁济医院院史馆以大量实物、展板及多媒体的形式，通过展示百年仁济在医疗、护理、教学、科研、管理、党建、国际交流、精神文明等各方面的发展历程和取得的丰硕成果，展现了西医学在中国的发展，展现了一代代仁济医者"敬佑生命，救死扶伤，甘于奉献，大爱无疆"的良好精神风貌，展现了广大医务工作者守护人类生命健康、为人民幸福生活不懈努力的感人事迹。

（一）二救陈赓，见证仁济医者的爱国情怀

牛惠霖是中国第一代海归西医师，也是仁济医院首位华人副院长，被誉为"中国医界之柱石"。他 1889 年出生于上海；1907 年于上海圣约翰大学医学院毕业后，赴英国剑桥大学深造，获医学博士学位，并成为英国皇家外科学会会员，还领有皇家内科学会开业证书，并任伦敦医院主任医师。1919 年，牛惠霖毅然放弃国外的优厚待遇，回国工作，任仁济医院副院长兼外科主任。他带回了消毒、麻醉等方面的一系列新技术，开展了四肢创伤修复等新手术。从此，仁济医院的外科学开始与世界同步发展。

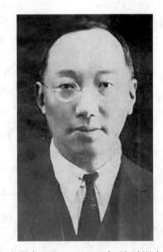

牛惠霖（1889—1937），外科学专家

1927 年和 1931 年，著名红军将领陈赓腿部先后重伤两次，秘密来沪就医。给他做手术的医生，正是牛惠霖和他的弟弟——美国哈佛大学医学博士、骨科专家牛惠生。陈赓的两次腿伤都十分严重，在当时落后的医疗水平下几乎只能截肢，但在牛氏兄弟的妙手仁心下，他得以保住了双腿，为中国革命和解放事业作出了更多重要贡献。

　　淞沪抗战期间，牛惠霖、牛惠生兄弟与宋庆龄、何香凝等共同组织战地救护工作，在上海、苏州两地分别设立伤兵医院；牛惠霖先后出任上海地方协会救护伤兵第一医院院长、上海公共租界万国商团中华队军医长，还曾任中国红十字会总医院（今复旦大学附属华山医院）院长，其弟牛惠生则是中山医院的第一任院长。他们以丰富的经验组织指挥并参与救治了大量伤员，挽救了许多战士与百姓的生命。

　　牛惠霖医术精湛，为人谦逊低调，有着深厚的爱国情怀，并将毕生奉献给了他深爱的祖国和医疗事业。仁济医院院史馆展示了牛惠霖使用过的眼镜和各种医疗器械，以及孙科（孙中山之子）赠予的银杯"霖雨苍生"和何香凝赠予的银盾"医国医人"。

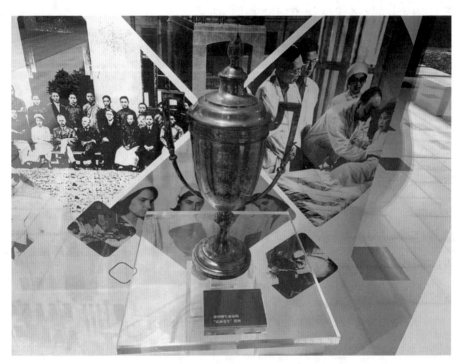

孙科（孙中山之子）赠予牛惠霖的银杯"霖雨苍生"（复制品）

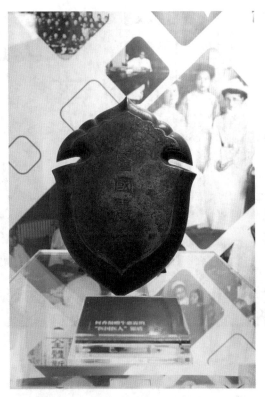

何香凝赠予牛惠霖的银盾"医国医人"(复制品)

（二）勇斗日寇,"白衣战士"为民族解放不懈奋斗

1937 年 7 月 7 日,"卢沟桥事变"爆发,长达八年的抗日战争开始。随着战争的持续,伤兵越来越多,国内急需医学人才。报国之心极为迫切的骨科专家叶衍庆毅然离开英国,返回祖国,任仁济医院外科主任医师,同时在雷士德医学研究院从事研究工作。同年,因为战事不断升级,伤员增多,仁济医院开设了骨科病房,这是上海最早设立的骨科专业病房,叶衍庆任骨科主任。

"八一三事变"爆发不久,仁济医院就设立了伤兵医院,叶衍庆与牛惠生、孟继懋、胡兰生、朱履中、任廷桂一起成立了上海红十字会骨科中心小组,用以研讨疑难病例和科研中遇到的问题,在有限的医疗卫生条件下夜以继日地抢救伤员,这也是我国第一个骨科学术组织。由于战火不断,骨

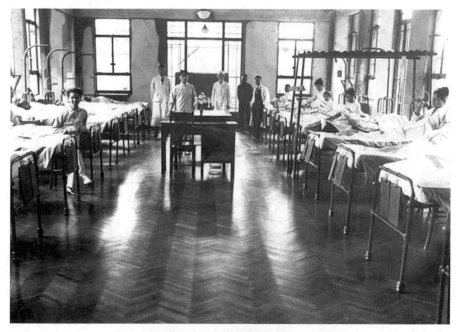

20 世纪 40 年代仁济医院骨科病房内景

科外伤患者越来越多，为了最大程度地避免给伤员造成永久性的残疾，叶衍庆将从国外学到的股骨颈囊内骨折三刃钉内固定等新手术应用于临床，并在国内加以推广，让大量受伤军民免受截肢之苦。经他治愈的伤员有千人之多，这也极大促进了我国骨科学的发展。

淞沪会战爆发后，日寇攻入英租界，占领了仁济医院。仁济医院党支部为防止敌人破坏，采取更隐蔽的斗争方式以保存实力。为保持民族气节，中国高级医师如叶衍庆、钱建初、兰锡纯等先后离开了仁济医院，一些护士也因不甘忍受日本人的统治而离院，他们纷纷到社会上自行开业，为同胞提供医疗服务。大量骨干人才的被迫离开激发了仁济医院广大职工的愤怒，大家纷纷团结起来奋起抗争。1942 年底，因日寇肆意侵占医院的资产，奴役职工，让中国医护人员和工友长期处于饥饿状态，护校学生和仁济医院的医护职工在中共地下党的领导下先后举行"罢饭"斗争和罢工示威。日寇被迫同意提高中国职员的待遇，以平息职工的不满。

1945 年春，抗战胜利即将来临，仁济医院党支部先后发展了 8 名党员,还有医务系统转来的医生党员朱瑞镛,从而加强了党的力量。抗战胜利后,支部又先后发展了9名党员,为党组织输送了新鲜血液。

（三）爱国爱党,建立沪上最早的医院地下党组织

仁济医院地下党活动始于抗日战争之前。1934年秋,左英（1919—2011,原名瞿虹霞）考入上海仁济私立高级护士职业学校（简称"仁济护校"）。在校期间,她和同学们受到中共地下党的影响与感召,全部加入上海职业界救亡协会,积极投身于抗日救亡活动。在医院、难民署、伤兵营,都留下了她与护士姐妹们奋不顾身抢救伤员的身影;在工人夜校中,她积极宣传抗日救亡思想,秘密募集抗战物资,培训抗日救亡干部,编印宣传刊物如《救亡周刊》,鼓舞抗战士气。

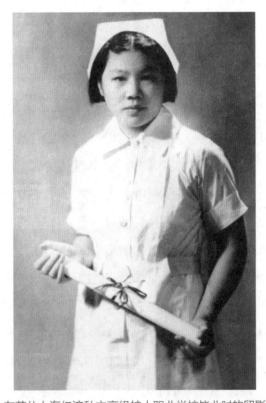

左英从上海仁济私立高级护士职业学校毕业时的留影

1937年8月,日本帝国主义为了侵略我国,在上海制造事端,"八一三事变"后,淞沪会战爆发。这是中日双方在抗日战争中的第一场大型会战,也是整个抗日战争中进行的规模最大、战斗最惨烈的一场战役。该战役为上海和长江下游工厂与物资内迁争取到了时间,为中国坚持长期抗战起到了重大作用。在战争的最初几天,日本飞机于8月14、23和28日在爱多亚路（今延安路）、南京路和南站等处投掷炸弹。仅在这三天内,每天就有二百多名伤

员被收入仁济医院病房。仁济医院医护人员一边积极救治受伤军民，一边在伤患和医护人员中大力宣传抗日救亡思想，鼓舞抗战士气。当时因为日军侵略，导致上海粮食紧缺，物价飞涨，民不聊生。仁济医院医护人员在自己的粮食供应都十分紧张的情况下，还努力匀出一些粮食，救济被战火波及的百姓。

1937年冬，上海沦陷，左英带领着仁济医院的护士姐妹们秘密购买药品、医疗器械，送往根据地。到了年底，仁济护校的一批抗日积极分子先后离校参军，左英就担负起救亡协会的工作，并递交了入党申请报告。

1938年2月，左英秘密加入了中国共产党。从此，仁济医院多了一名优秀的中国共产党党员。同年8月，左英发展应仁珍入党，加上已入党的李玉芝三个党员成立了党小组，左英任组长。仁济医院地下党组织由此诞生。

左英在仁济医院内秘密发展党员，建立基层党组织的同时，还带着护士姐妹们到难民署作防病工作，奔走在工人夜校传授救护知识，秘密募集支前药品、寒衣，组织慰问四行仓库守军……她还利用自己的休息时间积极参加了党组织的战地服务，救护与慰问伤兵，救济难民，编印宣传刊物如《救亡周刊》，培训抗日救亡干部。

1937年12月25日，新四军军部在汉口成立。组建之初，军队急需医务人员，上海地下党部署医务界的党员医务人员参加新四军的工作。左英曾亲眼见证护校的学姐们一毕业就去参军投身革命工作的义举，从此，参军的思想在她的心中生根发芽。从护校毕业后，虽然左英留在了医疗条件优越的仁济医院工作，但直接投身抗日战场的想法一直没有变过。1939年3月，她毅然离开仁济医院，奔赴皖南泾县参加了新四军，带领护士姐妹们白手起家，迅速开启了军医处的工作，创建了新四军战地医院，实现了从护士到战士的人生转型。

中华人民共和国成立后，左英曾先后担任福州市军管会卫生处长，福州市卫生局局长；福建省卫生厅副厅长、厅长、党组书记；上海第二医学院

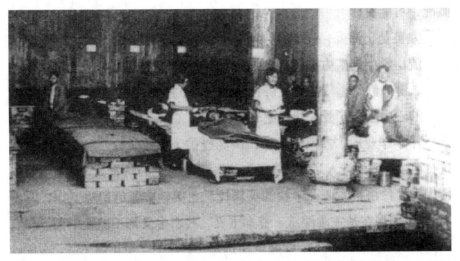

左英在皖南创建了新四军战地医院,把仁济医院的医疗经验带到抗日前线造福广大军民

党委书记;上海市卫生局党组书记;上海市人大常委会副主任等职务,将毕生奉献给了她所热爱的卫生事业。2011年左英去世后,其家属按照她的遗愿,将她生前积蓄以及子女捐款委托上海市人大常委会设立"左英护理奖",这是上海护理界的最高荣誉。

二、仁爱之心施天下:救灾抗疫体现高尚医德和责任担当

自1844年建院以来,仁济医院明确使命担当,勇担社会责任。在历次重大自然灾害和疫情的考验面前,仁济医者白衣执甲,救死扶伤,不畏艰险,奋勇前行。1945年制订的《仁济医德信条》是指引一代代仁济人行医治学的明灯,而仁济精神更是在一次次救灾抗疫中得到实践、发展、传承、弘扬,体现了仁济人的高尚医德和责任担当。

(一)永不过时的仁济医德信条

抗战胜利后,中国著名泌尿外科专家陈邦典担任仁济医院院长。除了制定严格的工作制度确保医疗工作的正常运转,他还十分重视医德医风建

设。为努力改进医院的医疗作风,他于1945年牵头制订了仁济医院医德信条12条。具体条文如下:

为改进医疗作风,制订医德信条,共12条。

(1)医者之一生,乃为他人非为自己,不思安逸,不顾名利,唯舍己救人而已。除保全人之生命,治愈人之疾病,宽解人之痛苦外无他。

(2)对病者仅以病者视之,勿顾贫富贵贱或其它。

(3)不可固执,不可将病人做试验工作,应谨慎周密。

(4)除精研学术外,尚应注意言行,使病者信任,然倡诡诞之奇说,以求闻达者大耻也。

(5)与其劳乏而做粗漏之数诊,不如劳心而作细密之一诊,然不应妄自尊大而不愿作复诊。

(6)对不治之病,仍求宽解其痛苦,保全其生命,乃医之职责者,弃而不顾者反于人道也,纵令不能救亦应安慰之,决不可告之以不治。

(7)尽量为病者减少费用。

(8)常笃实温厚、不多言、不赌博、不饮酒、不好色、不贪利而得世人之好感。

(9)对于同业者,爱之敬之,虽不可容者亦应忍之,决不可议他医,论人之短,乃圣贤之所戒,老医敬重之,小辈亲爱之,若问及前医之过失,则答以其治法之当否现症不能判断。

(10)若病者舍曾依托之医者,而窃就他医,则不可随便与谋必先告其前医,闻其说然后从事。

(11)医者应将病者隐情,严守秘密。

(12)纵使遭受威胁,亦决不利用医学知识作违反人类之行为。

2015年1月23日,解放日报第五版刊登了该报记者顾泳的评论文章《70年后再看仁济医德十二条》,将医德信条对当代医疗的意义进行了深入的剖析和阐释,高度赞扬了医德信条对改善如今医患关系的价值。文章指出,仁济医院的12条医德信条起源于1945年"二战"结束,70年后的今天,我们再读信条仍不过时,寥寥百字,对当下如何做好医生,办好医院,更有现实启示。

(二)以勇担社会责任为己任

仁济医院自建院伊始,就勇于承担社会责任。建院前60年,医院对贫苦百姓免除所有医疗费用。1845年,仁济医院开始免费为中国百姓种牛痘。从1845年到1868年,共计为5 125人施种牛痘。医院一方面为百姓免费种牛痘,另一方面派出最早的华人西医师黄春甫服务于牛痘局(接种机构)。黄春甫逢周一、三、五、六义务到牛痘局为上海及邻近地区的孩童种牛痘,分文不取。20世纪50年代,上海市成为中国率先宣布消灭天花的大城市,仁济医院为此作出重要贡献。

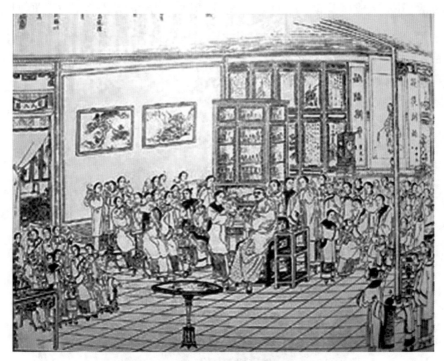

黄春甫在上海县城的诊所为中国儿童免费种牛痘

19世纪末,每年夏秋之际都是霍乱肆虐的危险时期,仁济医院主动登报请求百姓将重症传染病患者送到仁济医院隔离治疗,避免疫情造成更大范围的传播，对百姓的生命健康造成危害。这样的治疗依然分文不取。仅《申报》一家报纸，就有 1886 年 9 月 11 日、1888 年 8 月 9 日、1891 年 8 月 1 日三条相关记录，体现了仁济医者勇担社会责任的决心和善举。

建院初期，仁济医院还承担了戒毒治疗的任务。由于当时鸦片成瘾患者数量巨大，仁济医者逐渐摸索和总结出一些颇为实用有效的戒毒方法，成功地帮助几千例鸦片成瘾者戒除了毒瘾，其中大部分都被治愈。

为了向社会大众揭露鸦片等毒品的危害，仁济医院第二任院长合信在自己翻译出版的《西医略论》中专设"戒鸦片烟瘾论"一节，并详细记录了戒鸦片毒瘾的方法，在当时被广泛使用，挽救了大量鸦片成瘾患者的生命。

中华人民共和国成立初期，血吸虫病在长江中下游地区肆虐，给人民生命健康带来严重危害。仁济医院医护人员在黄铭新、江绍基等医学专家的带领下，组成医疗队，深入郊区农村，开展血吸虫病防治工作。他们在医疗实践中创造性地提出了许多行之有效的救治方法，有效降低了患者的死亡率和致残率，为全国打赢血吸虫病防治攻坚战奠定了坚实基础，作出了卓越贡献。

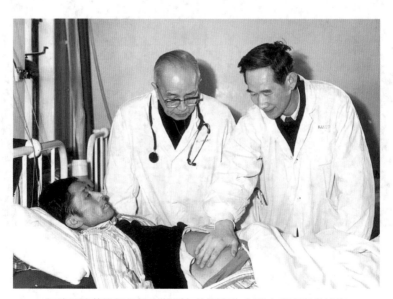

仁济医院黄铭新教授和萧树东教授在为血吸虫病患者做检查

（三）救灾现场，仁济医者和红十字精神永远同在

建院初期，每当遇到自然灾害，救护队伍中总有仁济医院医护人员的身影。除了提供医疗救治，医院还在路边施粥济民。

1888年7月，英国医师梅威令（William Wykeham Myers）带领4名中国学生李荃芬、陈呈棨、吴杰模、林环璋来到上海，请沪上外籍医学专家对其学生的学业水平进行考察，考场就设在仁济医院。这既是中国第一次西医操作实践考试，同时又因创伤急救科目考场出现红十字标志，经《申报》报道，成为我国第一次红十字会演习。从此，仁济医者与红十字精神永远同在。

在唐山地震、湖南水灾、汶川地震等重特大自然灾害的救援中，仁济医院均派出了多批医疗队前往灾区开展医疗救援工作。仁济医护人员克服救治条件恶劣的困难，争分夺秒救治患者，得到灾区百姓的一致称赞。特别值得一提的是，在汶川地震救援中，仁济医院陈宗南医师发明的"突发性重大灾难现场应急救治系统"（俗称"帐篷手术室"）在当地医疗救援中发挥了重大作用，成为一个完全符合国家规定标准的野外无菌手术室。利用该手术室，仁济医院的医生在汶川灾区完成多台紧急手术，患者均系地震中的伤者。这套救治系统的模型由院史馆收藏展示。

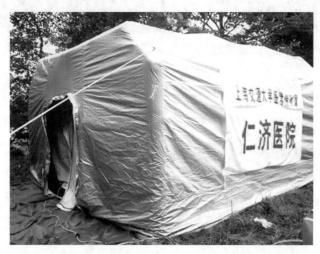

由仁济医院自主研发的帐篷手术室搭建在汶川地震北川县救援现场的山坡上

（四）抗击新冠疫情，仁济人众志成城

2020 年初，一场突如其来的新冠疫情打破了原本的平静。疫情就是命令，防控就是责任。在党中央的号召和院党委的坚强领导下，广大仁济医护人员纷纷行动起来，加入这场抗击疫情的人民战争，为打赢这场疫情防控阻击战作出了突出贡献。为了纪念这段历史，在院党委和各级党组织的牵头下，院史馆收集并展出了一批与抗击疫情相关的实物。

上海市第一批援鄂医疗队队员查琼芳撰写的《查医生援鄂日记》，这是国内首部以援鄂一线医护人员视角写成的战"疫"日记，已被翻译成多种文字在全球各地出版发行，向世界介绍中国抗疫成功经验。

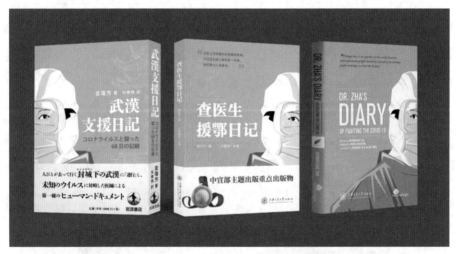

仁济医院呼吸科副主任医师查琼芳撰写的《查医生援鄂日记》日文版、中文版、英文版

抗疫公益歌曲《勇气》的歌谱及创作手稿，由词作者李佳（仁济医院风湿科医师）、曲作者袁清和演唱者廖昌永教授共同签名。该歌曲作为援鄂医护人员的战歌，经上海广播电视台等媒体制作 MV 并宣传，在战"疫"医护人员中受到欢迎，并被广泛传唱。

馆内展出了上海市第八批援鄂医疗队征调仁济医院体外膜肺氧合（ECMO）治疗团队的请示报告。为了更好地对武汉雷神山医院的重症新冠肺炎患者开展救治，提升治愈率，2020 年 3 月 7 日，仁济医院增派了一支 8

人的 ECMO"尖刀连"前往武汉雷神山医院支援。他们还带去了用于气管切开患者的说话瓣膜,有效改善了雷神山医院重症医学病房(ICU)患者的生活质量。

馆内展示的武汉市第三医院新冠肺炎隔离病区设计图,由上海市第三批援鄂医疗队队员、仁济医院重症医学科副主任医师余跃天设计。该图被武汉市第三医院采用,有效解决了该院因中心氧压不够导致原位于高层的 ICU 无法满足新冠肺炎患者抢救需要的问题,为当地新冠肺炎患者救治打下良好基础。

此外,在 2022 年抗击新冠疫情期间,广大仁济医务工作者倾尽全力,不畏艰险,奋勇前行,为守护上海市民生命健康作出了突出贡献。院史馆陈列了新国际博览中心亚定点医院、仁济医院南院定点医院的工作制度、抗疫纪念证书和纪念徽章等物品,以纪念这场保卫家乡、守护生命的疫情防控阻击战。

三、济世之术泽万家:党建引领仁济精神在当代的传承和实践

仁济精神文化的传承和实践,党建引领是关键所在。进入新时代以来,仁济医院党委在"思想引领、作风引领、素质引领、目标引领、方法引领、典型引领"六大内容上下功夫,为仁济精神在当代的传承创新提供了孕育的沃土和实践的平台。

（一）吸纳青年医务职工参与,形成品牌志愿服务项目

青年是祖国的未来,也是各行各业可持续发展的生力军。仁济医院院党委始终重视青年职工的培养,以立德树人为抓手,鼓励和吸纳青年医务职工参与院史馆建设和运营工作,组成了一支有专业、有特长的青年志愿者服务队。

仁济医院院史馆的讲解员、志愿者队伍专兼职结合。其中专职人员 3

名，来自党委宣传处、院志编纂办公室；兼职人员和志愿者37名，均为全院各临床科室医护人员和职能部门行政人员。这支队伍以青年为主，35岁以下人员占九成，全部为中共党员或共青团员；其中5人能熟练使用中英双语进行讲解，还有2人精通中、英、法三国语言，为百年仁济悠久历史文化的对外推广提供了良好的助力。所有讲解员、志愿者上岗前均经过严格培训和试讲考核，确保为每一批参观者提供同质化的讲解服务。

由于馆内多个展区、展项涉及专业的医学知识，志愿者们以深厚的医学教育背景和扎实的医学专业基础，为来自不同行业的参观者带来了深入浅出、生动有趣的讲解，令参观者在接受爱国主义教育和职业道德教育熏陶的同时，能够同时获取相关医学知识，深受好评。截至2023年5月，仁济医院院史馆已先后接待海内外参观者9 000余人次。院史馆还先后接待了外国高校、机构的嘉宾50余人次参观，向国际友人展现了仁济乃至中国医护人员爱国奋进、无私奉献、不畏艰险、勇攀高峰的良好精神风貌。

（二）面向青少年和群众，打造特色爱国文教品牌

仁济医院院史馆非常重视文化教育工作。目前，已先后与复旦大学历史学系、上海交通大学医学院等高校合作开展"四史"学习教育情景课堂活动。同时，院史馆积极承担医院职工"学四史""学党史"相关主题教育任务和职工子女"学院史"系列活动。院史馆还面向社区居民开展"市民科普宣传周、医院开放日"活动，向不同年龄段民众提供与其特点相适应、形式丰富多样的特色文教活动，并已初步形成品牌效应。

1. **面向高校学生："四史"学习教育情景课堂** "四史"学习教育情景课堂以仁济医院院史馆的展览为基础，主要面向高校历史专业、医学专业学生，通过展现一代代仁济医护人员为守护人民健康所作出的不懈努力和卓著功绩，为高校学子树立正确的世界观、人生观、价值观，激发爱国主义情怀、培育良好医德医风奠定基础。截至2023年底，已有来自复旦大学历史学系、上海交通大学医学院临床医学专业、上海交通大学仁济临床医学

院等院校的 4 批次、120 余名学生先后以团队形式进行参观学习,均表示受益匪浅。通过参观,学生们切身体会到了一代代中国医护人员忘我奉献和勇攀高峰的精神,感受到医疗卫生事业的发展对国家发展和人民幸福的重要作用。而对于医学生,则直观感受到了医学事业的伟大和崇高,感受到自己肩上将要承担的"仁术济世"的责任与使命。这对刚踏进医学大门的他们而言,既是爱国主义教育,又是职业精神培养。

2. **面向中小学生:"仁济娃"学院史** "仁济娃"学院史活动主要面向中小学阶段的仁济医院职工子女,通过院史馆的参观学习,让孩子们直观了解父母工作的单位是什么样的,了解这里曾经发生过的重要历史事件和取得的医学成就,开阔医学视野,培育爱国情怀,培养未来的医学接班人。该活动目前已举办两期,共接待了八十多位职工子女进行参观。未来,医院还将考虑把该活动的对象范围扩展到全区乃至全市的中小学生。

3. **面向医院职工:"四史"专题学习教育** 院史馆积极承担"学四史""学党史"主题教育任务,由讲解员、志愿者为全院 77 个党支部及民主党派支部进行院史教育,广获好评。同时,接受上海市及外省市医疗单位的团体参观预约,积极传播弘扬百年仁济的红色基因和悠久历史文化。

因为疫情防控需要和医疗机构从业人员工作特点,院史馆积极探索线上线下相结合的"四史"教育新模式。2020 年 10—11 月,为配合"四史"学习教育工作的推进以及纪念浦东开发开放三十周年,仁济医院院史馆与党委宣传处共同策划了"学四史·知院史"系列微信文章推送,其中"百年仁济的红色基因"共 7 期,内容涵盖牛惠霖二救陈赓、左英与仁济医院地下党组织(2 期)、仁济职工与日寇奋勇斗争、上海最早的骨科专业病房、"仁济医德信条十二条"的诞生以及仁济人抗美援朝情况等,还有"仁济东进故事"共 4 期,讲述了仁济医院作为落户浦东的第一家三级甲等综合性医院,在 21 年间为造福浦东百姓所做的不懈努力。

4. **面向普通市民:医院开放日系列活动** 对于普通市民而言,与医院有关的记忆和经验通常都伴随疾病和痛苦,因此大多数人对于医疗机构都有着陌生和不安。为了让更多市民认识医院、了解医学，仁济医院院史馆配合医院整体部署，面向普通市民举办每年一度的"医院开放日"暨"市民科普宣传周"系列活动。在这里，市民们可以深入了解到仁济医院的悠久历史、西医学在中国的发展历程、一代代医务工作者为了守护人民生命健康所作出的巨大努力和无私奉献，以及党和国家对人民的无限关爱，从而激发参观者的爱国情感和民族自豪感，同时通过参观了解到实用的医学知识，对架起医患间信任的桥梁、传递社会正能量也有着积极的促进作用。

（三）高举爱国主义旗帜，不断扩大医院文化品牌影响力

仁济医院院史馆的布展陈列主要由党委宣传处、院志编纂办公室负责，根据医疗、护理、教学、科研、管理、党建、国际交流、精神文明等方面细分版块，通过实物、展板、多媒体等形式，详细介绍仁济医院自建院以来的各项工作情况和亮点，翔实地反映了 1844 年至今仁济医院在推动西医东渐、爱国爱党爱岗、守护人民生命健康等方面所做的积极贡献。

院史馆除了做好日常布展工作之外，还积极配合上级单位相关要求，做好各类主题展览的相关史料收集和布展工作。如：战"疫"主题展柜布置与展览工作，共在全院范围内收集各类战"疫"实物及文书展品 63 件。2020 年下半年，配合上海市档案馆、上海交通大学医学院精神文明办、上海市教卫工作党委举办战"疫"主题展览，做好相关展品移交、借展等工作。其中，向上海市档案馆移交战"疫"档案 7 件；向上海交通大学医学院移交战"疫"展品 10 件，借展战"疫"展品 11 件。此后，这些展品由上海交通大学医学院选送给上海市教卫工作党委进行专题展览，进一步提升了仁济医院文化品牌影响力。

2020 年 11 月，为进一步做好文物保护工作，院史馆启动第二轮馆藏文物复刻，完成对 17 件珍贵文物、古书的复刻工作。

在院史馆筹建及运行过程中，先后收集到大量珍贵的历史资料。这些资料有的被用于馆内陈展，而更多的则是作为展览衍生品被使用和出版。

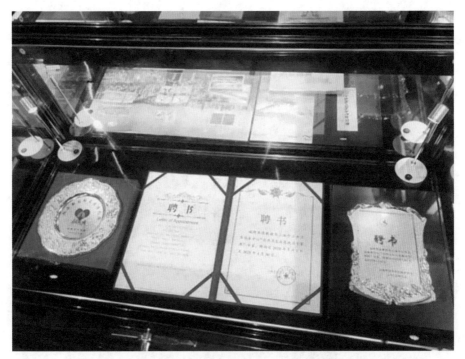

仁济医院院史馆借展给上海交通大学医学院的部分战"疫"相关展品

仁济医院党委利用这些素材编纂了"仁济医院文化系列丛书",共8本,分别是:《文化漫步》《颂歌》《五月的震撼——仁济医院抗震救灾医疗队纪实》《仁术济世——上海第一家西医医院的百年故事》《仁济人名录》《基石——仁济精神的演绎与传承》《仁济济人:仁济医院早期故事》《查医生援鄂日记》。

其中,《仁术济世——上海第一家西医医院的百年故事》获得上海市卫生系统医院(卫生)文化品牌,并先后荣获"第四届全国医院(卫生)文化建设优秀成果奖"和"上海市教卫工作党委系统党史优秀科研成果奖二等奖"。《查医生援鄂日记》作为国内第一部正式出版的援鄂医生亲历的抗疫日记,入选全国出版界最高荣誉——中宣部2020年主题出版重点出版物,并被翻译成九种语言输出海外,在国内外引起极大反响,《人民日报》《光明日报》等相继发表书评,该书的有声书在各大主流平台上线。

此外,2012年,仁济医院在收集院史馆史料素材的基础上,启动了《上海市级专志·仁济医院志》的编纂工作,于2019年完成,全书正文十一篇,

共 133 万余字。该书是上海市第二轮地方志编纂工作中时间跨度最长的，
为研究医学史相关领域的专业学者提供了重要参考和借鉴。

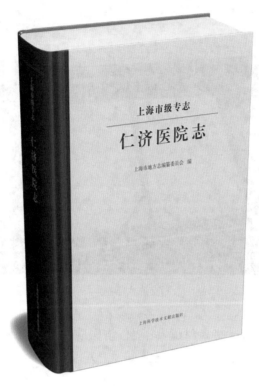

《上海市级专志•仁济医院志》

第二章

钱塘潮涌，名院激流

——浙江大学医学院附属第二医院高质量
党建促发展纪实

　　柔美的西子湖,缓缓流淌着千年不息的人间繁华;澎湃的钱塘江,激情潮涌着引领时代的世界想象。

　　1869年,正值洋务运动方兴未艾、西学东渐蔚然成风之际,浙江大学医学院附属第二医院(简称"浙大二院")的前身——广济医院,以"广泽济世"的建院初心,于杭州横大方伯三间租赁的草屋内悄然发端、蓬勃生长;后又屡开浙江之先河,相继创办广济医校、产校、药校、护校,设立红十字会和医学会,曾被誉为"远东最好的医院",亦是名副其实的中国西医发源地之一、浙江省西医发源地。

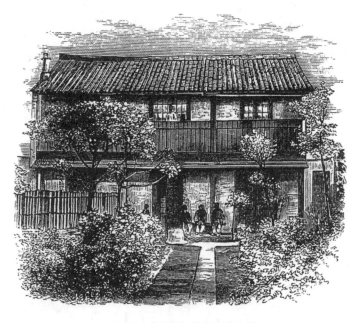

1869年,"广济"种子落地杭城

　　聚西湖之灵气,激钱塘之勃然,浙大二院这盏医学明灯,经历百五十载栉风沐雨,越发璀璨夺目。在"卓越"和"全球化"两大战略的指引下,经过十四年的深耕细作,已锻造出鲜明的学科特色、文化内涵、品牌形象和综合实力。浙大二院自主培养出1名中国科学院院士,设立了国家级平台如经血管植入器械全国重点实验室。作为三级公立医院,在"国考"中连续五年稳居全国前十,2022年度中国医院综合排行榜位列第八,申报国家自然科学基金数量连续十三年领跑浙江、三年蝉联全国第二，成为国内外医师首选的中国培训基地之一，是中国公立医院精细化管理的标杆……155年后的今天，浙大二院正以"干在实处、走在前列、勇立潮头"的浙江精神，坚持内涵式、高质量发展，向着世界一流医院的宏伟目标急流勇进，致敬百余年前那缕映照中国的医学文明曙光！

一、点亮精神之炬，激荡世纪荣光

人无精神则不立，国无精神则不强，医院亦然。

始建于1869年的浙大二院，其总部坐落于美丽的杭州西子湖畔、解放路侧。疫情防控平稳"转段渡峰"的2023年，随着学习贯彻习近平新时代中国特色社会主义思想主题教育的深入开展，位于总部的浙大二院院史馆的参观来访人数出现井喷式增长。院内外各级党组织甚至不少中小学校班队活动，都将这里作为热门的打卡点。

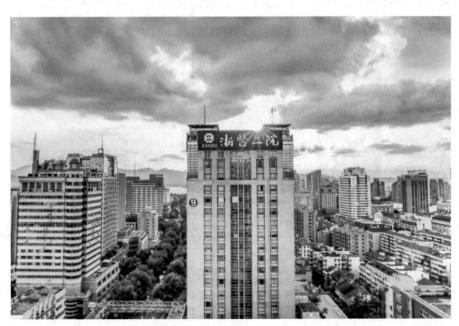

走过155年发展历程的浙大二院总部解放路院区

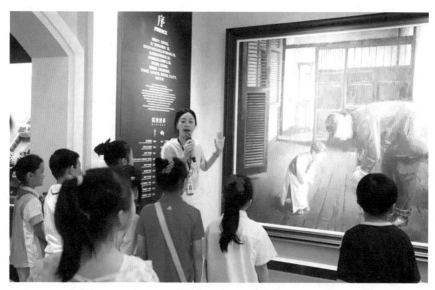

2023年暑假，浙大二院院史馆成为杭州学生的热门打卡点

一家医院的院史馆，魅力为何如此之大？

推开浙大二院院史馆的大门，百五十载中国西医发展史的历史画卷于眼前徐徐铺展开来。其中，一百多年前首任院长梅滕更先生与5岁小患者拱手作揖、互相90度弯腰鞠躬的经典画面，更是直入眼帘、深入人心。这张传递着和谐医患关系至高境界的照片，激励着历代浙大二院人始终秉承

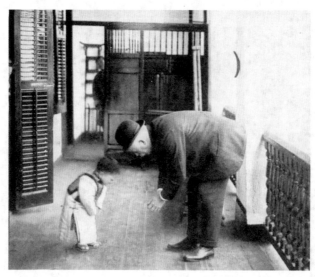

浙大二院首任院长梅滕更与5岁小患者互相90度鞠躬的定格画面

先辈们"广泽济世"的办院宗旨，深入践行"患者与服务对象至上"的医院核心价值观，亦成为社会各界礼赞白衣天使救护生命的代表，广为传颂。

"在党建引领公立医院高质量发展的新时代，我们深刻意识到，坚定文化自信，挖掘和展示优秀传统文化，发挥文化引领力的重要性、必要性。浙大二院作为百年名院，其流淌在血脉中的红色基因，是医院生生不息的力量之源，也是培育和践行社会主义核心价值观的现实参照，我们必须予以充分地挖掘和展示。"这是浙大二院党委班子的强烈共识与历史使命。

（一）挖掘红色基因，打造精神家园

2019年12月，浙大二院庆祝建院150周年之际，陈展400余平方米、主题为"医脉相承"的院史馆同时惊艳亮相。在医疗空间极其紧张、寸土寸金的总部院区，医院党委毅然决定，建设数字化、高品质的院史馆，且面向社会开放，打造浙大二院人的精神家园、中国医学史的传播基地、红色教育培训基地和爱国主义教育基地。

深入馆内，历史的纵深感扑面而来，百年医学救国兴国之路令人感怀动容。

那是辛亥革命时期，广济医校学子奔赴战地、投身革命的热血青春。

广济医校发轫于1881年，正式开办于1885年，开浙江西医教育之先河，是中国成立最早的西医院校之一。成立以后，广济医校笃行奋进，产校、药校、护校相继设立，培养了大批优秀的医、产、药、护等医学人才，推动了浙江乃至中国医疗事业的发展与腾飞。

1911年10月10日，武昌起义爆发，拉开了辛亥革命的序幕。革命军起义之时，正在广济医校求学的第六、第七届学生将目光投向了弥漫的硝烟之中，纷纷响应号召奔赴战地，在革命军前线各部队的医疗岗位发光发热。

辛亥之役，广济医校的同学参加革命、服务前线，可记叙的事迹还有很多，其壮怀激烈、慷慨热忱，不一而足。作为浙大二院人的先辈，他们像

一个个齿轮般深深地嵌入了中国历史的转动之中,在中华近代文明的前进中扮演了至关重要的角色。

那是抗日战争时期,广济医院于战火硝烟中收留难民、救护伤兵的温情画面。

1932年,上海发生"一·二八事变",广济医院开设第二分院,主要医治从上海前线和杭州笕桥空战送下来的伤员,先后收治伤员千余名,有力地支援了身处抗战第一线的中国军民,为抗日战争胜利作出了积极贡献。

除了救治伤员,当时的广济医院还成了杭州城中规模较大的难民避难所,承担起难民收留、分流等救难工作。院长苏达立先生出任国际救济会和红十字委员会秘书长,收容救助妇女和儿童25 000余名,其事迹堪称"杭州的拉贝",广济医院亦被誉为"孤岛里的一盏灯"。

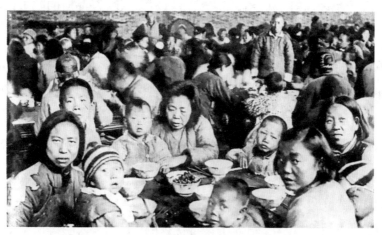

抗战时期,广济医院收留救助妇孺难民

著名的抗日勇士、中国第一个击落日本飞机的高志航在1937年8月15日负伤入住广济医院,医生为其取出左臂内的子弹。基于广济医院在抗日战争中的贡献,周恩来、董必武特地给予了褒奖。

那是抗美援朝时期,广济医护北上"抗美援朝、保家卫国"的壮志豪情。

时任院长朱焱先生被编入浙江省抗美援朝救护大队,任大队顾问及第三队队长,参与1951年第二批医疗队赴浙江南浔救治回国的志愿军伤病员工作。为挽救更多的伤病员，医疗队队员常常连着一整天在手术台上忙碌。一年多时间，他们救治了两千多名伤病员，取出了数千枚弹片。

战火硝烟中，红色政权的基层组织，在广济医院内悄然建立，点燃着医学救国的火种；中华人民共和国成立后的 1951 年，医院正式成立"广济医院支部委员会"并公开活动。从此，在中国共产党的领导下，医院党组织充分发挥党建引领作用，始终与时代共脉搏、与人民同呼吸、与国家共命运，励精图治，改革创新，成为托起患者重生希望的一座灯塔，成为领航中国医学事业发展的一盏明灯，成为百余年恢宏党史的一块亮丽拼图。

历史，往往要回看，才会更清晰。

在全党开展的 2021 年党史学习教育、2023 年学习贯彻习近平新时代中国特色社会主义思想主题教育中，常态化对外开放的浙大二院院史馆备受欢迎，参观者络绎不绝。

新员工首站参观学习点、新员工担任院史讲解员、党支部主题党日活动、各类院外来访交流……抗战时期的医学救国，新中国的医学创新，新时代的医学造峰和传承不息、深化演绎的医学人文，在这里涤荡、共鸣、升华。

"唤醒了我们的医学文化自信，激励我们奋勇向前，积极投身健康中国建设的热潮。"这是参观者的普遍感受。

（二）弘扬优秀传统，重塑文化体系

走得再远，都不能忘记来时的路。

"文化是看不见的，但又扎扎实实地存在；文化是摸不着的，又充满无穷的力量。任何一家医院，甚至任何一个机构，其优秀与否，不仅仅看硬件，更重要的是贯穿始终的文化。浙大二院 155 年的历史充分证实了这一点。从首任院长梅滕更先生所积极推行的'广泽济世'，到现在的'患者与服务对象至上'，我们无不遵循着一个主线，就是真正地为患者和服务对象考虑，这也是我们所有行动的纲领。而作为医院党委书记、医院管理者，就是要弘扬传统、塑造文化，就是要把提出来的设想，变成正确的事情，

变成员工的行为，最终变成集体的思维方式，这就是文化。只有文化的引领，才是真正的引领。"对于文化蕴含的强大凝聚力，以及可以激发转化的强劲生产力，浙大二院党委有着清晰的认识与判断，也始终高度重视、系统谋划，坚持党建引领文化铸魂，在发扬中传承、在传承中创新。

党的十八大以来，浙大二院党委坚定不移地实施"卓越"和"全球化"两大战略，不断坚定文化自信，深入挖掘优秀文化，赓续百年红色基因，凝练出"患者与服务对象至上"的核心价值观，提出"科技创新，服务大众，培育新人，引领未来"的使命，以及"精湛演绎技术，关爱体现服务"的服务理念，确立了"建设具有鲜明学科特色的国际品牌医院"的愿景。

由此，形成了医院文化体系的"纲"，纲举目张。在追求高质量发展的新征程中，浙大二院通过持续有力的文化塑造和价值导向，在医疗、教学、研究、管理等不同侧面，逐渐分化和形成富有鲜明特色的文化。

比如，在科研方面，有追求高远、浓厚活跃的"创新文化"，引领医院打造完整的科学研究链，尤其是围绕临床难题进行链式攻关，推动医学研究范式转型，以"回答别人没有回答的问题，解决前人没有解决的难题"，成为服务"国之大者"的力量之源；有涵养创新精神、展现青年风采的"基金文化"，引领全院打造有组织、有动员、有辅导、有导师、有时间、有场地、有监管的工作体系，形成崇尚科学、敢于拼抢、严密精细、高效落实、全员合作、持续革新的基金生态，使得医院国家自然科学基金的申报数量连续十三年领跑全国、三年蝉联全国第二；在医疗方面，有鲜明的患者导向文化、服务文化、质量文化、效率文化，引导全院医护不忘"广泽济世"的建院初心，深入践行"患者与服务对象至上"的核心价值观，将"精湛演绎技术、关爱体现服务"作为行为准则，着力推进量质并举的"效率医疗"和"最多跑一次""最多问一人"的"效率行政"改革；在教学方面，不断传承和发扬深厚的3H（Heart 仁心、Head 知识、Hand 技能）文化，引领医院立德树人，培育德、智、体、美、劳全面发展的高素质医学人才，为健康中国建设打下坚实基础。

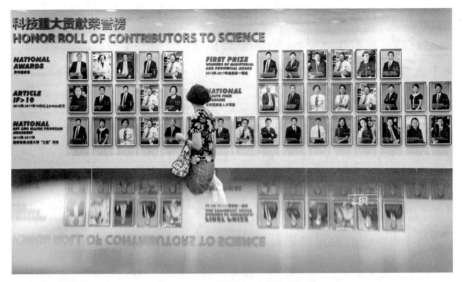

每年更新、越来越长的"基金墙"

（三）彰显时代印记，凝练"浙二精神"

迈入新时代，浙大二院时刻肩负社会责任，充分展现名院担当。"中国形象，世界风范"——这是百年名院绘制的新名片。

2014年7月5日，杭州某突发事件中，急创伤和重症烧伤救治能力享誉华东的浙大二院，充分发挥"333"急救体系的优势，成功救治19名重症烧伤患者，创造了"群体重度烧伤患者零死亡"的医学奇迹，被浙江省政府授予"浙江省模范集体"的荣誉称号。

2016年G20杭州峰会举办期间，浙大二院被美国等近10国元首首选为定点保障医疗机构，同时，作为主会场核心区域唯一保障，为700余人次提供诊疗服务，其中含外宾40余人，急危重症患者7人。

2020年9月，浙大二院编著的多语言版本《新冠疫情暴发下的医院应对策略》出版，为全球抗疫贡献中国智慧；2023年2月，与阿根廷携手抗击新冠疫情，获中国驻阿根廷大使馆赠送"兄弟之道是团结同心"的牌匾。

2020年6月13日，沈海高速浙江温岭段突发爆炸事件，作为国家创伤区域医疗中心建设单位，浙大二院不仅第一时间派出6名专家前往温岭指导救治，还汇聚国内与院内烧伤、急创伤和重症专家，以"事不过分"的精细化照护、精准化治疗，出色救治 25 位烧冲复合伤重症患者，其中 10 人烧伤面积超过 90%，最高达 98%；70 岁以上的共 9 人，年龄最大的 94 岁，平均年龄 65 岁。

2023 年杭州第 19 届亚运会举办期间，浙大二院作为唯一入驻亚运会开幕式指挥中心的医疗单位和保障场馆最多的医疗单位，圆满完成 9 个赛事场馆、10 个驻点酒店和 4 辆驻点救护车保障任务，来自 26 个国家和地区的 530 名患者接受院内诊疗，其中危重症患者 9 例，均顺利康复出院。

自 1968 年起，在浙江医疗援非 56 年的漫长历程中，浙大二院先后派出 72 名医疗骨干，于万里之遥的西非马里，唱响一首首生命赞歌，亲历并助力了中非友谊的稳固与发展。

望向省外，浙大二院积极参与医疗援疆、援黔、援贵、援青、援藏等多项援助工作；俯瞰省内，自 2012 年起，医院致力于推动医疗资源"双下沉、两提升"，2021 年又领办 7 家"山海分院"，协作帮扶基层医院数居全省之首。

······

无论是战争年代，还是在改革开放后的和平发展年代，浙大二院以人为本、济人寿世的精神没有变，省内领先、全国一流的地位没有变，热心公益、担当社会责任的追求也一直没有变。

在 2021 年初举办的学科建设大会暨中层干部大会上，浙大二院党委书记王建安以《论"浙二精神"——关于青年中层骨干的时代担当》为题讲党课，正式宣告了"浙二精神"的诞生：甘舍小家、愿为大家的奉献精神，敢于拼搏、不畏艰难的革命精神，精益求精、严谨求实的科学精神，团队协同、众志成城的合作精神，对标国际、精湛医疗的创新精神。

在新时代的一次次历练中，浙大二院党委不断挖掘百年名院的精神内核，并与伟大建党精神、伟大抗疫精神、脱贫攻坚精神、红船精神、浙江精神等有机融合，最终升华凝练成了"浙二精神"！

至此，从目标、愿景、战略，到使命、服务理念、核心价值观，再到"浙二精神",浙大二院独特而完整的文化体系和精神谱系已然形成,引领着全院上下坚毅地迈向高质量发展的全新征程。

二、搏击时代浪潮,百年桃李芬芳

走进浙大二院总部解放路院区,一株两百多年树龄的古银杏树,巍然屹立于眼前。久经风霜依然枝繁叶茂的它,见证着医院与时代浪潮的优雅共舞,以及对医学事业的孜孜以求。

中华人民共和国成立后,广济医院与当时的浙江医学院多次结缘,并于 1952 年由浙江省人民政府正式接管,更名为"浙江医学院附属第二医院"。从此,它的命运深系于浙江医学院、浙江医科大学、浙江大学,在社会主义改造建设、改革开放、现代化建设时期和新时代的历史大潮中,一次次历经蝶变与腾飞,跻身并稳居中国医院"第一方阵",在浙江乃至中国医学事业发展的宏伟蓝图上熠熠发光。

(一)以蒲公英之情,为党育人为国育才

从老广济到新浙二,半个多世纪岁月峥嵘,中国医学事业跨越腾飞,浙大二院人御风而行,不停追逐着世界医学前沿浪潮,开创了诸多省内先例学科及相关手术,并填补了国内、省内医学技术空白。如骨科、神经外科、心血管内科、肿瘤科等,均为省内首批成立。几十年来,这些学科培养的硕士、博士研究生遍布全国各地,其中大部分都已成长为教授、博士生导师、学科带头人。浙江省内多家大医院的院领导、科主任出自浙大二院。

1957 年,朱焱教授在浙大二院创立了全省第一个神经外科。目前省内大约 70% 的神经外科骨干,都是这里培养的,这为浙江省乃至全国神经外科发展作出了重要贡献。

目前,医院拥有神经内科、神经外科、急诊医学科、骨科、心内科、呼吸科、普外科、皮肤科等 16 个国家临床重点专科,眼科、肿瘤科 2 个国家

重点学科,荣获 9 项国家科学技术进步奖,是首批国家区域医疗中心建设单位[心血管病、创伤、骨科(培育)、神经疾病(培育)]。

同时,作为浙江大学医学院第二临床医学院,医院持续发挥"浙江省西医发源地"的传统优势,坚持为党育人、为国育才,深入贯彻全国教育大会精神,落实"立德树人"根本任务,成为国家首批临床教学培训示范中心、国家住院医师规范化培训基地和专科医师规范化培训试点基地(唯一的首批专业全覆盖单位);也是全省最大的住院医师规范化培训(住培)基地,近 7 年招录率位居浙江第一,为中国医学事业发展培养了大量人才。

（二）以领头羊之志,矢志创新造福患者

历史积淀文化,对浙大二院来说,百年峥嵘岁月留下的底蕴之一,就是创新——创新即传统,传统即创新。创新是引领发展的第一动力。自创建时起,浙大二院就已将创新基因深深融入自身的血脉之中。

1895 年,广济医院开展了首例氯仿麻醉下的截肢手术,为浙江有确切记载的最早又最具难度的外科手术,也由此奠定了自身"外科鼻祖"的地位。

20 世纪 50 年代,余文光教授敢为人先、技术过硬,完成一例胰十二指肠手术,成为公开报道的我国首例胰十二指肠手术;石华玉教授在国内首创性地将椎旁神经阻滞技术应用于肺切除等手术;朱焱教授在浙江省内率先开展颅脑手术;20 世纪 60 年代,楼福庆教授进行的茶色素防治动脉粥样硬化、治疗冠心病的研究居国内领先地位;20 世纪 70 年代,浙大二院成功完成了全国首例"断肢移位再植"手术,在浙江省内首先开展三例肝移植手术,成功抢救烧伤面积达 100%、Ⅲ度烧伤 74% 的患者……

进入新世纪以来,浙大二院更是全面突破,硕果累累:郑树教授在国际上最早发现两个与大肠癌相关的新基因,揭开大肠癌神秘面纱;彭淑牖教授攻克"胰肠吻合口瘘"世界难题,发明刮吸手术解剖器,被誉为"神刀",载入世界外科器械史册;姚克教授引领中国白内障手术的 5 次变革,是中华眼科最高奖项"大满贯"得主,开创了微小切口复杂白内障手术、肿

瘤规范性防治的中国模式。

对于创新的追求，代代传承，厚积薄发。

心脏瓣膜病，是近年来威胁老年人健康的首要心血管疾病。经导管心脏瓣膜病介入治疗技术，是老年患者的首选治疗方案。2002年左右，国外就有了这项不用开刀就能修复瓣膜的先进技术。如何让国内患者受益？作为中国科学院院士、我国心血管病领域著名专家，王建安教授很早就关注到这个迫切的临床需求，并成为首批将新技术引入国内的专家之一。

但很快，王建安教授又敏锐地关注到，与西方不同的是，中国患者有将近一半是二叶瓣狭窄（主动脉瓣重度狭窄合并二叶式主动脉瓣畸形），有很多患者钙化严重，瓣膜在挤压之后很容易滑下去或者弹出来，治疗效果大打折扣。

怎么办？王建安教授决定研发中国人自己的瓣膜产品和介入技术。他率领团队十年如一日，围绕心脏瓣膜病经导管介入器械研发关键难点，联合企业工程师团队、材料学专家、基础研究科学家等优势力量，组建"产－学－研－医"一体化团队进行攻关，在心脏瓣膜经导管介入治疗领域取得了一系列突破。

2017年，80多岁的林女士因主动脉瓣重度狭窄合并二叶式主动脉瓣畸形，住进了浙大二院心血管内科。王建安教授亲自操刀，通过一根圆珠笔芯粗细的导管，从患者大腿内侧将瓣膜精准地送入心脏，为患者安上了一扇新的"门"。植入林女士体内的人工瓣膜产品，正是我国第一个拥有完全自主知识产权的可回收和精准定位的经导管输送人工心脏瓣膜。至2020年，王建安教授产学研团队开发的新一代瓣膜产品获国家药品监督管理局批准上市，目前在全国市场三年平均占有率达65%左右。

创新的脚步，没有就此停下。

在深入实践中，王建安教授再次发现新的问题："门"与"门框"不相配。要解决这个问题，就得精准测量瓣膜这扇"门"的尺寸。传统方法是通过CT成像估算，王建安教授创新采用球囊扩张预测法，让"门"的尺寸更小，更贴合"门框"，植入也更精准。手术安全率和成功率提高，并发症也就显著下降。

这套更适合中国人的瓣膜和技术被称为"杭州方案"，受到了国内外同行的高度认可，被越来越多的国家和地区接受。

2018年12月4日，在西方文明诞生地、西方医学起源地的欧洲希腊，世界见证了"中国智造""杭州方案"的魅力。应希腊雅典大学希波克拉底心脏中心邀请，王建安教授团队成功为当地一例疑难高危患者实施了经导管主动脉瓣膜置换术（TAVR）。术中应用的可回收经导管人工主动脉瓣膜置换系统，系团队自主研发；术前通过球囊扩张法，更加精准地锚定瓣环、选择瓣膜的"杭州方案"，令同行侧目。

2020年3月，围绕术后早期康复和出院，浙大二院心脏瓣膜病团队又通过百余次的"头脑风暴"和流程再造，力求开展在国际领先的极简式经导管主动脉瓣膜置换术，并推行第二天出院计划。改革推行3个月，患者术后第二天出院率已超30%，72小时内出院率近70%，平均术后出院日为3.8天，还包括了病情危重、90岁以上极度虚弱等住院时间很长的患者。这样的效率、质量和追求，令同行钦佩。

2022年9月17日，王建安教授受邀在全球最大的心血管介入治疗大会——美国经导管心血管治疗学术会议（TCT 2022）上，向全世界心血管病同道进行手术直播，展示了他和团队研发的具有独立自主知识产权的两款国产新器械，实时完美地演示了高难度经导管主动脉瓣膜置换术、经二尖瓣缘对缘修复术。两例介入手术一气呵成，"瓣膜释放位置非常理想""植入深度也非常合适""没有瓣周漏""效果非常理想""同意，确实很棒"……与会同行的赞叹声此起彼伏。

"我需要世界，世界需要我"，在"全球化"战略中，浙大二院心脏瓣膜病团队先行示范，2017年以来，已实地指导欧洲、南美、亚太地区4个国家7大中心和我国27省的心脏瓣膜病介入手术，主导编写《中国心脏瓣膜病介入中心标准》等系列标准、指南及共识，引领我国在心脏瓣膜病领域的快速发展。

过去十余年，王建安教授带领的心脏瓣膜病团队，从临床问题和患者实际需求出发，重点围绕经血管植入器械聚力攻关，打造了一系列心脏瓣膜产品，明显减少了患者并发症，降低了医疗成本，实现多个产品的国产替代，同时部分产品屡获国际认证。

得益于在医工结合领域的出色表现，浙大二院在 2023 年初获得科技部批准，建立了经血管植入器械全国重点实验室，并成为首个国家心脑血管植入器械产教融合创新平台。同年 11 月，王建安教授当选中国科学院院士，百年名院实现院士领军人才从"0"到"1"的历史性突破！

在创新驱动发展的浓厚氛围中，医院诊疗技术不断提升，造福更多患者。

浙大二院肝移植中心在党委副书记、院长王伟林教授团队的悉心耕耘下，先后成功完成浙江省首例离体肝切除联合自体肝移植，浙江省首例代谢性肝病儿童肝移植、首例减体积小儿肝移植，并在国内率先系统性阐述活体肝移植供肝获取技术及术后并发症防治要点，形成活体肝移植技术规范。同时，首次提出糖尿病供体供肝和受体肾功能精准评估方案，成果被欧洲肝病学会临床指南引用。其中，儿童肝移植患者术后生存率居世界领先水平。

副院长陈静瑜教授带领团队成功开展全球首例新冠病毒感染病例双肺移植、亚洲首例劈裂式双肺移植；联合王伟林教授团队，成功开展全国首例双肺、肝脏同期联合移植；在短短 3 年内，将医院肺移植中心，建设成全国最大的肺移植中心之一，2023 年完成肺移植手术 165 例，围手术期成功率91.5%。

......

流淌在每位浙大二院人血液里的创新因子，让百年名院焕发强大生机，成为"患者重生和希望的灯塔"。

（三）以发源地之责，绘就浙医发展底色

如同那棵古银杏树，浙大二院历久弥新，不断开枝散叶，以无私精神

育芝兰玉树，成桃李芬芳，书写着浙江医疗界群星闪耀的璀璨历史。

1885—1927 年，三百七十多名同学从广济医校毕业。他们多是德才兼备、学贯中西之人，毕业后或服务于公众团体，或自立医院诊所，将"广济"的种子播种至全国各地。

1919 年，祖籍台州天台、早年就读于广济医校的陈省几，请缨续办恩泽医局，即台州恩泽医疗中心前身，以数年悉心经营使之重回良性发展轨道；1932 年更是购下医局取得产权，后改局为院，又开设医校，恩泽医院由此迎来新的快速发展。

1952 年，由广济医院首任院长梅滕更创建的麻风病院（松木场分院）迁往武康上柏，即如今的浙江省皮肤病医院（浙江省皮肤病防治研究所）。

1958 年，外科学家钱礼等人筹建温州医学院（今温州医科大学），后钱礼任温州医学院院长。

1958 年秋，浙大二院选派精干员工在半山钢铁厂建立半山工人医院，即杭钢医院前身。

1963 年，肿瘤外科成建制调出，由浙江省卫生厅在半山地区成立杭州肿瘤医院（即浙江省肿瘤医院），科主任张泰伦为首任院长。

1989 年，浙江医科大学任命浙大二院时任院长吴金民兼任邵逸夫医院筹建工作领导小组办公室主任（后为邵逸夫医院首任院长），并先后抽调52 名骨干援建邵逸夫医院。

2000 年，口腔科主任赵士芳调任浙江省口腔医院，为其首任院长。

从 2009 年开始，浙大二院派出精兵强将驰援义乌，协助筹建浙大四院；直至今天，依旧源源不断地输入高级管理与临床骨干人才。

据不完全统计，中华人民共和国成立以来，浙大二院已培养了二十多位国内三甲医院的主要负责人。从浙江省皮肤病医院到温州医科大学，从浙江省肿瘤医院到邵逸夫医院、浙大四院，这所百年老院在岁月沧桑中勇往直前，助力浙江医学的高质量发展。

（四）以鞠躬图之意，打造医学人文高地

院史馆内的鞠躬图油画、门诊楼前的鞠躬图铜雕、四处可见的医院核心价值观标语——患者与服务对象至上，无不彰显着百年名院矢志不渝的建院初心。

对一家医院而言，最主要的服务对象，毫无疑问就是患者。为了确保患者得到最高品质的医疗服务，浙大二院全体员工坚持每日提供优质、细致的医疗服务，真正以患者的需求为出发点，优化就医流程、降低医疗成本、改善就医环境；将服务延伸至院前的预防、宣教、体检、日常保健和院后的随访、健康指导、心理咨询等；倾听和满足患者的需求，倡导新理念，发展新技术，提供先进的设备和设施，不遗余力地保护健康、呵护生命。

事实上，医院党委很明确，服务对象不仅包括患者，还包括患者家属、来医院访问或寻求帮助的各类人士、医院员工等。每一位服务对象，都需要医院将对待亲人般的真诚和耐心，付诸每一个服务环节。

对待患者，医院强调"质量与安全"，以引入国际公认的现代医院管理理念为抓手，对标世界最高的医院管理标准，让每位员工都将"患者安全"作为第一要义，落实落细到每项工作中。

对待员工，医院极力营造舒适、舒心、公正、公平的工作环境，给予细致入微的关怀，让员工不仅成为爱的接收者，也成为爱的传播者。

和谐的医患关系，还源自"广济之舟"的风雨同舟、温暖相伴。

2011年4月19日，浙大二院成立了浙江省第一个为患者服务的志愿者联盟——"广济之舟"志愿者联盟。十余年来，志愿服务已成为医院医疗服务不可或缺的一部分。志愿者不但帮患者解决就医中的困难，还成为医院优质服务理念的推动者，悄无声息地改变着医院的工作人员，丰富着医院的文化内涵，使人文精神与医学科学美丽邂逅，赋予现代医学新的内涵。

从最初的7名志愿者，到如今的6 000名注册志愿者，从门诊的3个岗位，深入到院前、病房、手术室等22个专业化岗位，"广济之舟"志愿者们，有来自社会各界的爱心人士，有来自各大高校的学生，还有很多医务人员

的孩子。他们急患者所急，想患者所想，真诚服务了 1 700 万人次的患者；他们不是员工，却胜似员工，成为医院"患者与服务对象至上"核心价值观的一面耀眼旗帜。6 000 人的志愿者团队，是很多人，也像是一个人。这个平均年龄在 60 岁的团队，无论刮风下雨，严寒酷暑，只要门诊开诊，就会在患者需要的地方发光发热。他们不断要求自己，努力学习使用自助机等智慧服务系统，耐心引导患者就诊和填写满意度调查表。每天不计其数地挂号咨询、就医引导、轮椅借用、报告打印……每人半天 4 小时的服务中，服务量就近 500 人次。

2019 年，医院还成立了"智慧就医我来帮"夕阳红助老志愿服务项目。项目从老年人就医的视角出发，手把手教会老年人如何智慧就诊，从自助机操作到手机 APP 使用，线上开单、网络问诊、扫码取袋、借用轮椅，全流程耐心引导老年患者自助就医，以适应互联网时代的新就医模式。

2012 年，"广济之舟"志愿者联盟被共青团中央授予"第九届中国青年志愿者优秀项目奖"；2022 年，"广济之舟"志愿者联盟荣获第七届"浙江慈善奖"。

硝烟之时，救济妇孺、救护伤兵；和平年代，不忘初心、热心公益。

2023 年 9 月 5 日，浙大二院眼科中心"汽车眼科医院"光明行团队，荣获中国慈善领域最高奖——第十二届"中华慈善奖"。消息传来，令人振奋。

"白内障患者视力不便、就医困难，我们不如设个流动的手术间、小医院，把检查和手术送上门。"1996 年，看到山区、海岛的白内障患者因病致贫、生活困苦，年轻的眼科主任姚克教授日夜难寐，决定创设"汽车眼科医院"。这个想法得到了医院的大力支持。

一辆印刻着"浙二汽车眼科医院"的白色微型客车，一支由业务精锐、充满爱心的医护人员组成的义诊队，27 年来，"浙二汽车眼科医院"行驶在山区、海岛、边疆、大漠等地区，行驶里程达数十万公里，跨越十余个省区，义诊十余万人次，完成免费复明手术一万多例，成为全国"发起时间最早、延续时间最长、受益范围最广"的金牌公益项目之一。

2020 年以来，浙大二院党委更是不断强化家国情怀教育和"患者与服务对象至上"的核心价值观，每年 7 月 1 日前后，都会策划推出大型党建公益行动，号召党员医护人员带头为百姓义诊，成为医疗系统当之无愧的公益高地。

三、锚定世界一流，改革蔚然成风

2023 年 11 月 24 日，由浙大二院牵头主办的第十二届海峡两岸医院院长论坛（简称"海峡会"）在杭州开幕，会议的规模、内容和成效都远远超出了预期。

"我们不会忘记，十多年前，浙大二院领导班子带着医院中层管理人员来台交流的场景，之后海峡会便应运而生。转眼间，十余年过去，以浙大二院为代表的大陆医院管理水平突飞猛进、发展更是日新月异，已到了我们该向你们学习的时候。"论坛开幕式上，一位台湾医界嘉宾由衷地感叹。这也道出了 2009 年底那场席卷浙大二院全院上下的"思想风暴"，以及新世纪以来对医院影响至深的第一场改革。

（一）十年三次改革，百年名院生机盎然

百年老院如何打破惯性思维、实现跨越发展？答案是：向国内外优秀的医院学习管理之道！

第一次改革，是管理改革。

从国内外医学院、医院等考察学习归来后，浙大二院党政班子协力同行，以实施"卓越"和"全球化"两大战略为推力，大刀阔斧地进行管理改革，主动引入各类等级评审，狠抓精细化管理，以患者十大安全目标为导向，不断推动医疗技术和服务流程的规范化、路径化、精准化。

历经十余年的坚持与强化，医院成为中国公立医院精细化管理的标杆，并自 2019 年起，连续五年位居三级公立医院"国考"前十。医院管理

体系和治理能力的现代化由此可见一斑。

2021年，浙大二院心血管内科成功获得国家质量管理领域最高荣誉"中国质量奖"。同时，医院成为首批"浙江省政府质量奖"获得者，精细化管理的实践经验，为全国同行所称道和借鉴。

"一直以来，我们都以'患者与服务对象至上'的核心价值观，来引领精细化管理的各项改革，简而言之，就是把精细化当成医院文化来抓，最终体现在医疗质量与安全上。"浙大二院党政班子一致认为，这场管理改革不仅释放出鲜明的红利，让医院综合实力显著增强，更是从深层次和根子上改变了百年老院的发展路径和精神面貌。

1. **"最多跑一次"领跑者，缔造最优就医体验** 医院从群众看病就医"关键小事"入手，推动以患者为中心的流程再造，优化患者院内院外就医闭环。一站式集中预约、院前服务、日间服务、便民惠民中心，实现挂号、取号、预约就诊时间精准到半小时以内；门诊智慧结算率超85.92%，预约就诊率80.04%、就诊平均等候时间16分钟，检查预约率99.77%，大幅缩减了患者的等候时间。

2. **"效率医疗"开拓者，实现精细化管理迭代** 医院持续深化日间服务内涵与外延，是浙江省日间手术技术指导中心挂靠单位，首创"三准入、三评估、三随访"的日间手术评估管理体系，使日间手术占住院手术比例达三分之一；建设全球领先的日间化疗中心；全院推进加速康复外科模式，创新支撑多学科联合诊疗门诊平台；充分发挥浙江省病历管理质量控制中心优势，通过病案首页精准质控、DRGs价值导向，助推提质增效，全面优化医疗收入结构，门诊次均费用、住院次均费用稳中有降，有效减轻群众就医负担。门诊综合服务模式、跨部门联动全程管理模式、基于"钉钉"的移动办公平台、"三人小组"管理模式，成为国内经典样板和标杆。

3. **"集团化"发展探路者，推动优质医疗资源扩容** 医院自2013年起，就从位于钱塘江南岸的滨江院区开始，探索多院区一体化管理、协同发展体制机制，实现各院区服务、管理流程同质，服务内涵互补，院区文化同源;统筹特色院区错位发展,因地制宜发展城东院区、眼科院区、博奥院区等"小综合、大专科"精品院区,推动肿瘤、眼科、心脑血管等学科跨越式发展;推动优质医疗资源均衡分布,新建和扩建萧山院区、柯桥院区、滨江院区创新中心,主动对接国家战略,规划建设浙江省突发公共事件创伤危急重症立体救治中心。

4.**"数字化"建设排头兵,打造医疗数字化重要窗口** 医院在全国率先上线"浙二互联网医院"APP,注册用户突破140万人次,开展线上咨询导医、自助服务、康复随访、慢性病管理等云服务,深耕垂直专科,打造线上内镜中心、健康管理中心、掌上病房等专科闭环服务,实现覆盖诊前 – 诊中 – 诊后的闭环管理。率先探索5G、AI、机器人、物联网等技术在医疗垂直领域的落地实施,先后完成多个全国"第一":首创eICU远程托管、首个5G数字化空中手术室、首辆5G救护车、首条无人机送血专用航线等,搭建5G智慧防疫指挥管控系统,连续三年荣膺国家工业和信息化部主办的"绽放杯"5G应用大赛全国大奖。

第二次改革,则是关于基金文化的塑造。

步入浙大二院各院区的门诊大厅,人们都会在显眼处,看到一整排气势磅礴的"基金墙":最新年度荣获国家自然科学基金项目专家的照片。那些充满自信的笑容,彰显出这家百年老院生生不息的创新研究活力。而这面"基金墙",常常会引得往来的患者和医护人员驻足观看。

"纵观浙大二院155年的发展史,创新是其兴盛不衰的密码。但面对新的发展形势,医院必须有新的创新驱动力。如何继承优良传统,激发全院上下的创新力?在当时那个发展的重要关口,我们聚焦青年医生群体,决定首先从国家自然科学基金的文化建设抓起。"在浙大二院的领导班子看来,这场始于10多年前的"基金风暴",为今天的创新型、研究型医院建设奠定了坚实的思想基础。

"国家自然科学基金是浙二优秀青年的标配",2009年以来,浙大二院面向青年医生,增强创新文化,着力培养青年群体的科研思维,为他们成为临床科学家打好思想和行动的基础。十余年来，在院内已形成新员工、老员工、海归人员、科主任"人人申报基金、人人参与基金"的浓厚氛围。同时，以科研部为主体，联合其他职能部门，从选题方向、标书撰写到评审答辩，全程"一对一"咨询辅导，构建了一支高素质有活力的基金申报和其他各类科研创新的服务保障团队。

2023 年 8 月，2023 年度国家自然科学基金发榜，浙大二院共获资助212 项，获批项目数再创历史新高，再次蝉联全国第二。医院"基金文化"深入人心，成为百年名院创新精神的鲜明体现和生动实践。

第三次改革，源自一堂讲了 15 年的党课。

"医院是医学创新的策源地""临床研究是人类驱动力最强的研究""有1 000 个临床没有解决的问题，就有 1 000 乘以 N 个临床研究"……

2023 年 6 月 6 日下午，在深入开展学习贯彻习近平新时代中国特色社会主义思想主题教育的重要时刻，浙大二院党委书记王建安面向全院党总支和党支部书记等，分享了关于《临床问题驱动的科学研究实践与探索》的精彩一课。这是 2009 年以来，医院党政主要负责人第 12 次面向全院中层干部群体，孜孜不倦地讲述临床研究、创新发展的重要性、方法论，以及相关的新思考、新感悟，"医院负责人就该带头讲、持续讲，起到思想引领的作用"。

2024 年伊始，医院党委书记、院长再次亲自带队，携近 40 人的中层干部团队，前往广州中山大学肿瘤防治中心，向该院临床研究相关团队取经。这次集体外出学习的队伍中，多是临床科主任和科研部门的管理人员。

此举亦释放出一个鲜明信号，浙大二院新世纪以来的第三次重大改革，将聚焦于临床研究。"临床研究——世界在哪里，中国在哪里，我们在哪里"，2024 年 1 月 19 日，医院召开学科建设大会，邀请四川大学华西医院、复旦大学附属肿瘤医院的专家授课。医院党委更是坦诚剖析医院所处的历史方位和发展方向，呼唤全院学科带头人奋力投身第三次改革——临床研究，以新质生产力激活老牌医院的内生动力。

（二）高远使命引领，一流梦想扬帆起航

高远使命下的目标引领，使得百年名院行稳致远、筑梦远航。

2022 年 6 月 14 日，浙大二院第五次党员代表大会胜利召开，面对党的二十大即将召开的重要时刻和"十四五"发展的关键阶段，医院党委旗帜鲜明地提出"高质量发展，建设中国特色、世界一流医院"的全新奋斗目标。何为中国特色、世界一流医院？实现的目标是什么、路径在哪里、当下怎么做？从医院党委到党总支、各党支部，一场关于建设世界一流医院的使命愿景大讨论，激荡着浙大二院人向着高远目标扬帆远航。

随着这场大讨论的深入开展，世界一流医院的轮廓逐渐清晰，六大特质跃然眼前：充满活力的创新转化体系、疑难重症的全球诊疗中心、有国际话语权的领军人才梯队、世界医学人才的培养基地、优质高效的现代治理体系、价值导向的先进文化引领。

2022 年 10 月，浙大二院党委带领全院上下深入学习贯彻党的二十大精神，同时在党总支、党支部层面又部署开展了"思领先、创领先，奋进新征程"大讨论活动。

在这场大讨论的问与答中，世界一流医院的宏伟目标和六大特质，细化为 4 个更为生动和具体的目标：一是中外患者求诊疑难杂症的重要目的地；二是医学创新和临床研究关键成果丰硕的全球创新型医院；三是培养忠于党和人民、充满活力、能力超强，具有"3H"素质的特征性医学人才的孵化基地；四是具有中国特色医院管理新理念新范式，全面体现"患者与服务对象至上"核心价值观，质量安全、高效有为的新的理念和实践的发源地。而这，从不同维度均衡发力，牵引着百年名院这艘巨轮，驶向世界一流的彼岸。

新时代，新征程，新目标。唯有使命高远，目标清晰，百年名院才能老树生新枝、生生不息，不辜负党和人民的期待。

四、探路党业融合，砥砺学科建设

以高水平、高质量党建，引领内涵式、高质量发展，是新时代中国公立医院的必答题。而核心，就在于推动党建业务的深度融合。

近年来，浙大二院党委始终坚持以习近平新时代中国特色社会主义思想为指引，充分发挥把方向、管大局、作决策、促改革、保落实的领导作用，以政治建设为统领，以党业融合为主线，以激活党建生产力为目标，不断创新和优化党建策略，全面强化党委核心领导，全面充实党总支职能，全面发挥党支部战斗堡垒和党员的先锋模范作用，党的建设与学科建设深度交融、互促共鸣，为医院高质量发展、建设世界一流医院提供了强大的政治保障。

（一）优化组织设置，支部建在学科上

"思想开路""书记擂台""学科赛马"……围绕中心工作抓党建，将党建工作与业务工作同步谋划、部署、落实、检查，浙大二院党委在持续的探索与实践中，找到了富有特色和成效的路径。回望走过的党业融合探索之路，浙大二院党委将最初的改变，归功于 2020 年 10 月以党业融合为导向，对全院党组织设置的深层次优化调整。

2020 年秋，历经 4 个多月调研，浙大二院党委连续做了 4 个大动作：一是按照"总支建在学科群上""支部建在科室或亚专科上"的理念，建起 20 个党总支、127 个党支部（含学生和离退休党支部）。二是通过届中党组织调整，重新选举了 20 名党性强、有权威性、讲大局、肯奉献的党总支书记和 101 名年轻化、"双带头"、肯拼搏、有担当的在职党支部书记。三是建章立制，明确党总支十项职权、党支部八项任务，并给予党总支书记、党支部书记政治待遇、经济待遇。四是配强党建工作队伍，重塑党建工作体系。党业融合之路，由此铺陈开来。

这个过程中，浙大二院党委大胆打破内外科系统之别和科室条块分

割，以学科群为基础设立的 20 个党总支，包括外科党总支、心脏党总支、急创伤党总支、重症烧伤党总支、健康管理党总支、呼吸免疫党总支、肿瘤血液党总支等，做到党总支全覆盖。党总支各自统揽和覆盖的，都是学科内容相近、交叉融合度很高的学科支部，并与落实健康中国战略、推进国家级平台建设、特色院区建设发展等医院中心工作紧密相关，为日后医院党委设计党建活动载体、推动学科融合发展打下了组织框架的基础。

党支部是党业融合的执行单元，为推进党支部建设，激发基层党组织活力，浙大二院党委打破惯性和路径依赖，作出"55 周岁以上党员科主任不再担任党支部书记"的重大决定。而从党员中层干部中选任的 101 名在职党支部书记，平均年龄 47.3 岁，其中 40 岁及以下 16 人，低于全院中层干部平均年龄 4.7 岁，党务干部队伍的整体年轻化，使得全院党建瞬间充满了活力。

（二）聚焦四个靶点，激发党建生产力

党建的生产力从何而来、如何激发？近年来，浙大二院党委重点聚焦四个"靶点"，不断激发和释放党建的强大生产力。

1. 强使命担当，创国家平台　从位于杭州市区的西子湖畔出发，跨过浩荡奔流的钱塘江，占地 501 亩的萧山院区、358 亩的柯桥院区正拔地而起。两个新院区的建设，必将承载起浙大二院建设国家医学中心的重大历史使命。

经血管植入器械全国重点实验室的落户，离不开心脏党总支所辖两大学科、六大支部的团结奋斗、创新攻关。他们聚焦心脏功能重建，围绕心脏瓣膜病诊治联合攻关，首先提出"杭州方案"，累计手术量约占全国的 1/3；坚持产学研结合，研发国产瓣膜器械，成果被《新英格兰医学杂志》专栏报道；围绕精准预防心肌损伤，牵头进行多中心研究，其危重患者来自全国 25 个省（市），技术和产品输出到欧洲、南美、亚太地区的 4 国 7 大医学中心及我国 100 家大学医学中心。

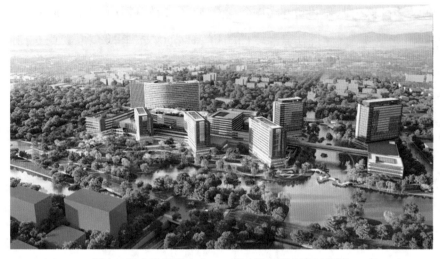

浙大二院未来医学中心——萧山院区规划设计蓝图

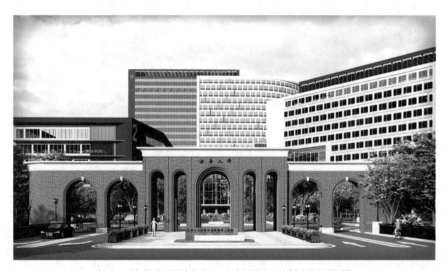

浙大二院未来医学中心——柯桥院区规划设计蓝图

　　原烧创伤党总支(现为重症烧伤党总支),融合重症、急诊、烧伤、整形、血管、肺移植六大学科优势,提升急危重症救治水平,成功获批以多器官功能衰竭预警与干预为方向的教育部重点实验室,着力打造世界一流的多器官功能衰竭研究中心、诊治中心和人才高地。

　　2. 谋改革突破,塑创新文化 浙大二院党委通过强有力的思想政治引领、高质量的干部培训提升、体系完备的人才队伍建设、创新的体制机制建设,在院内形成了浓郁的创新文化,以创新驱动医教研和医院管理全面提升。

以科研创新驱动为例,医院面向青年医护人员,着力培养青年群体的科研思维,为他们成为临床科学家打好思想和行动的基础。面向中层干部,通过党委书记亲自反复讲、邀请院内外专家讲等做法,营造重视和推动临床研究的浓厚氛围。

体制机制上,医院成立广济创新办公室、创新俱乐部,举办创新大赛等,形成服务科研创新和成果转化落地的完善保障体系。项目引导上,面向不同层次的科研团队和人群,深入实施"3 个 5 000 万工程""5510"工程和科研种子基金计划等,为创新驱动名院发展注入强劲动力。

3. 书名院情怀,抓精准帮扶 贵州省黔东南地区的大山深处,至今仍镌刻着浙大二院人千里帮扶的足迹。从 2016 年起,受中共中央组织部点兵点将,浙大二院先后派出 3 任院长、57 批次 22 个学科共 100 余名医护人员,接续两轮帮扶台江县人民医院 8 年,使其医疗水平和服务能力显著提升,曾取得国家卫生健康委对口帮扶工作专项督导检查全国第一、对口支援双方医院为整体全国第一的佳绩。两任中共中央组织部部长先后视察肯定,国家卫生健康委、国家乡村振兴局等部门给予表扬,央视新闻联播进行了时长 2 分 38 秒的聚焦报道。首任派驻式院长荣获全国脱贫攻坚先进个人奖、中国好医护等荣誉,光荣地站在了北京人民大会堂的领奖台上。"台江现象"由此声名远播,成为中国精准扶贫和东西部扶贫协作的典范之作。

一根网线,情牵千里之外的云南彝乡。2013 年,医院积极响应国家扶贫号召,认真贯彻落实"浙江大学定点帮扶国家级贫困县——云南景东"工作部署,与景东彝族自治县人民医院缔结帮扶关系。十余年来,浙大二院先后派出 6 批医疗专家前往景东彝族自治县人民医院开展对口帮扶,并通过远程授课培训医务人员 3 000 余人次;凭借自身"互联网+医疗"的先发优势,通过捐赠设备,为其架设起远程会诊系统,让偏远山区的医院打破地域时空限制,共享千里之外的优质医疗资源。

作为位居全国"第一方阵"的百年名院,浙大二院党委始终怀抱家国情怀,将帮扶基层的责任扛在肩头,推动优质医疗资源下沉,努力筑牢健康中国的基石。如在浙江省实施医疗卫生山海提升工程,主动领办7家最偏远县(市、区)人民医院的帮扶协作;与省内外20多家基层医院缔结紧密型的协作关系。凝聚集团化发展共识,建立数字影像、病理区域共享平台,设立服务专窗畅通疑难病症患者转诊机制。联合浙江大学举办"山海飞鹰"青年骨干高级研修班,切合基层实际推出"一招鲜"和"回炉"计划,在"人来人往"中为基层医院培根育人,真正做到用心、用情、用力的"输血式"帮扶。为强化使命引领、确保协作成效,浙大二院党委还牵头成立山海党建联盟,通过设立7个山海分院临时党支部,将派驻分院的党员医生凝聚起来,激励他们在帮扶基层、义诊为民、驻守抗疫中发挥战斗堡垒作用。

近年来,为充分融入和服务长三角一体化国家战略,医院还依托心血管病、创伤两个在建的国家区域医疗中心,牵手省内的余姚市人民医院、浙江省舟山医院、岱山县第一人民医院、嘉兴市第二医院、嘉善县第一人民医院、海盐县人民医院、湖州市中心医院、长兴县人民医院,以及省外的安徽省歙县人民医院、广德市人民医院,福建省龙岩市第一医院、上杭县医院,四川省达州市中心医院等,探索紧密型医联体协作新实践,助力全国医疗卫生事业发展。

4. 践医者初心,强质量内涵　质量和安全是医院的生命线。浙大二院党委以荣获"中国质量奖""浙江省政府质量奖"为动力,持续不断地强化质量内涵建设,让百年名院迈向世界一流医院之路更加行稳致远。

在以党建促质量上,夯实党员佩戴党徽上岗、党员示范岗建设等基础,创新党员医护人员"云端亮身份,红心作表率"等做法,切实提升党员身份的辨识度和认同感,以更好地践行"患者与服务对象至上"的医院核心价值观和"精湛演绎技术,关爱体现服务"的服务理念。

以奖惩建设为抓手,充分发挥奖惩委员会的作用,大力表彰在医疗服务中涌现出来的先进典型,坚决惩处负面典型,在院内形成生命至上、质量第一、奖惩分明的鲜明氛围,引导医护人员更好地抓质量、优服务。

以数字化改革为牵引，围绕改进服务质量、丰富服务内涵，与时俱进地积极推进多院区一体化服务、"效率医疗"改革、"最多跑一次""最多问一人"改革等举措，让优质医疗服务惠及更多患者。

（三）强化党建品牌，涵养学科生长力

2023年6月19日、20日，由浙大二院牵头多方联合开展，水、陆、空"三位一体"同时进行的"杭州亚运会大规模紧急医学救援演练"，其堪比影视大片的震撼画面，通过央视新闻全媒体平台全程直播。作为首批国家紧急医学救援基地，医院充分展示出数字医疗服务、综合急救能力保障杭州亚运会等重大赛事会议的技术实力、组织能力。这背后，是急救专家坐镇后方的全景指挥，是"5G+急救"的数字赋能，是医院统揽各方的齐心协力、急创伤党总支的全力以赴。

就在杭州第19届亚运会召开前夕，医院大型移动复苏单元精彩亮相、正式启用，国家紧急医学救援队（筹）也宣告正式成立，队员们整装待发、意气风发，誓以高效、规范、智慧的陆地急救保障能力，护航亚运会的顺利举办。

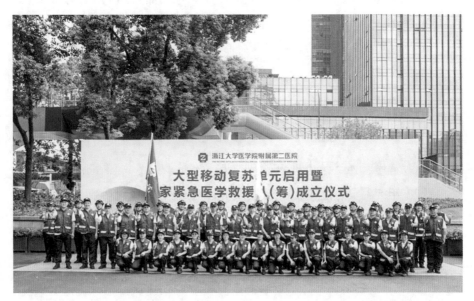

2023年9月7日，浙大二院大型移动复苏单元启用，国家紧急医学救援队（筹）成立

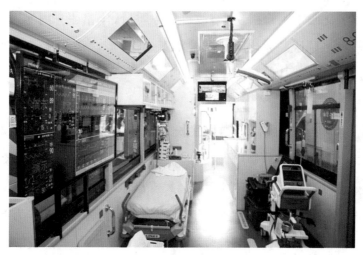

大型移动复苏单元内部

急诊，是一家医院的窗户。救治能力、响应速度、服务态度，都可从这扇窗户中窥见一斑。步入浙大二院各院区急诊大厅，令人印象最为深刻的，就是急诊人护着平车上的患者，为生命快速奔跑的场景。其中，部分医护人员佩戴于胸前的党徽，也显得格外耀眼和瞩目。数据显示，在中国医院排行榜（复旦版2022年）专科榜单上，浙大二院急诊医学位列第4名。

"党员佩戴党徽上岗，自觉接受患者及家属的监督，既是有力鞭策，又是形象展示。"急创伤党总支书记、急诊医学科第一党支部书记自豪地介绍。以一流党建引领一流学科，实现党业互融互促，是他们不懈的追求和创建的核心目标，"党建就是生产力！党建强联合业务强，才是真的强，这是我们党总支4个党支部的真切认识。"

（四）凝聚全院合力，同心筑梦创一流

2023年5月，为适应多院区发展和国家级平台建设等新形势和新要求，浙大二院党委在届中再次优化调整了党组织设置。融合多个学科的全国重点实验室党支部等功能型党支部正式宣告成立。由此，22个党总支、141个党支部和4 200余名党员，承载着建设世界一流医院的梦想，再次扬帆启航、砥砺前行。

"当别人问我们，浙大二院党委，是怎样的一个基层党组织？我们希望给人的印象是，充满深厚家国情怀、深切为民初心，极富号召力、创新力、战斗力。"这是浙大二院党委最为真切的期盼。

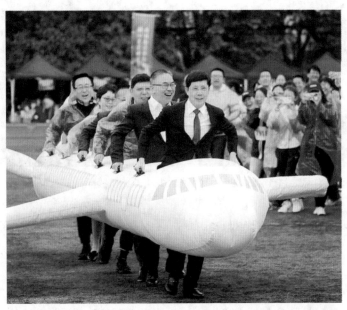

2023 年 4 月 23 日，浙大二院举办趣味运动会，党政班子主要领导
积极参与，点燃全场

抗击新冠疫情的战斗，恰好印证了这种期盼。2020 年初至 2022 年底，医院累计 3 873 人次、38 次出征全国十余个省市，甚至远赴英国，其中 70% 以上为党员：有驻守雪域高原 61 天、"缺氧不缺精神"的援藏精英，有闻令即出、星夜兼程的方舱队员，有走遍全国 12 座城市的感控专家，还有不论寒暑、走街串巷的采样人员。每一次，浙大二院人都精锐尽出，高质量完成驰援任务，成为驰援队伍中那道靓丽的风景线。

2022 年底，随着国家防控策略调整，浙大二院党委秉持不惜代价救治重症患者的初心，快速响应、有力指挥，率先实施"八个有力"高效应对，打好"转段渡峰"攻坚战、疫情防控收官战，开设呼吸综合门诊和渐次过渡病房、建立重症救治联盟等，并将这些经验通过央媒向全国分享，运用于基层协作医院的抗疫实践。

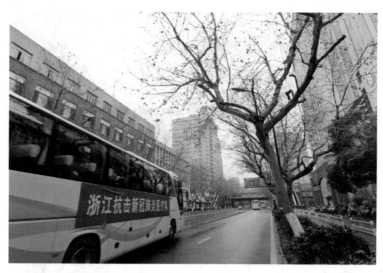

2020 年 2 月 14 日，浙大二院派出 171 人的抗疫团队，整建制接收
武汉某医院的一个重症病区

党业融合的成效也不断显现。2023 年 3 月，浙大二院获科技部批准，建设经血管植入器械全国重点实验室，这意味着我国在医工结合领域再添重要助力。此前，浙大二院连续获国家有关部委肯定，获批成为首个国家心脑血管植入器械产教融合创新平台、首批国家疑难病症诊治能力提升工程项目单位，承担建设 3 个教育部重点实验室的工作，成为首批国家紧急医学救援基地、首批国家区域医疗中心建设单位（2 个建设、2 个培育）、全国首批中西医协同"旗舰"医院试点项目建设单位……短短几年间，这家位于杭州西子湖畔的百年名院厚积薄发，不断承接国家级平台建设重任，服务"国之大者"的能级显著跃升。

百五十载写春秋，初心不渝绽芳华。

从 100 多年前致力于播撒西方医学的火种，于战火硝烟中救死扶伤、守望时代的广济医院，到新中国成立后以外科见长、技术引领创新的全国首批三级甲等公立医院，再到 2019 年以来三级公立医院"国考"连续五年稳居全国前十、立志迈向世界一流的大型综合性医院，穿越百余年的历史烟云，浙大二院始终不变的，是围绕"四个面向"，勇担历史使命、力攀医学高峰、书写家国情怀、践行为民初心的信心与决心。

第三章

传承百年仁爱精神，"红色引擎"赋
能高质量发展
——首都医科大学附属北京潞河医院党建
经验谈

　　首都医科大学附属北京潞河医院(简称"潞河医院")始建于1878年,建院146年来,几经易址更名、几次重建扩建,经历了近代中国社会的发展变迁,见证了卫生事业的不断进步。现在,昔日的小诊所已经发展成为屹立于城市副中心的现代化医院,成为区域急危重症救治中心、疑难疾病诊治中心,区域医学教育中心和医学科研及防病中心,成为集医疗、教学、科研、防病为一体的大型三级综合医院,也是首都医科大学潞河临床医学院。

一、砥砺百年,"医"心为民护健康

（一）建院初期：源于教会医院,逐渐本土化

　　潞河医院前身是美国的传教士于1878年在通州城内开设的一间诊疗所。1903年,医院进行重建,在新城南门外建起十字小楼,设门诊处、住院处等,开放床位17张,命名为"潞河医院"。1920年,协和医学院毕业生马文昭进入潞河医院,成为医院第一位中国医生。1937年,张志勋被委任为院长,成为潞河医院第一任中国院长。潞河医院虽然是教会医院,但是早在抗日战争时期,就与中国共产党建立了密切的联系,积极支持中共地下党组织的工作。张志勋曾多次亲自救治、保护共产党员,1934年国民党宪兵疯狂搜捕共产党员,他9次把共产党员孟用隐藏在自己家中;1937年"七七事变"后,潞河中学爱国救亡组织将国民革命军第29军的19名伤员秘密送到潞河医院,他免费精心治疗,为伤愈出院者提供便衣和路费,把无家可归者留院工作;他对潞河中学担架队的学生说,"凡是打鬼子的伤员,你们尽快抬回医院,一切治疗免费";他出任院长后,利用便利条件,更加积极地支持共产党的地下工作,为中共地下党提供巧妙掩护和便利,把潞河医院的厨房变为共产党地下交通站。潞河医者们用手术刀同日本侵略者进行战斗,这体现了他们维护和平正义和人道主义的崇高精神,也体现了中国医师高尚的爱国主义情怀,将红色基因注入了医院的血脉。

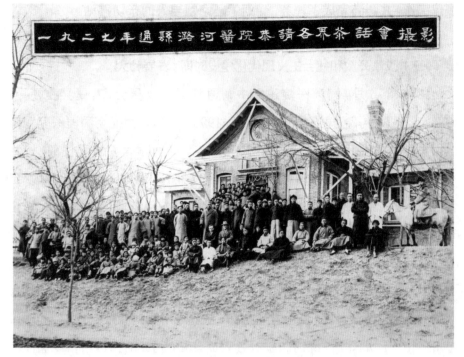

1927 年的潞河医院十字小楼

（二）社会主义革命和建设时期：在波折中前进

1951 年 4 月，潞河医院由河北省卫生厅管理，更名为"潞河人民医院"。潞河医院终于回到人民的手中，同通州人民一道开始了积极改革和艰辛的发展。1953 年 8 月，医院更名为"河北省通州区医士学校附属医院"，建立党支部，强化了党对医院的领导，医院以全新的姿态积极投入社会主义改造和社会主义建设的各项运动中，在关键时刻传承着潞河的仁爱精神。1976 年 7 月 28 日凌晨，唐山发生大地震，潞河医院医务人员以积极、认真、忘我的精神救治伤员，使送入潞河医院的伤员全部稳定好转，无一例死亡。1976 年 8 月底，党中央在人民大会堂召开了"唐山－丰南一带抗震救灾模范代表表彰大会"，潞河医院作为"抗震救灾优秀医院"应邀参会。此外，1968—1984 年间，潞河医院积极响应国家卫生部指示，担负起艰巨的医疗援非任务，先后派出 7 名中共党员，分 6 批赴几内亚进行医疗援建工作，并圆满完成了任务，受到了国家领导人的亲切接见。

（三）改革开放和社会主义现代化建设时期：发展壮大

　　1981年6月，潞河医院建立中共通县医院委员会，直属县委领导。1988年，医院更名为"通县潞河医院"，1993年更名为"北京潞河医院"，除承担本地区大量医疗任务外，还承担顺义医专教学医院教学任务，成为一所具有医、教、研能力的综合医院。1997年，通县改为通州区，医院更名为"通州区潞河医院"，之后飞速发展，至2006年有职工1123人，床位696张。2009年，医院更名为"首都医科大学潞河教学医院"。这一时期，医院在业务建设、环境建设、人才队伍建设等多方面取得显著成绩，创造了潞河医院历史上又一个黄金时期。在发展的同时，潞河人不忘传承"人本"和"仁爱"精神，在灾疫中救死扶伤，在危难中治病救人。1997年6月，通州某化工厂爆炸后，潞河医院医务人员分秒必争，对伤员给予专业性治疗，获得市区两级政府高度评价。

（四）中国特色社会主义新时代：振翅腾飞

　　2014年，医院更名为"首都医科大学附属北京潞河医院"。2015年，医院成为"首都医科大学潞河临床医学院"。2016年，医院"一中心两院区"布局初步形成，"以器官系统为基础，以疾病为核心"的学科改革全面启动。在"人民至上""生命至上"精神指引下，潞河医院坚持区域医学中心的发展定位，在创新中求发展、在变局中开新局，先后获得全国卫生计生系统先进单位、全国"改善医疗服务十大重点工作"示范医院、全国改善医疗服务创新型医院、北京市三八红旗集体、北京市先进基层党组织、首都文明单位标兵、国家紧密型县域医疗卫生共同体建设试点单位等荣誉称号。

　　筚路蓝缕146载，几经风雨，几经沧桑，而今昂首屹立于北京之东的潞河医院，正随着城市副中心的发展建设，展翅飞翔！

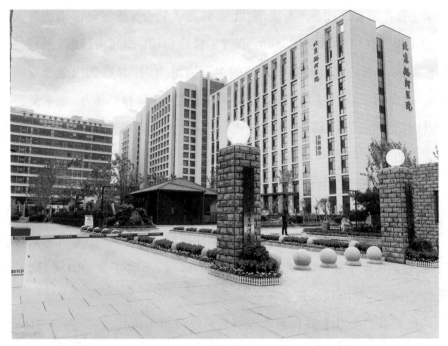

潞河医院全景

二、百年文化,在传承中创新发展

长期以来,潞河医院立足百年文化积淀,坚持人本思想,确立了两个"以人为本",即"以患者为本"和"以职工为本"的办院宗旨,在医院文化建设上形成了包含医疗文化、制度文化、环境文化、人文文化、品牌文化等在内的"家文化"观念,将文化建设贯穿于医疗、教育、科研、防病、运营管理等各个方面,以强大的"家文化"感召力和向心力,助力医院高质量发展。

(一)完善尊重自然规律的"医疗文化"

1."以器官系统为基础,以疾病为核心"的学科改革 潞河医院始终坚持"以患者为中心"的服务理念,2015 年启动"以器官系统为基础,以疾病为核心"的学科改革,打破传统内、外科界限,体现诊疗过程的融合性、协作性、综合性,将原有 40 个学科 109 个亚专业整合为 28 个诊疗中心,将原来"患者围着医生跑"变成"医生围着患者转"的新型就诊模式。大幅缩短了患者在门诊看病的时间,节省了诊疗费用,提高了诊断、治疗的准确性与成功率。以致残率非常高的糖尿病足为例,其在国内截肢率高于10%,而潞河医院通过内分泌科医生调节血糖、改善循环治疗,血管外科医生及时清创换药并根据血管情况进行外科治疗,截肢率下降至3%,减轻了患者的痛苦,缩短了患者的治疗周期。

2. 设立"症状门诊"　在进行器官系统改革的同时,为方便患者就医,医院遵循自然规律,以人为本,基于人生病后反映出来的各种症状,设立了包含眩晕、胸痛、哮喘、头痛等的各类症状门诊 34 个。患者可根据自己的症状挂相应门诊的号,避免了就诊难的问题,节省了就诊时间,同时也提高了治疗的精准性和安全性。

3. 搭建立体化急救体系　以器官系统改革为依托,医院多科室协作,建立了"急性胸痛绿色通道""脑卒中绿色通道""严重创伤绿色通道""急危重症孕产妇绿色通道"等 26 条急救通道。院前急救与院内急诊医疗服务实现无缝衔接,医院急救能力不断提升,抢救成功率明显提高,急危重症患者得到及时救治。通过微信平台,各急救通道与辖区卫生服务中心对接,极大地缩短了患者救治时间。如"潞河胸痛绿色通道微信群"的建立,实现了心肌梗死、大血管病及其他有胸痛症状疾病的早期诊断、快速转诊及急救"绿色通道"服务,大幅缩短了胸痛患者的救治时间。

4. 以人为本,医养结合,实现全生命周期管理　潞河医院遵循以人为本宗旨,依托"3 + 2 + 1"紧密型医联体建设,实现对患者全生命周期的管理。作为牵头医院,与老年病医院(二级医院)、社区卫生服务中心(一级医院)组建紧密型医联体,形成了基层首诊、急慢分治、双向转诊、上下联动的分级诊疗模式。医院本部发挥区域医疗中心优势,做好复杂疾病、危重症患者的救治工作;老年病医院发挥专科优势,持续加强老年人相关疾病的诊断和治疗,同时做好安宁疗护病房和医养结合病房建设,完善养老服务职能;社区卫生服务中心主要发挥康复及公共卫生服务职能。目前,医院已成为北京市首批安宁疗护示范基地。结合城市副中心养老需求，医院增加养老服务和养老培训职能，成为城市副中心养老健康和医养结合服务指导中心，培养更多专业养老人员，更好地服务区域百姓。

（二）构建严谨规范的"制度文化"

医院在管理上坚持两个"以人为本"的办院理念，以"家文化"为精神引领，把医院所有工作人员都当作一家人，把就诊的患者和家属也当作一家人。在此基础上，医院制定了"替患者着想，为患者提供最精准、安全和舒适的医疗；替员工着想，让他们拥有医院发展的获得感；替医院着想，潜心教育与科研"的宗旨。同时，医院制定了凸显"人本思想"的"信条"和"戒条"，信条为"医院工作人员遵守爱国、爱院、爱人、爱世的仁爱精神，遵循医病、医心、医人、医生的人文理念，以求学、求研、求术、求精的严谨态度，实现救人、救危、救困、救济的目标"，戒条为"不背叛国家与民族，不诋毁医院，不脱离医训医道，不违背制度，不编传谎言，不泄露隐私，不粗鲁医疗，不唯金从业，不同流合污，不丢失医者尊严"。通过这种精神的引领，形成以"家文化"为核心的一整套管理制度，从而形成潞河医院独有的"制度文化"。

（三）坚持以人为本的"人文文化"

1. 用家的感觉回馈患者 一是完善预约诊疗服务，通过在医联体内基层医疗机构增设全自动预约挂号一体机，让百姓在社区就能挂上潞河医院的号。二是开展优质护理。护士除了完成医疗护理外，还加入了生活护理，帮助患者剪指甲、洗头、喂饭，解除了患者家属的后顾之忧，体现了人文主义的关怀。三是开展日间手术和日间病房，缩短患者住院时间。四是开展节假日门诊及手术服务，鼓励专家节假日出诊，为患者提供更丰富、优质的服务；检验科增加早、晚高峰和节假日班次，缩短化验结果的出具时间，实现了节假日检查项目与工作日相同。五是开展互联网诊疗服务，患者足不出户就能实现线上复诊、在线咨询等。六是在门诊、急诊设立便民橱窗、自动售货、免费饮水、免费充电、自助服务、人脸识别厕纸机等设备，方便患者就医。七是在医院门诊二层，设立"患者诉求服务中心"，一站式解决患者的医事、医保及其他就医需求。八是增设手机 APP 便民服务，让百姓在手机上就能实现健康自诊、预约挂号、报告结果查询、院内导航、移动支付等。

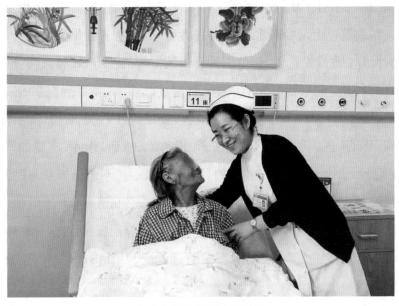

为患者提供优质护理服务

2. 用家的感觉温暖职工 一是加强民主管理，关心职工生活。通过职代会等方式，让职工参与医院管理；以丰富职工文化活动为载体，增强职工活力和凝聚力；关爱职工，慰问劳模、烈属、困难职工，组织职工健康体检，关心职工生活。二是开设职工子女暑期托管班。在新冠疫情发生之前，为帮助职工解决暑假期间子女无人看管的实际困难，医院开设"阳光快乐，健康安全"职工子女暑期托管班，为职工解决了后顾之忧，让他们感受到"潞河之家"的温暖。三是关注职工的成长成才。通过遴选培养骨干人才、开展岗位练兵、搭建干事平台等方式，助力职工成才成长。四是在门诊大厅设置环境温馨、服务周到的食堂、咖啡厅和图书馆，让职工时刻感受到家的温暖。

3. 特色鲜明的人文文化　百年沧桑，筚路蓝缕，146 年来，一代又一代潞河人，秉承两个"以人为本"的办院理念，凝心聚力、励精图治，形成了具有潞河特色的鲜明的人文文化，并通过系列活动传播潞河文化。在医院成立 140 周年之际，举办"140 年历程潞河医疗与人文研讨会暨百年名院论坛"，正式出版发行《百年潞河》一书，设计制作纪念邮册、院徽、书签等，为医务人员赠送医师节徽章，增强职业荣誉感。筹建院史馆，从多个角度梳理了医院的发展历程，进一步回顾历史、总结过去、扩大影响。积极开展档案数字化建设，稳步推进《大事记》《组织机构沿革》《基础数字汇编》三种汇编材料的编辑出版工作。

（四）营造温馨和谐的"环境文化"

医院在院落设计上融入了庭院化的设计理念，增加对环境的美化，打造"四季常绿，三季有花"的花园式医院。在门诊综合楼内配置绿植和人性化的座椅及便民措施，处处体现温馨与舒适。就诊区设立"诊疗岛"，患者进入"岛"内即可实现分诊、等候、就医、检查和结算，不出"岛"便可完成就医全过程。在 CT、核磁等大型检查室增加山水画等情景设计，用家一般的环境，缓解患者就诊时的紧张情绪，让患者体验到"舒缓"医疗。门诊大厅设置

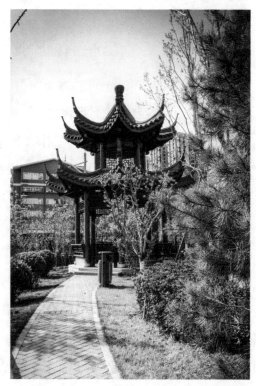

"四季常绿，三季有花"的花园式医院

了咖啡厅，进入医院闻到的不再是消毒水的味道，而是扑面而来的咖啡香气；安排志愿者弹奏钢琴，使紧张的就诊情绪得到缓解。

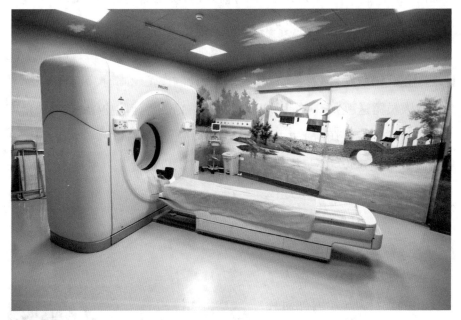

CT检查室增加山水画等情景设计

（五）打造立足公益的"品牌文化"

一是医防融合，做好防病工作。传染病防控与院内感染控制形成体系，承担辖区基本公共卫生服务工作，顺利通过国家卫生区复审、国家慢性病综合防控示范区创建检查，连续多年获得北京市病原监测"优秀哨点医院"、流感监测先进单位，建立通州区首家精神残疾人日间康复照料站，被评为A级老年友善医院。二是建立全院、全域、全过程慢性病管理模式，由以疾病为中心向以健康为中心转变。获得北京市红十字基金会颁发的"特殊贡献爱心奖"和"同心·共铸中国心·邦景梅朵"公益大奖；与通州区养老机构和社区养老驿站合作开展医养结合项目，与张家湾镇、台湖镇对接，开展疾病样本库建设工作；与域内21家社区卫生服务中心开展"MMC1＋X"项目，与9家社区卫生服务中心建立高血压专病医联体。三是打造志愿服务品牌。成立社工志愿者、党员志愿者、团员志愿者、学生志愿者、医生志愿者、南丁格尔志愿者等多支志愿服务团队，并积极开展志愿服务活动，被评为通州区2022年第一批新时代文明实践驿站。

三、党建引领，"红色引擎"赋能高质量发展

潞河医院目前共有党员817名，其中在职党员652名，离退休党员142名，学生党员23名；共设立29个在职基层党支部和1个离退休党总支（下设4个党支部）。院党委对基层党建工作高度重视，严格按照"党要管党、从严治党"要求，健全责任体系，规范运行机制，在基层党组织的设立、基层党组织的隶属关系和领导机构设置等方面符合要求，确保基层党建工作责任明确、领导有力。

（一）充分发挥党委的领导核心作用

1. **加强党对医院工作的全面领导**　一是深入学习贯彻习近平新时代中国特色社会主义思想、党的二十大精神和党中央、市委及区委重大决策部署。推动基层党组织自觉向党中央、市委和区委要求对标，以高度的政治自觉和政治担当，坚决扛起中央、市委、区委交给的历史重任，准确把握医院发展建设的目标方向和职责使命，确保各项决策部署落实到位。二是加强对《关于加强公立医院党的建设工作的意见》的学习和贯彻落实，健全上下贯通、执行有力的组织体系、制度体系和工作机制，全面增强医院党组织生机活力，推进意见落实落地。

2. **实行党委领导下的院长负责制**　医院党委切实发挥把方向、管大局、作决策、促改革、保落实的领导作用。实行集体领导和个人分工负责相结合的制度，凡属重大问题都要按照集体领导、民主集中、个别酝酿、会议决定的原则，由党委集体讨论，作出决定，并按照分工抓好组织实施。医院明确把"党委领导下的院长负责制"及党建工作要求写入医院章程，明

确党委研究讨论医院重大问题的机制，把党的领导融入医院治理各环节。

3. 健全完善议事决策机制 一是严格执行"三重一大"事项集体决策制度。制定《加强廉政风险防控落实"三重一大"决策制度的实施办法》，凡属"三重一大"事项，均经党委会集体讨论、集体决策。二是积极构建落实"三重一大"决策制度的保障体系。在决策层面制定了《中共首都医科大学附属北京潞河医院委员会工作规则》《北京潞河医院工作规则》《北京潞河医院党委会议、院长办公会议议事规则（试行）》，在执行层面按照公立医院党委集体研究事项清单及程序示范文本进行决策，确保决策制度体系更加完善。三是加强"三重一大"制度的执行。严格把握好调查研究关、决策内容关、决策程序关，提升了决策的科学性。四是注重对"三重一大"制度执行情况的监督和检查，强化重点监督和日常监督，最大限度地降低了决策的风险。

4. 加强领导班子建设，充分发挥核心领导作用 加强领导班子自身建设，强化理论武装，深入学习贯彻习近平新时代中国特色社会主义思想，先学一步、学深一点，充分发挥领学促学作用。班子成员主动负责地抓好分管工作，在班子内部主动维护民主规范，敢于坚持原则，敢于讲真话、提意见。班子成员带头遵守医院日常管理制度，互相配合，注重沟通，有效促进了班子的团结与和谐，形成了心齐、气顺、风正、劲足的良好局面。

5. 坚守政治担当，层层压实管党治党政治责任 一是将党建工作列入重要议事日程。每年年初，医院都召开全面从严治党工作会，制定下发年度党委工作要点，对全年党建工作进行安排部署，明确各党支部、各科室的党建工作职责和任务。二是逐级推动责任落实。完善基层党支部书记党建工作述职评议制度，确保基层党支部书记述职评议考核全覆盖。三是加强对日常党建工作的联系和督导。制定《北京潞河医院处级党员领导干部指导、督促、联系党支部抓党建工作的实施办法》，院领导指导、督促、联系党支部落实加强党的建设各项工作，将管党治党责任压实到每一个基层党组织、每一名党员干部。成立院内督导组，对各基层党支部党建工作进行全程监督、指导,确保党建工作做扎实、做到位。

（二）加强公立医院党的建设具体实践

院党委以"搭建 4 个平台,推动党建与业务深度融合"为抓手,激活党建引擎,实现了党建工作和业务工作两手抓、两促进,以高质量党建推动医院高质量发展不断迈上新台阶。

1. **搭学习平台,打造有思想的党组织**　强化思想引领,实施"三个四"工作法,从党委、党支部、党小组等不同层次组织党员教育活动,促进党员教育提质增效。

（1）开展"四个讲",抓好党员理论学习:为确保理论学习达到触及灵魂、入脑入心的效果,医院党委精心策划多层面党课学习。一是邀请理论专家讲。邀请党校专家教授和模范代表讲授专题党课。比如,2023 年初邀请党的十八大、十九大、二十大代表宣讲党的二十大精神,进一步强化党员学思用结合,知信行统一,补足精神之钙。二是党员干部带头讲。党委书记、院长每年带头在全院讲授党课,党委书记结合 2023 年通州区"三大三强"活动要求,走访调研各基层党支部,并讲授微型党课;各分管领导定期到联系支部讲授党的理论知识,进一步增强党员对理论学习重要性的认识,提升党员的政治理论基础,同时激发工作动力,凝聚合力。三是支部书记带头讲。结合支部实际,定期为支部党员讲授专题党课、交流心得体会,将党建思想和业务实践深入结合进行引导教育,激励大家以身作则,勇敢担责。四是普通党员人人讲。院党委要求每位党员都做理论宣讲员,结合自身工作,找准党课的切入点和落脚点,自行拟定授课主题,为支部党员讲授党课。通过走上台、轮流讲的方式,把学习心得亮出来,把思想疑惑讲出来,不断提升理论学习主动性、实效性,促进理论学习和工作实践的有效融合。

（2）借助"四个微",灵活党员教育形式:由于医疗行业的特殊性,工学矛盾较为突出,为此,院党委灵活决策,借助"四个微"形式,让党员教育形式更多样。一是探索开展好"微党课"。发挥微型党课短小性、针对性、灵活性、实用性等优势,将理论学习与"微型党课"教育内容相结合,打造"微型党课"精品课程,提高"微型党课"质量和实效。二是搭建党员学习"微平台"。利用微信公众号和支部微信群,将理论知识转化为图文并茂、动态灵活的"微信息",将最新党员学习教育内容传播给支部党员群众,便于他们接受理论知识。三是打造党员教育"微阵地"。有效利用"党支部+党小组+党员"的形式,特别是发挥党小组短平快的特点,使学习教育的触角延伸到每一名党员。四是录制党员教育"微视频"。为顺应"微时代"下信息"微传播"特点,将优秀党课、身边榜样制作成"微视频",让每一位党员成为"演员",通过身边人演身边事,让身边事教育身边人,增强党员教育教学课件的可看性、教育性和吸引力。

(3)突出"四个新",增强党员教育实效:在保证传统学习教育基础上,为着力增强教育培训工作的针对性和实效性,院党委积极创新,通过多种形式开展教育。一是"线上+线下",形式"新"。为了让党员干部能够充分利用碎片化的学习时间及时充电蓄能,在开展"集中学"的基础上,依托"学习强国""北京组工"等线上学习平台,引导党员干部"掌上"学,不断提高自身理论水平。二是策划"七个一",活动"新"。以党员固定活动日为载体,开展了"组织一次参观学习、分享一次专题党课、唱一首红歌、写一段寄语、征一幅作品、过一次(政治)生日、重温一次入党誓词"的"七个一"活动,赓续红色血脉,凝聚磅礴力量,激发党员干部的内生动力及参与热情。三是退休党员述党史,以"老"带"新"。邀请退休老党员通过讲述自己的入党初心,分享入党感悟,回望过往的奋斗路,引导广大党员把个人追求和做好岗位本职工作结合起来,进一步强化自身的责任和使命。四是为群众办实事,建"新"功。各基层党支部立足专业特点,通过党建引领医联体共建、义诊、科普等具体工作,将党员教育成效转化为工作动力和成效,落实以患者为中心的服务宗旨,打通服务群众的"最后一公里",为百姓就医提供方便。

2. 搭干事平台，打造有力量的党组织

（1）将支部建在"连"上，强在"连"上：院党委根据不同学科的职能和性质，按照"有利于扩大党组织覆盖面，有利于党组织开展活动，有利于党组织和党员发挥作用"的原则，优化基层党组织设置，设立29个在职党支部和1个离退休党总支，实现支部建在科室上。通过优化组织设置，把支部思想建设与科室业务学习、支部党员队伍建设与科室骨干培养、支部作风建设与科室医德医风建设等紧密结合，保证党的路线方针政策和医院各项决定的贯彻落实，将党支部建设成为坚强战斗堡垒，加强对党员的直接教育、管理、监督，做好组织、宣传、凝聚、服务群众工作，进而实现党建工作和业务工作互融互促，医技一党支部成功入选全国公立医院临床科室标杆党支部。

（2）扛起城市副中心疫情防控的责任和担当：一是统一指导思想。院党委成立防控领导小组，科学谋划，靠前指挥，在疫情之初提前储备医用物资，筹备定点院区牛堡屯院区改造工作。随后根据疫情防控形势，不断调整工作举措。二是细化防控流程。设置区域大流程，门诊、病房楼设计"三区两道"。建立制度微流程，采取完善接诊及转运流程、分院区（牛堡屯院区）集中收治、调整风险较高的呼吸科布局、设置隔离病房、非急诊患者全面预约挂号、特殊人群医疗服务等八项措施。成立7个院内督导检查组，每天督导个人防护、工作人员管理、返京人员隔离情况。三是优化诊疗流程。设置医院大门、门诊入口、诊疗岛预检分诊、医师接诊、住院筛查5道筛查关卡，确保发热和疑似发热患者的及时发现和保护性分流。严格采集患者信息，医患双方签字确认。专家组对每位住院患者进行会诊。四是明确防控底线。严格遵守组织、制度、培训、预检分诊、消毒隔离、患者探视和陪护、医疗废物和实验室管理7条底线。

在非常时期，医院党员不负重托，带头冲在第一线，在救治、防控等岗位发挥了重要作用。入党积极分子不畏艰险，冲锋在前，用实际行动表达了加入党组织的坚定决心；医院党委注重把疫情防控一线"战场"作为发

现、考验入党积极分子和发展对象的"考场",综合考量在疫情防控一线和日常工作中的表现,发展党员3人。

随着国家防控政策的调整,医院及时调整工作流程,积极应对后续的就诊高峰。设置红、黄、绿三区,在救治同时最大限度保证患者和工作人员安全;火速组建支援急诊及发热门诊的队伍,开辟急诊第二抢救区、第三抢救区,提升抢救能力;扩充重症病床数,紧急购置救治设备,完成综合ICU、专科ICU、可转化ICU建设,重症床位数达到210张。增配氧疗设备、监护设备、抢救设备,储备大量重症救治药品,"置换式临床培训",内科调整为二级分科,外科收治较为平稳的重症患者,全院床位使用率达到95%以上,在接踵而来的就诊压力面前,潞河人及时调整,持续发扬"人民至上,生命至上"的精神,为区域百姓筑起生命健康防线。

3. 搭为民平台,打造有温度的党组织   为满足群众日益增长的医疗健康需求,潞河医院党委以实施"三赋工作法"为抓手,进一步激活党建引擎,打造有温度的党组织。

(1)赋能:持续强化党建引领力。一是建强领导班子队伍,发挥领导班子政治引领作用。加强处级领导班子自身建设,坚持带头学习、求真务实,真正担当起引领医院全面建设和发展的重任。打造坚强有力的领导班子队伍,充分发挥领导核心作用,进一步提升政治引领力。二是建优"三支队伍",加强党员干部先锋引领。加强基层党组织书记队伍建设,培育"双带头人",注重从学科或潜在学科带头人中发现和培育党建带头人,让又红又专的党员专家干部队伍成为医院发展的中流砥柱;加强党务工作者队伍建设,实施"双提升"工程,举办党务工作者素质能力提升培训班,聚焦习近平新时代中国特色社会主义思想,围绕基层党组织建设、发展党员等工作实务开展培训,进行"沉浸"式党性体验;加强党员队伍建设,进行"双培养",探索建立把业务骨干培养成党员,把党员培养成医疗、教学、科研、管理骨干的"双培养"机制。三是建立联系人才机制,加强优秀人才的智力引领。建立院领导和支部书记联系人才机制,加强与优秀人才的沟通与联系，通过建立问政问策、解决困难、提供服务等措施，增强医院对优秀人才的吸引力、凝聚力和感召力，全面提升医院优秀人才的智力引领。

(2)赋权：助推党建与业务深度融合。一是开展"党建+"专项行动，做好为人民服务工作。"党建+健康"，通过义诊将健康服务送到百姓身边；"党建+科普"，建立医院科普资源库，组织慢性病健康管理进机关、进街乡、进基层、进学校；"党建+便民"，开展导医导诊等系列志愿服务；"党建+协同"，与社区、村结对共建，推动党建、资源、服务融合，探索建立"党建医联体"，特别是在京津冀协同发展方面，定期进行党建交流、经验互通、业务帮扶、创新联动；"党建+X"，深化提升"党建引领+"体系建设，在服务患者、学科发展、医学攻关、对口支援等重点工作中，主动担当作为，充分发挥党建引领作用。二是党建引领"接诉即办"工作，建立党支部书记和科室主任"双调度"工作机制。定期召开"接诉即办"调度会，党支部书记和科室主任参会，共同分析研究深层原因，综合开展源头治理。三是建立党支部参与科室重大问题决策工作机制，深化党建与业务融合。制定实施细则，明晰党支部参与科室重大问题决策工作范围与方式，进一步深化党建与业务融合度。

(3)赋责：深化党建工作考核机制。一是扎实做好基层调研工作。党委书记带头开展党建调研，以问题为导向，做好各基层党组织的调研工作，围绕基层党组织建设、"接诉即办"、意识形态、医院等级评审、公立医院绩效考核、公立医院高质量发展评价等工作开展调研，深入查找问题，并认真加以整改。二是认真落实基层党建工作清单台账，加大考核力度。结合在全院开展"大学习、大调研、大讨论"，进一步实现"强素质、强作风、强效能"的活动，建立医院《问题清单》和《三年行动计划》。每年建立党建工作重点任务清单，定期检查、核销清单。各基层党组织定期开展自查整改，夯实基层党组织建设基础。三是开展"接诉即办""双考核"工作。将"接诉即办"纳入党支部书记、科室主任全面从严治党考核工作内容，通过督查、考核，及时发现问题并整改，进一步提升医院党建工作的能力与水平,促进医院各项工作提质增效,以高质量党建引领医院高质量发展。

4. **搭成长平台,打造有活力的党组织**　院党委实施干部聘期管理,实行干部"多维度考核",激励干部担当作为。一是规范管理,保证干部选拔任用合规合矩。完善科级干部选拔任用的流程,对任前公示、干部考察、干部文书档案管理等提出明确的要求。二是提升干部队伍整体素质。强化干部政治训练,开展多种形式的党性教育、宗旨教育和政德教育。聚焦"医院治理流程化、规范化、细致化",从"接诉即办"到"未诉先办"等方面,开展系列知识培训。三是全方位加强干部管理监督。落实知事识人的工作要求,关注干部八小时内外"生活圈""社交圈",做实做细日常监督。开展中层干部的多维度考核工作,在干部的考核和测评中强化监督和管理。四是按照城市副中心建设和发展的需要,本着人才强院、人才兴院的目标,创新"3+2"人才发展战略,分梯次引进和培养高层次人才,加大人才引进和合作的力度,注重人才的及时启用和转化,形成"培养一批、引进一批、启动一批、合作一批、转化一批"的引人、育人和用人模式。五是积极开展援疆、援蒙、援藏等工作,实施精准帮扶。

（三）高质量党建引领高质量发展

潞河医院通过扎实有效地开展党建工作,推动党建工作与业务工作同频共振、同向聚合,进一步增强了党员干部职工的服务意识,改进了服务模式,优化了服务流程,提升了服务水平,使医患沟通更加顺畅,医患关系更加和谐,取得了阶段性成果。

医院综合能力显著提升,现已成为"糖尿病预防与控制相关卫生政策研究与县域内分泌学科发展助力工程试点项目"(简称"蓝色县域")交流基地,标准化代谢性疾病省级管理中心、全国示范中心,国家胸痛中心,国家卒中中心,国家心源性卒中防治基地,国家呼吸与危重症医学科规范化建设单位,国家高血压联盟核心基地,全国眩晕医学专科联盟单位,北京市首批安宁疗护示范基地。神经内科、普外科、心内科、重症医学科、呼吸内科、中医科、影像科、儿科、感染性疾病科、烧伤科 10 个科室被评为北京市临床重点专科项目。医院目前有床位 1 300 张，职工 3 112 人。2023年，日均门急诊量 9 200 人次，总出院人数 6.74 万人次，平均住院日 6.14天。全院 DRGs 组数为 675，病例组合指数（CMI）0.95，时间效率指数 0.88，费用效率指数 0.83，在北京市医疗服务能力管理综合评价排名中位列第 6位。自 2018 年起，国家三级公立医院绩效考核等级持续为 A 级。

作为首都医科大学潞河临床医学院，医院现为首都医科大学全科第八临床学系、影像专业基地，有首都医科大学硕士研究生培养点 17 个，硕士研究生导师 35 人、博士研究生导师 4 人，1 名首都医科大学"绿色通道"青年学者（2023 年和 2024 年具备招收博士研究生资格），高级职称 370 人。内科、外科、神经内科、全科、重症医学科为国家住院医师规范化培训基地。同时，医院采用"3＋2"人才发展战略，引进十余名全国著名专家作为学科带头人，聘请宁光等院士作为医院发展战略顾问。医院拥有中美神经研究所和首都医科大学糖尿病研究所两个北京市重点实验室和一个中心实验室，目前总在研项目 230 余项，总在研经费 1 700 余万元，近三年累计发表 SCI 文章 200 余篇。医院已授权专利 687 项，其中实用新型专利 666项，发明专利 18 项，外观设计专利 3 项，已实施专利成果转化 59 项，其中专利权转让 55 项，专利权许可 4 项。

今日潞河医院凝练百年历史与传承，坚守当代医者使命与担当，确定了"承载北京城市副中心发展需求，强综合、突特色，具有持续核心竞争力、人民满意的优秀研究型医院"的发展愿景。未来潞河医院将继续谱写百年老院崭新华章，为城市副中心发展建设贡献力量。

第四章

以高质量党建引领高质量发展
——山东大学齐鲁医院的"齐鲁实践"

山东大学齐鲁医院(简称"齐鲁医院")是国家卫生健康委委属(管)医院,是教育部直属重点大学、"双一流"建设高校——山东大学的直属附属医院,是首批委省共建综合类国家区域医疗中心牵头和主体建设单位。一直以来,医院始终着眼于国家战略和时代需求,秉承"博施济众、广智求真"的精神,坚持"医道从德,术业求精"的院训,锚定打造国内一流、国际知名高水平研究型医院的目标,大力实施医疗立院、学科强院、人才兴院、依法治院、党建领院五大发展战略,积极建设国家区域医疗中心,争创国家临床医学研究中心、国家医学中心,争当公立医院高质量发展的排头兵,努力打造疑难急危重症"防诊治康"的国家级医学高地。

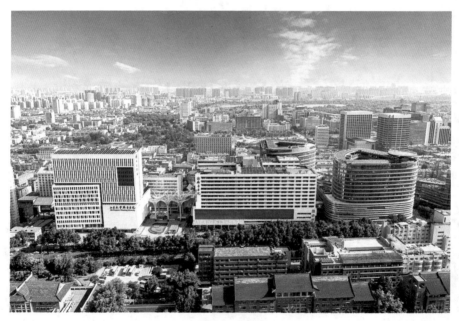

齐鲁医院鸟瞰图

一、缘起:追求卓越的血脉

自古以来,医学的目的纯粹而神圣——救死扶伤、解患济危、恩惠天下、普济苍生。"一心赴救""仁爱救人""欲救人而学医则可,欲谋利而学医则不可""杏林春暖""橘井泉香"等崇高的医德也一直被提倡,充满着丰富的人文精神,饱含着先进文化的养分。

作为山东近代医学的起源性医院,齐鲁医院的前身是创建于 1890 年的华美医院,一直扎根中国大地,厚植齐鲁沃土。医院先后称华美医院、济南共合医院、齐鲁医院、山东省立第二医院、山东医学院附属医院、山东医科大学附属医院,2000 年 10 月正式更名为山东大学齐鲁医院。经过130 余年的岁月积淀,西方医学传统的"博爱思想"、中国儒家文化的"仁爱之心"、中国共产党坚持的"人民至上"的理念和东西方共同倡导的"博施济众"的人文观念成为能够体现齐鲁医院文化精髓的四种基本元素,使齐鲁医院在百余年的历史发展中形成了独具特色的文化底蕴,其核心主要体现在三个层面。

（一）心系天下、服务社会的家国情怀

跨越百余年的历史长河,在民族危难之际、生死存亡之时,齐鲁医院人心怀天下,救死扶伤,始终秉承自身的责任与使命,将自身责任与担当同国家和民族之命运联系在一起。

抗日战争时期,齐鲁医院医生代表魏一斋、金茂岳、侯建存等不惧生死,奔赴延安,在战火中服务革命,后分别担任延安中央医院院长、医务部主任、妇产科主任、儿科主任等职;病理科主任侯宝璋组织战地救护医疗队,不顾危险亲自奔赴喜峰口等战区支援军民抗日工作,后随齐鲁大学西迁,在抗战的艰苦环境下建立了病理学实验室做研究工作,有力地支援了大后方的抗战救护工作;毕业于齐鲁大学医学院的朱伯寅于 1938 年 8 月担任中国红十字会抗战救护队第 72 医疗队队长,负责救治重伤人员;1948年,以于复新教授、赵常林教授为代表的齐鲁医院人,不为强权所动,留守济南,与革命师生共迎解放。抗美援朝时期,齐鲁医院参加了五批由华东地区统一组建的抗美援朝医疗队,奔赴各后方医院或赴朝工作。医院还专设有 150 张病床的荣军病房,救治部队伤病员。齐鲁医院人经历了生

死考验，谱写了一部自强不息、携医报国的抗战史，为民族独立作出了巨大贡献。

新时期，在援疆援藏、抗洪抗震以及援外援边等关键时刻，齐鲁医院人一次次奋勇前行，以医者丹心熔铸中国精神。1976年唐山大地震，齐鲁医院组建了16人抗震救灾医疗队飞赴唐山抢救灾区受伤群众。1998年洪灾发生后，齐鲁医院全院职工踊跃投入抗洪救灾工作中，向江西灾区派出的医疗队在现场受到时任中共中央总书记江泽民同志的亲切看望。2008年汶川地震，齐鲁医院先后组建了三批医疗救援队，奔赴四川抗震救灾一线。自1968年起，齐鲁医院开始对坦桑尼亚、塞舌尔等非洲国家进行医疗技术支援。医院每年都组织大批专家深入贫困老区开展义诊、国家巡回医疗，为当地人民免费送医送药；选派骨干医护人员赴新疆、西藏开展卫生援助工作；"造血式"帮扶陕西省清涧县人民医院。

齐鲁医院积极承担社会责任，高举公益性旗帜，在突发公共卫生事件中冲锋在前，展示了"国家队"医院的风范。2003年4月，齐鲁医院赴京医疗队不畏险阻，始终奋战在抗击"非典"的第一线。2020年新冠疫情发生后，医院党委深入学习贯彻习近平总书记重要讲话精神，坚持人民至上、生命至上，坚持"外防输入、内防反弹"总策略，坚持"动态清零"总方针不动摇，始终把人民群众生命安全和身体健康放在第一位，以高度的政治责任感、使命感，把疫情防控作为当时最重要、最紧迫的政治任务来抓，靠前指挥、主动作为，圆满完成了"零感染、高治愈、打胜仗"的防控目标。援鄂、援沪、援疆、援菏、援青、援济等医疗队以精湛的技术、高尚的医德、过硬的作风全力救治患者，展现了忠诚、执着、朴实的鲜明品格，为战胜疫情贡献了齐鲁智慧、齐鲁方案、齐鲁力量，在大战、大考中彰显了感天动地的"抗疫精神"。

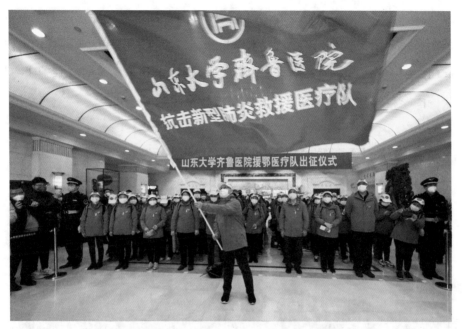

山东省第五批援鄂医疗队暨山东大学齐鲁医院第四批援鄂医疗队出征仪式

（二）广智求真、敢为人先的创新精神

"创新是一个民族进步的灵魂，是一个国家兴旺发达的不竭动力，也是一个政党永葆生机的源泉。"医疗卫生事业的发展同样需要创新。齐鲁医院130余年的发展史就是一部不断创新的历史，"广智求真，敢为人先"是刻在每一位齐鲁医院人骨子里的文化基因。

在130余年的发展进程中，齐鲁医院的前辈们用严谨的态度，用攻坚克难、守护人民健康的崇高信念创造出一例例国内首创、全国第一、国际领先的手术术式和医疗技术，对山东乃至中国医学事业的发展作出了很多开创性的贡献，也正是这些贡献，推进着医学的发展，让"齐鲁医学"成为人民群众和医学同行心目中的医学高地。

在齐鲁医院的历史长河中，闪耀着璀璨的学术群星。一代代医学名家不断涌现，将齐鲁医学的"学术火炬"代代传递，不断发扬光大。有中国病理学先驱侯宝璋、中国麻风病防治奠基者尤家骏、中国骨科奠基者之一赵常林、中国首个人工喉发明者杨仁中、中国首例全喉切除再造术实施者孙鸿泉,应用多普勒超声心动技术定量诊断瓣膜性心脏病的国际首创者张运,以及以完成"心血管重构分子机制、检测技术和干预策略的基础研究"获得国家科学技术进步奖二等奖的张澄教授团队……

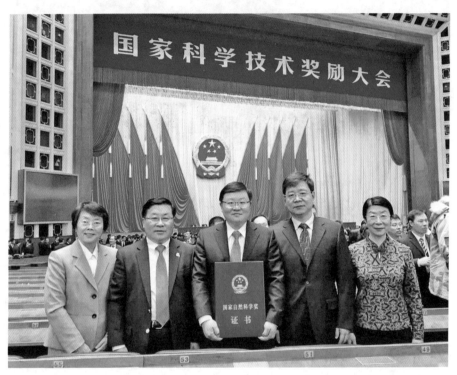

齐鲁医院张澄教授团队获得国家科学技术进步奖二等奖

近年来,医院积极加强临床技术创新,在神经复合手术、心脏介入手术、内镜治疗等多个领域处于国内领先水平。一个个世界首创、国内首例是医院不断超越自我、持续发展的重要标志。医院创新实施学科高峰计划、学科交叉计划、学科联盟计划等,科学布局学科发展,推动优势学科提升。在科技创新空间与平台优化布局、人才工作创新、成果转化、科研诚信建设等方面做出一系列重要安排,以"广智求真,敢为人先"的创新文化深入推进各项事业发展。

（三）博施济众、仁心仁术的人文理念

齐鲁医院诞生成长于齐鲁大地、孔孟之乡，中国儒家文化的"仁爱之心"和东西方共同倡导的"博施济众"的人文观念均在齐鲁医院身上有所体现，成为真正能够体现其文化精髓的基本元素。"博施济众"（由时任国民政府卫生部部长刘瑞恒为医院题写）这四个大字醒目地镌刻在20世纪30年代中期建成的医院门诊病房楼（现博施楼）的奠基石上，这是齐鲁医院文化传承有序，融于心、践于行的最好证明。

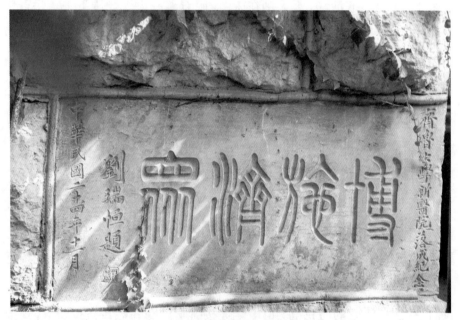

"博施济众"奠基石

在耶鲁大学图书馆馆藏档案中，我们发现了1935年齐鲁医院救治的一名肾病患儿的档案。该患儿患严重肾病，需要做多项检查与治疗，住院时间共计112天，但由于家庭贫困，无法负担医疗费用。得知情况后，医院并未放弃他，而是通过减免费用、慈善募捐等方式解决了医疗费问题，并在孩子住院期间派社工为其读书，与他做伴，最终患儿病愈出院。

"中国好医生"月度人物、普外科主任张宗利在齐鲁医院工作30余年，早已将"一切为了患者"的服务意识刻在心中，每天一早一晚两次查房，他

从工作之初一直坚持到现在。2015 年，张宗利不幸罹患肺癌，并进行了手术，生病住院期间，他每天心心念念的也是病区的工作。手术后的第二天，他就撑着病弱的身体，坐在病床上修改病历；出院后，只过了两天，就又回到病区，张宗利说，"病区离不开人，患者需要我。"

康复科主任岳寿伟在 2019 年接诊了一位跟腱断裂的初中患者，来院时她已经在家休学 8 个月，家人十分着急。她的妈妈告诉岳主任，由于跟腱断裂，孩子留下极大的心理阴影，总是担心跟腱再次断裂，就再也站不起来了，于是不敢活动，天天躺在床上，眼看着一天天颓废下去。岳寿伟在诊疗后发现，孩子的身体其实已经恢复，问题更多在于心理上。他和他的团队积极开导小患者，一遍遍向她解释肌腱的原理和康复知识，同时给予她悉心关怀安慰。他们鼓励她配合康复训练，勇敢迈出脚步。最终，在不到一个月的时间里，她重新站了起来，并重返校园。岳主任说："很多时候，康复不单是生理上的，也是心理上的，我们医务人员要重视患者的心理情况，给予人文关怀，重新点燃他们对生活的热情和希望。"

血液科主任彭军教授遇到经济情况不太好的患者时，会为他们选择符合实际情况的治疗方案，在保证治疗效果的同时尽量减少一些费用。彭军教授曾接诊了一位慢性血小板减少症患者陈奶奶，当得知检查需要花费近千元时，陈奶奶有些犹豫，可她的老伴却坚定地说，"彭医生，该做的检查我们一定做，该吃的药我也会盯着老婆按时吃。"彭军教授被打动了，安排了一个跟门诊的学生带着他们去做检查、拿药，并叮嘱，"下次你们再来复诊的时候，别挂号了，我这 200 元的挂号费能省就省了吧。"彭军教授总是笑呵呵地对待每一位患者，他说，"让患者减少痛苦，恢复健康，能从医院高高兴兴地回家，这不就是我们做医生的初心嘛。"

"医乃仁术，仁者爱人"，医疗活动的中心是患者，医学的发展越来越重视人文属性，医学人文精神的进步速度要跟上医疗技术的发展速度，"博施济众、仁心仁术"的人文理念也在一定程度上决定着医院技术的精细程度和医院的发展高度。

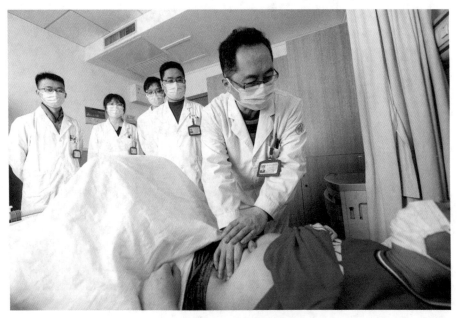

彭军教授在诊疗患者

二、传承：脚踏实地地耕耘

2021 年齐鲁医院胜利召开了第二次党代会，拉开了新时代医院突飞猛进的发展新篇章。大会牢牢把握新时代公立医院党的建设主题和主线，围绕新时代一流公立医院"建什么""怎么建"这一战略命题和"国家队"医院、山东医界"领军"的战略定位，明确建设国内一流、国际知名高水平研究型医院的战略目标，形成医疗立院、学科强院、人才兴院、依法治院、党建领院五大发展战略，提出从现在到 21 世纪中叶"三步走"战略安排，确立"让患者有尊严地治疗、让医务员工有尊严地工作，打造让党和政府放心、人民满意、受社会尊敬的医院"的办院愿景，充分坚定了实现超常规、跨越式、高质量发展的"齐鲁道路自信"。

加强公立医院党的领导和党建工作，是公立医院科学发展的政治保障和强大动力，是确保公立医院改革发展的正确方向、确保党的各项改革决策部署落到实处的根本保证，也是全面实施健康中国战略、推动卫生健康

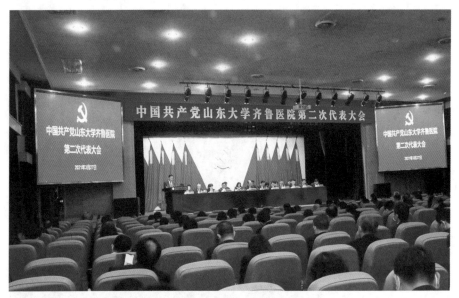

中国共产党山东大学齐鲁医院第二次代表大会

事业科学发展的内在需要，对提升医院核心竞争力，推动医院高质量发展具有引领作用。在发展过程中，医院党委传承和发扬百卅齐鲁血脉，牢牢坚持以高质量党建引领医院高质量发展的理念，深刻把握"三新一高"要求，准确把握和全面落实新时代党的建设总要求，持续在把方向、管大局、作决策、促改革、保落实几方面着手施力，不断加强党对医院工作的全面领导，持续优化和改进党的建设，推进全面从严治党向纵深发展，充分发挥各级党组织的战斗堡垒作用和党员的先锋模范作用，在坚持和完善党委领导下的院长负责制上走出了一条特色鲜明、效果显著的"齐鲁医院"之路。

（一）把方向，以行稳致远

方向涉及根本、关系全局、决定长远。加强党的领导，第一位的就是举旗定向、把准政治方向。医院党委始终以政治建设为统领，持续在学懂、弄通、做实习近平新时代中国特色社会主义思想上用心用力，不断增强政治判断力、政治领悟力、政治执行力，全面贯彻新时代党的卫生与健康工作方针,牢牢把握医院改革发展稳定的方向。医院坚定执行党的政治路线,在大是大非面前旗帜鲜明,在大风大浪面前头脑清醒。认真落实医药卫生体制改革各项举措,先后在省内率先执行药品"零加成"和集采政策、耗材"零加成"和耗材带量采购政策,切实减轻人民群众就医负担。2020年成为济南市首批DRGs付费方式改革试点医院,近三年医保结算质控通过率达98.92%,在试点医院中排名第一。持续改善患者就医体验,加快医疗服务模式创新,大力推广加速康复、日间诊疗等新模式。加强门诊全预约诊疗服务,预约率达84.21%。建立"专科专家首诊 – 团队秘书审核 – 专家会诊组织"的体系化、流程化、信息化管理模式,开设专病门诊67个,MDT 66个,大幅提高诊治水平和救治效率。坚持以患者为中心,开展核酸检测、新冠病毒疫苗接种便民服务行动,开展志愿者服务2 766人次,服务时长逾10 000小时,志愿服务队荣获全国模范单位等多项殊荣。

(二)管大局,以纲举目张

不谋全局者不足谋一域。医院党委坚持胸怀大局,因势而谋;把握大局,应势而动;服务大局,顺势而为,在围绕中心、服务大局中瞄准坐标、找准定位、把准方向,从思想上、政治上、行动上同党中央保持高度一致,把医院医教研管各项工作与党和国家的事业紧密联系起来,更好地为大局服务。医院党委不断强化大局意识,首先要认清大局、对国之大者心中有数,其中:从国家角度就是实现中华民族伟大复兴的中国梦;从山东角度就是加快推进新时代现代化强省建设;从医院角度就是服务健康中国建设,实现高质量发展。

医院积极服务健康中国战略,致力于推动"优质医疗资源扩容和区域均衡布局",于2019年9月成为国家首批委省共建综合类国家区域医疗中心牵头和主体建设单位,2021年7月成为国家区域医疗中心建设输出单位。医院牢牢抓住这些重大机遇,聚焦影响人民健康的重大疾病和主要问题,将质量内涵建设和服务外延拓展紧密结合,按照一流的医疗服务能力、一流的区域辐射带动能力、一流的学科和人才队伍、一流的学术和科技创新能力、一流的国际合作、一流的管理服务、一流的办院条件"七个一流"标准，构建"1·30"建设模式，加快推动国家临床医学研究中心、国家医学中心建设工作。以满足重大疾病临床需求为导向，全面加强临床专科建设，依托 26 个国家级学科、国家重点临床专科开展专病诊疗探索，持续优化内涵建设，不断提高疑难急危重症"防诊治康"能力。

医院坚持文化引领，积极探索建设高质量发展的新文化体系。注重院史研究，深挖百年齐鲁历史底蕴，建设启用院史馆、加强院内文物建筑保护，打造齐鲁医学文化地标。注重文化传承，弘扬百年齐鲁精神，举办"齐鲁讲堂"，广泛开展"我爱齐鲁，做合格\奋进\卓越齐鲁人"系列大讨论，评选"齐鲁榜样人物"，组织医院"一科一品"思政文化品牌立项活动，提倡医院各科室文化建设百花齐放，推动医院文化和精神深植人心。注重文化创新，打造齐鲁文化品牌，构建了融媒体宣传平台，拍摄了《医者无憾》《百年齐鲁，丹心守望》等 50 余部宣传片、情景剧和微电影，出版了包括《齐鲁记忆》《齐鲁学科领航者》等 20 余个分册的"医院文化建设"系列丛书，打造了"齐鲁医者说""壹问医答"科普直播、"齐鲁医声"等宣传文化平台，形成了一批具有齐鲁特色的文化作品，旨在讲好齐鲁故事，传播好齐鲁声

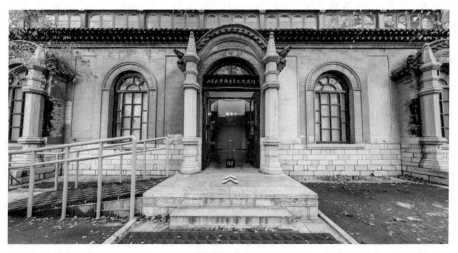

齐鲁医院院史馆

音。持续启动"医院文化提升工程",不断完善标识设计、规范楼宇命名、建设高品质走廊连廊文化,进一步凝练医院核心文化理念和视觉形象识别系统,逐步形成医院独特的文化内涵展示和传播窗口。

（三）作决策，以规范高效

科学决策是解决实际问题的关键一环,是医院实施科学管理、精细管理的重要基础。医院党委牢牢把握以人民健康为中心的发展思想,着眼于满足人民日益增长的医疗卫生服务需求,抓住人民群众最关心、最直接、最现实的利益问题,完善决策机制,规范决策程序,着力推动科学决策、民主决策、依法决策。

医院党委始终坚持民主集中制原则,不断健全党委会和院长办公会议事决策制度,形成了以《党委会议事规则》《院长办公会议事规则》《"三重一大"决策制度实施办法》等为主体的决策制度体系,构建党委统一领导、党政分工合作、协调运行的工作机制,确保对医院重大问题实施科学决策、民主决策、依法决策。建立务虚会研讨谋划、党委会和院长办公会部署落实、专题会推进执行的领导工作机制,夯实"定目标－抓落实－严考核－促绩效"的落实机制,推动党建与业务工作同谋划、同部署、同实施、同考核。制定医院章程,进一步明确医院机构设置、管理制度、议事规则和工作流程,着重落实党建入章要求,把党的建设有关要求在章程中作单章规定,把党的领导融入医院治理各环节。

医院始终坚持提升基层党建质量,推进组织体系建设。牢固树立"一切工作到支部"的鲜明导向,大力推进"两个覆盖",持续优化组织设置。截至 2023 年 6 月 30 日,医院设有 11 个党总支、99 个党支部,189 个党小组。围绕落实"七个有力"要求,扎实开展党建示范创建和质量创优活动,培育建设样板支部和"五星级"党支部。扎实推进"双带头人"培育工程。培养党性强、业务精、有威望、肯奉献的党员临床医技人才成为党建工作骨干力量,临床业务科室"双带头人"党支部书记占比达到 100%。扎实推进基层党建制度建设。出台了党支部建设规范提升考核办法、党建工作经费管理办法、党委委员联系党支部工作办法、党总支书记工作例会、党小组议事规则等系列制度文件，整体推进党支部标准化、规范化建设。扎实推进党建业务融合。积极探索"互联网＋党建"工作模式，用好"灯塔""学习强国"等网络平台，把业务工作的热点难点作为党建工作的重点和切入点，推动党建业务深度融合。创建"齐鲁微党建"微信公众号，聚焦"讲好齐鲁党建故事，传播齐鲁党建文化，宣传齐鲁党建先锋，发挥党建引领作用"，打造宣传齐鲁医院基层党建"微窗口"。

以急诊科第一党支部为例，在学科带头人陈玉国教授的带领下，支部上下始终坚持以人民健康需求为导向，注重运用党的创新理论解决实际问题，在实践中探索高质量党建引领高质量发展新路径。始终坚持深化党建引领作用，注重发挥党支部"七个有力"和党员的先锋模范作用，科室发展呈现欣欣向荣的态势。聚焦"早预警、救治快"的目标，通过首创胸痛中心、畅通绿色通道、5G技术赋能、高质量临床研究等创新举措，扎实推进医教研一体化、门诊病房一体化、院内院前一体化、急诊新技术开展等急

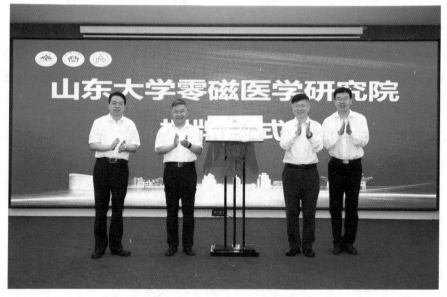

山东大学零磁医学研究院揭牌仪式

诊体系建设,同时通过急诊急救大平台、技术研发大团队、卓越人才培养模式创新等全面助力医院高质量发展。医院急诊科创立了急性心血管病"醛代谢紊乱"学说,最早提出并建立了我国首家胸痛中心,领衔建设中国现代化大急诊急救体系,开辟急诊零磁医学新赛道,研发超早期诊断尖端技术,取得了一系列原创性科技成果。

（四）促改革，以提质增效

发展是第一要务、改革是第一动力。实现新时代高质量发展,唯有进一步解放思想、深化改革。医院党委锚定"三个转变、三个提高"的改革方向,着力解放思想、革新理念、深化改革,破除一切阻碍发展的思想观念和体制机制问题,把束缚了我们手脚、制约了我们发展的制度改过来,加快深化运行模式、干部队伍、人事人才等领域综合改革,持续激发院区、科室、部门的办医活力、内生动力和创新潜力,充分发挥"强科兴院"的发展引擎作用。

以三级公立医院绩效考核指标体系为指引,构建起医疗管理、学科建设、运营管理三大协同机制。其中,以医疗管理协同机制为抓手,实施医疗精细化管理,推出优化病种结构、推广日间手术、缩短平均住院日、优化住院流程、合理使用抗菌药物、加强手术开台和接台管理、设立 MDT 七大举措,实现医疗质量全链条、全周期、全过程管理。发挥学科建设协同机制作用,对标国家重大重点疾病防治要求,结合自身传统学科优势,聚焦疑难急危重症"防诊治康"能力提升,全面加强学科建设顶层设计和整体布局,形成高峰学科、优势学科、骨干学科、交叉培育学科整体发展态势。创新实施运营管理协同机制,树立过"紧日子"思想,结合三级公立医院绩效考核和 DRGs 付费要求,以实施全面预算管理和业务流程管理为核心,不断完善绩效管理指标体系,加快促进业财融合,推进医院运营管理提质增效。

推动干部管理体制机制改革。坚持党管干部原则,树立正确的选人用人导向，聚焦打造具备推动高质量发展能力的忠诚、干净、有担当的高素质干部队伍，推动"育选管用"全链条干部队伍建设，全面提升医院干部队伍建设质量。着眼于事业长远发展，强化临床业务科室班子建设。制定临床业务科室议事规则，推进科室民主集中制建设。着眼于干部梯队建设，调整优化亚专业及岗位设置，新增主任助理岗位，分层分类发挥作用。着眼于干部履职能力提升，扎实开展干部教育培训工作，创办"求真讲堂"培训品牌，分层分类集中开展干部教育培训，举办科级干部培训示范班、干部履职能力提升培训班等，通过集中培训，干部的知识结构和能力素质得到进一步提升，为推动医院高质量发展提供了坚强的干部队伍保障。

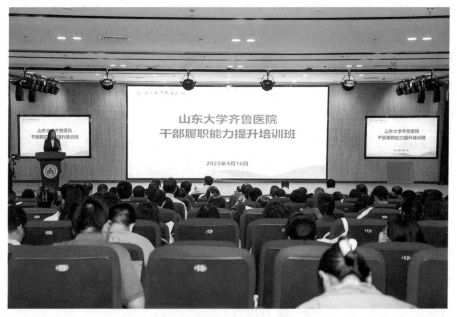

山东大学齐鲁医院干部履职能力提升培训班

推动人才管理体制机制改革。坚持党管人才，牢固树立人才是第一资源的理念，以激发人才创新活力为核心，积极引育人才、团结人才、引领人才、成就人才，加快实现由人力资源大院向人才资源强院的转变。构筑高端人才引育体系，加快打造医学排头兵。充分发挥院内外多层资源叠加的优势，构建国家、省部、学校、医院各级人才项目有机衔接的人才梯队，大力推进"体系育才""开放引才",着力铺设青年学术骨干、学科领军人才和国际一流专家的人才成长之路。

（五）抓落实，以开花结果

一分部署，九分落实。工作必须抓实，否则再好的蓝图也只能是一纸空文。医院党委高度重视落实工作，制定出台加强落实工作的实施办法，努力营造朴实、扎实、务实的工作文化，引导广大党员干部牢固树立抓落实是本职、不抓落实是失职的正确政绩观，明确抓落实的目标、增强抓落实的本领、加快抓落实的行动、保证抓落实的质量，争当想落实、能落实、会落实的促进派和实干家，推进各项工作落实、落细。

坚持"分工明确、责任到人、团结协作、及时沟通"十六字工作方针，健全责任链条，建立从宏观到微观、从计划到执行的完整责任体系。坚持以上率下，各级领导干部身体力行，形成一级带一级、一级促一级、一级督一级的工作落实格局。其中，医院党委统筹领导全院工作落实，充分发挥总体规划、统筹协调、整体推进、督促落实的作用。医院主要领导从全局高度谋划统筹、指导督促全院落实工作，做到善始善终、善作善成，把准方向、亲力亲为，旗帜鲜明、狠抓落实。分管院领导亲自抓部署、抓方案、抓协调、抓督办，既当好分管领域落实工作的指挥员，又当好医院中心工作和重要决策部署协调推进的战斗员。各职能部门紧紧围绕服务临床、服务一线这个中心，把落实工作纳入医院总体工作科学谋划、精心安排，优化服务举措、促进工作协同，确保各项改革发展稳定举措落到实处。各临床科室紧紧围绕国家战略导向和医院事业蓝图，坚持"强科兴院"战略导向，把落实工作作为履职尽责、推动发展的核心任务，从严从实落实任期目标责任制，充分发挥医院发展主引擎作用。

狠抓作风建设促落实。把崇尚实干、狠抓落实作为作风建设的核心，出台专门制度文件，倡导马上就干、落实有力、执行到位，引导医务员工牢固树立"今天再晚也是早，明天再早也是晚"的时间观念，坚定不移、不折不扣、雷厉风行地把医院各项部署抓好、抓到位。通过"三会一课"与主题党日活动指南、OA平台等加强政策解读，把医院的改革举措、实施路径等系统、全面、及时地传达到临床一线，坚决打通政策制度落地"最后一公里"，确保科室工作有章可循、有策可用、有力可借。树立榜样，对内积极推广好经验好做法，大力宣传先锋团队和先进个人。

三、跨越：实现腾飞的梦想

2023年初，齐鲁楼正式投入使用。这座使用面积达18.7万平方米的大楼，是委省共建综合类国家区域医疗中心的核心项目，它承载的是医院新百年事业发展的历史使命和责任担当，也是医院创建国内一流、国际知名高水平研究型医院的重要支点。大楼建成后，将具备疑难急危重症诊疗、教育教学培训、临床应用研究、学科交叉创新四大核心功能，对医院加快推动医教研管深度融合、推动高质量发展具有至关重要的引擎作用。自大楼立项以来，医院党委组织建设团队，面对工期紧、任务重、施工空间小、医疗专项工程多、技术难度大的困难和挑战，以"开工即决战，决战必

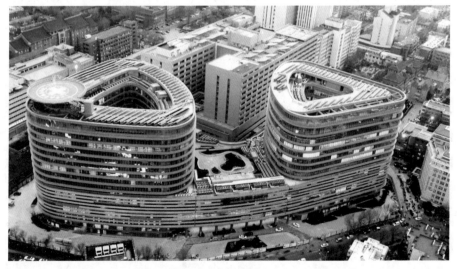

委省共建综合类国家区域医疗中心的核心项目——齐鲁医院齐鲁楼

全胜"的信心和决心,不舍昼夜、无惧风雨,全力以赴,克服了重重困难,创造了 70 天冲出正负零、156 天完成主体结构施工、3 个月完成外墙玻璃和铝板安装施工等一个又一个奇迹,充分展现了奋力拼搏、改革创新、追求卓越、只争朝夕的"急诊综合楼精神"。这是百年齐鲁精神的一个最好的缩影,更是医院事争一流、唯旗是夺、振兴"东齐鲁"雄风的最大信心所在,它展现的是医院事业腾空高飞的崭新梦想!

医院在党建引领下,医教研管各方面均取得了令人鼓舞、催人奋进的新成绩,全院上下焕发出昂扬向上、干事创业的新面貌,展现出矢志一流、奋勇争先的新气象,医务员工的归属感不断增强,党员干部的精气神不断昂扬,"乘势而上求突破、追求卓越开新局"的发展氛围不断浓厚,实现超常规、跨越式、高质量发展的态势充分彰显。

(一)政治优势进一步凸显

坚持以政治建设为统领,以院党委、党总支、党支部、党员"四位一体"组织体系建设为重点,引领带动医院基层党建全面进步、全面过硬。认真执行"第一议题"制度,持续提高党委理论学习中心组和职工政治理论学习质量,坚持不懈用习近平新时代中国特色社会主义思想武装头脑、指导实践。制定落实全面从严治党主体责任"一办法三清单",把全面从严治党要求贯穿到医院党建全过程、各方面、每环节。

(二)组织建设进一步夯实

按照"支部建在科室"的原则,有效扩大党的组织覆盖和工作覆盖。选优配强党支部书记,扎实推进"双带头人"培育工程。扎实推动党支部标准化规范化建设,认真开展党支部评星定级工作,深入开展党建"双创"工作。扎实推进规章制度建设,打造以《基层党建工作经费管理办法》《党总支书记工作例会制度(试行)》《党小组工作规则(试行)》等为核心的基层党建制度体系。党员队伍质量持续优化,2022 年全年发展党员 119 人,其中高层次人员 47 人。党员教育培训质量持续提升。通过体系化开展党员教育培训，近年来举办"喜迎党的二十大，创新聚力当先锋""铸魂增智强党性，担当实干建新功"等系列党员教育活动，党员教育成效显著。

（三）队伍建设进一步完善

全方位全链条推进干部队伍体系建设。高标准培育干部队伍，分层分类实施干部教育培训，实现管理干部网络培训全覆盖。通过现代医院管理培训、科级干部培训、履职能力培训等，精品化打造"求真讲堂"干部培训平台。强化干部管理监督。聚焦推动人岗匹配、人岗相适，动态调整补充管理干部，强化干部试用期、聘期考核，加强日常监督管理。坚持党管人才，加快实现由人力资源大院向人才资源强院转变，获评"山东省人才工作表现突出单位"。

（四）作风建设进一步加强

持之以恒纠治"四风"，严格落实中央八项规定及其实施细则精神、"医疗机构工作人员廉洁从业九项准则"，"三不"一体推进机制更加完善。将作风建设作为年度重点工作，加快推动"六个机关"建设，着力实现"两个有尊严"理念。志愿服务再创佳绩，服务之星评选、"每天奉献一小时"、南丁格尔志愿服务等公益活动温暖齐鲁，志愿者及志愿服务项目多次荣获国家、省市及高校奖励。荣获山东省"五一劳动奖状"。

（五）医学高峰建设进一步突破

医院"揭榜挂帅"创建综合类国家医学中心，代表山东省建设卫生健康领域的"国之重器"。聚焦谋划工作布局、制定建设方案、争取政策支持、打造创建团队、整合创建资源，汇聚国内顶尖专家团队、科技研发装置、产业政策要素，力争在"临门一脚""卡脖子"关键核心技术上实现突破。积极发挥国家区域医疗中心建设输出医院作用，"山东大学齐鲁医院德州医院"项目获批第四批国家区域医疗中心建设项目,"山东大学齐鲁医院遵义医院"项目通过第五批国家区域医疗中心建设项目线上评审。

（六）医疗质量进一步提升

以国家医疗质量安全改进目标为抓手,持续提高医疗服务效能。心内科、老年医学科获批山东省区域医疗服务能力提升项目,产科、骨科获批山东省医疗卫生服务能力提升项目。2021 年医院"国考"成绩进入"A ++"行列,位居全国第十三;2022 年综合医院"省考"排名均为全省第一。搭建多学科交流平台,开展 50 期疑难危重病例齐鲁求真大讨论、68 期医疗业务知识齐鲁广智大讲堂。深入开展分级诊疗合作和精准对口帮扶,新增 29 家分级诊疗合作单位,派出 24 名专家赴全国偏远落后地区开展医疗帮扶。促进护理学科高质量发展,在全国医院品管圈大赛和各类质量提升大赛中荣获一等奖 13 项。

（七）学科建设进一步优化

制定实施《科室负责人任期目标责任书（2022—2025 年）》,构建"定目标 – 重实干 – 严跟进 – 强保障"全周期管理机制。加大人才招聘力度,探索完善人员选聘评价机制,建立医院荣誉体系。2022 年引进零磁医学双聘院士团队 1 个、泰山特聘专家 5 人、泰山青年专家 19 人,山大齐鲁青年学者 3 人、兼职高层次人才 12 人,入选全国老中医药专家学术经验继承工作指导老师、省名老中医（药）专家等 4 人。2022 年度博士后人数破百,入选博士后国际交流计划引进项目 1 人,获批国家自然科学基金青年科学基金项目 16 项,中国博士后科学基金 32 项。荣获山东省人才工作表现突出单位。

（八）科技创新进一步拓展

坚持创新驱动发展,围绕"四个面向",成立科技创新转化中心,打造贯穿基础研究、动物实验、临床研究、药物试验、生物样本库的科技创新公共服务平台，形成了一条从基础到临床到转化的医学创新链，促进科技创新与医院高质量发展深度融合。2022、2023 年连续两年获批国家自然科学基金项目数破百。2022 年度科研经费近 4.0 亿元，总量稳定增长。获批建设首个山东省零磁医学重点实验室、教育部国家医工结合产教融合创新平台，医工交叉平台建设实现新突破。牵头荣获省部级以上奖励 6 项（其中山东省科学技术奖一等奖 3 项，第十七届"中国青年科技奖"1 项），成果入选"年度重要医学进展"。

（九）医教融合进一步深化

全面加强山东大学第一临床学院建设，圆满完成学生招生与培养、教师队伍建设、课程与教材建设、继续医学教育、住院医师规范化培训、临床技能培训与考核等一系列教育培训工作。13 门慕课亮相国家高等教育智慧教育平台，开设 4 门医工融合课程，创新开展智能医学工程专业临床实践教学，主编的 10 部《智能医学工程专业系列教材》正式出版。组织开展国家首批外科基础技能培训中心遴选工作，普通外科、心外科等科室入选。在山东省第四届大学生技术技能大赛中获团体奖二等奖、单项奖 12 项。获得省级教学成果特等奖 1 项、省级本科教研项目 1 项、山东大学高质量教材出版资助立项 5 项、研究生核心课程教材出版专项 2 项、本科教改项目 8 项。13 个集体 / 个人在 2022 年度山东大学优秀教师、先进教育工作者和先进集体评选中获佳绩。

医院的发展得到了社会各界的认可，近几年荣获了全国工人先锋号、全国抗疫先进集体、山东省"抗疫榜样"基层党组织、山东省级文明单位、山东省职工职业道德建设先进单位、济南市五四红旗团委等集体荣誉。医务员工获得中国好医生、山东青年五四奖章、齐鲁最美职工、山东好医生、山东好护士、"富民兴鲁"劳动奖章、山东省三八红旗手等个人荣誉称号。

第五章

十三秋峥嵘求索，新时代党建领航

——重庆医科大学附属第二医院的跨世纪
奋斗史

　　一场西学东渐的山城萌芽，一次中国共产党领导的转制蝶变，两迁院址、四变隶属、十易院名，见证了重庆医科大学附属第二医院（简称重医附二院）这座拥有 132 年历史的老院在党领导下的旧貌换新颜，实现了从偏安一隅的戴家巷到一院两区的融合发展。

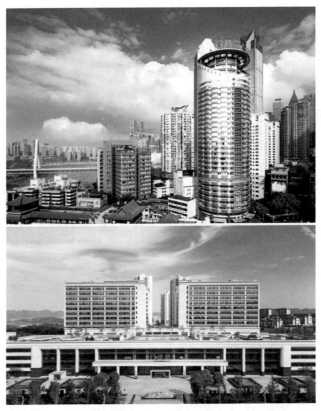

重医附二院一院两区全貌

一、宽仁百年医路风华

　　峥嵘十三秩，从西医萌芽到赋予人民内涵，从上承党政宏图到下启民生康泰，重医附二院以习近平新时代中国特色社会主义思想为指引，切实发挥党委把方向、管大局、作决策、促改革、保落实的领导作用，以一流党建引领高质量发展，迈向了继往开来的新宽仁时代。

（一）鸿基始创

清末民初，医院发端于教会，历经重庆综合医院、中国塞瑞叩斯综合医院、重庆卫理公会联合医院，更迭频仍，在跌宕中成长、战火里淬炼，以匡时济世的博大胸怀，开启了克宽克仁、彰信兆民的百年蓝图。

1892年10月2日，医院正式开堂，一座由四幢中国式建筑、一间普通病房、两间私人病房共30张病床组成的重庆首家西医院在戴家巷建立，取名重庆综合医院，外称宽仁医院。

1901至1910年，医院先后成立宽仁女院、男院，成为当时中国西部成立最早、名气最大、条件最好的西医院之一。

1920年，美国塞瑞叩斯大学学生访问中国，向学校提议重新开办宽仁医院，取名中国塞瑞叩斯综合医院。

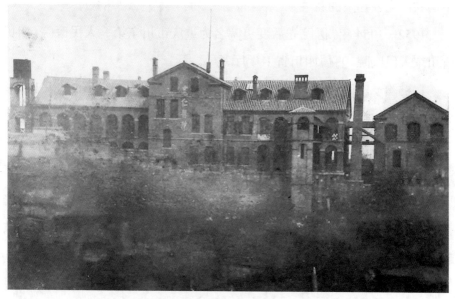

20世纪20年代，中国塞瑞叩斯综合医院（今重医附二院）全貌

1924年，医院创办专门培训护士的私立宽仁高级护士培训学校，成为重庆最早的中等卫生专业学校。

1938年，宽仁男院、女院正式合并成为重庆卫理公会联合医院，合并后共有200张床位。

1939年，医院主体迁址沙坪坝歌乐山，设置150张病床，同步建立曾家岩分院。

1941年，医院迁回戴家巷，对轰炸后的医院进行重新修缮，设置床位130张，医疗业务逐步恢复正常。

（二）光耀山城

重庆解放，从川东协办宽仁医院、川东医院到重庆市第四人民医院，医院完全脱离了教会私立性质，在百年进程中开启了为民所用的全新使命。

1950年12月，由中国共产党领导的市军事管制委员会宣布正式接管医院，其服务中心开始转向人民大众。

1951年1月，医院改称川东医院并建立党团组织和工筹会，开始出现中国共产党领导下的新气象。

1952—1954年，医院先后变更院名为重庆市川东第一人民医院、四川省川东人民医院，直属四川省卫生厅领导。

1955年，医院移交重庆市卫生局领导，更名为重庆市第四人民医院，床位增加到300张，并率先在重庆成立门诊手术室。

（三）励精图治

重医建制，从西迁血液强势注入，到与改革开放同频共振，医院重磅开启医、教、研为一体的综合医院发展之路，以精勤不倦的创业精神，夯筑起迈向新世纪医疗发展的坚实台阶。

1962年8月，医院移交重庆医学院领导，更名为重庆医学院第二医院，成为医学生临床教学和生产实习的重要基地。

1978年，医院建立重庆医学院第二医学系，实行院系结合，成为一所名副其实的教学医院。

1979至1985年，医院分科逐步精细，年门诊量持续维持在60万人次以上，达到建院以来最高量。

（四）继往开来

易名启新，从勇立改革潮头到推进高质量发展，医院迎来大众熟稔的重医附二院新画卷，开启以党建为引领，在深化公立医院改革道路上继往开来的新宽仁时代。

1985年5月，医院随学院更名为重庆医科大学附属第二医院，自此开启新时代创业史。

1994年1月，医院顺利通过卫生部和四川省卫生厅医院等级评审委员会评审，成为全国首批三甲医院。

1996年3月，医院在医学二系基础上建立第二临床学院，实行两块牌子、一套班子的领导管理体制。

1999年，医院牵头研发的具有中国完全自主知识产权的世界首台海扶JC型高强度聚焦超声肿瘤治疗系统问世并投用临床。

2003年，医院由处级单位升格为副厅级单位，百年老院迈入跨越式发展时期。

2018年，医院建成总建筑面积28万平方米的江南院区，百年老院迎来一院两区新征程。

2021年底，医院渝中院区建成魁星楼新门诊并投入运营，一院两区再次实现新的融合发展。

二、宽仁璀璨文化瑰宝

伴随着中国医疗事业的发展，重医附二院精神文脉始终沿着国家重大战略调整并不断丰富时代内涵，以精神、理念、远景、院训等为内核，借助院史馆、文化艺术等具体表现形式，用精神文化浇筑医者品格，以物质文化塑造精神领地，实现文化价值体系的赓续发展，凝聚起医院事业发展的思想共识和奋进力量。

（一）宽仁文化体系

医院克宽克仁、彰信兆民的精神形成于建院初期，选自《尚书》，即医者应具有仁爱之心，用精湛的医疗技术保障人民健康。这一提法跨越130余年、前后历经三次研讨，一致通过并沿用至今。

自20世纪80年代以来，立足实际、融入发展，医院文化建设领导小组正式提出关怀、专注、创新的办院理念并延续传承至今。而后，为避免医院文化滞后问题，领导小组鼓励职工积极参与文化体系的调整、制定，经多次深入探索、思考和研讨，在医院价值观、院训和发展目标上因时调整，以突出以人为本的核心价值。如2006年卫生部提出以患者为中心，医院文化建设领导小组结合医院发展实际，于2011年把医院价值观关爱生命、关爱健康、关爱家庭正式调整为关爱生命、关爱健康、关怀患者；2020年习近平总书记首次提出人民至上、生命至上，医院文化建设领导小组经医院第三次党代会充分酝酿研讨，再次将医院价值观调整为人民至上、生命至上、患者至上。同时，结合改革和发展的实际，创造性凝练出既富有时代气息、又能充分体现医院特色的宗旨、愿景、目标和六大发展战略（表1），构筑起专属宽仁的文化体系，引领不同时代的宽仁医者矢志不渝投身健康事业。

表1　重医附二院的宗旨、愿景、目标和六大发展战略演变历程

时间	医院宗旨	医院愿景	医院目标	六大发展战略
20世纪80年代—2006年	—	—	重庆领先、西南一流	—
2011年	—	—	院本部：建设高水平、创新型、特色化的重庆CBD标志性城市医院 江南分院：建设高水准、生态型、国际化医院	—
2020年	提供医疗卫生服务、开展医学研究、培养医学人才	品质卓越、患者满意、社会放心	渝中院区：高水平、创新型、特色化的CBD标志性城市医院 江南院区：高水准、生态型、国际化医院 总目标：重庆领先、西部前列、全国一流名院	人才强院战略 科教兴院战略 学科引领战略 管理提升战略 文化铸魂战略 开放合作战略

（二）院史文化载体

医院持续沉淀百年历史底蕴，设计代表医院特色的文化符号。医院 Logo 采用代表生命、技术和睿智的蓝色，取橄榄枝围合造型，围合中心摘取医院名称 2 结合传统红十字的形状，下方以象征建院年份的 1892，传递医院鲜明的品牌形象。医院院歌《宽仁之歌》，将医院的精神文化理念融入其中，成为职工传唱率极高的经典。医院创作《宽仁医院（附二院）赋》，深度凝练历史发展主线，并将未来期许寄情于此，让医院的目标与追求扎进职工心中。

医院始终注重文化阵地建设，强化以史育人、鉴古兴今功能。先后出版 2012 版、2022 版《重医附二院院志》图书，以历史脉络为横线，处、科室发展为纵线，记载医院发展点滴，留存历史、传承文脉。建设院史馆、文化广场，如选用宽仁医院时期因抗战救援突出表现而获赠时任国民主席的题词，在两院区选址打造精神丰碑，同步建成 280 平方米的院史馆，再现百年奋斗峥嵘岁月，时刻教育引导当代医生奉献处世。

医院以艺术形式传颂奋进历史，弘扬医者精神。先后自编自导抗疫主题曲《最美宽仁》、130 周年沉浸式舞台剧《宽仁天地间》及同名主题曲等文化艺术节目，以喜闻乐见的方式引导职工致敬楷模、看齐榜样，不断激发院荣我荣、院兴我兴的主人翁精神，让职业精神不流于形式，真正融入医护的血液中、骨子里。

（三）家国情怀精神

从抗日战争到抗美援朝，从抗震救灾到抗击疫情，在国家蒙辱、人民蒙难的年代和最需要的时候，一代代重医附二院医者在中国共产党的带领下赓续家国情怀，冲锋陷阵、挺膺担当，将医魂医脉融入守护人民的行动中，这不断传承的医者奉献精神，持续为医院医疗事业发展提供滋养。

1938—1943 年，医院积极参与抗战期间重庆大轰炸的紧急救援，并建立曾家岩分院全力保障救治工作的开展，极大激发了宽仁医者的社会担当。

1950—1953 年，医院组织职工为支援抗美援朝志愿军买飞机大炮捐款，时任院长代表重庆医学界在重庆人民广播电台发表了反对美帝国主义在朝鲜进行细菌战讲话；陆续选派 3 批共 5 人，前往中朝边境安东王龙背地区、上甘岭地区参与战地救治或指导培训。

21 世纪以来，医院先后参与 2003 年抗击非典，2008 年汶川、2010 年玉树、2013 年雅安、2014 年鲁甸、2015 年尼泊尔抗震救灾，扛起了时代担当。2020—2022 年新冠疫情期间，医院各党支部和广大党员充分发挥一个支部就是一座堡垒、一个党员就是一面旗帜作用，主动投身抗疫、积极攻克难关：2020 年派出 3 批次共 47 名援鄂及 2 批次共 7 名援阿、巴、苏队伍；2022 年先后派出 50 名医护支援上海及 175 名医护援建重庆悦来、迎龙、寸滩方舱并作为托管医院整建制接管寸滩方舱……从一封封党员倡议书、一篇篇援鄂抗疫日志，到一次次方舱援建驻守，医院广大党员始终让党旗在战疫一线高高飘扬，为传承医院精神写下最富感染力的生动注脚。

三、党建领航，探索公立医院新篇

20 世纪 30 年代末至 40 年代初，中国共产党地下组织在医院有秘密活动，并在解放后的医院转制工作中发挥积极作用；1951—1981 年，医院先后建立党总支、党委；到 2006 年、2015 年、2020 年分别召开三次党代会，建成党总支 3 个、党支部 84 个，共有党员 1 715 人。

从孤盏独火到燎原之势，从教会附属到转制公立，再到一院两区跨时代发展，重医附二院的每一次腾飞蝶变，都镌刻着党组织推动引领发展的诗篇。特别是 2018 年以来，医院全面加强公立医院党的领导，建好新体制下的四梁八柱，不断开启以高水平党建推进高质量发展。

（一）完善支部建设机制，提升党建质量

2019 年以来，医院以提升组织力为抓手，在优化党支部设置、提升班

子能力、建强党员队伍上下大功夫，为促进医院高质量发展提供坚强政治和组织保证。

1. **建强组织夯基础** 坚持应建尽建和党支部建在科室的原则，重组了党支部；结合医院一院两区实情，细化设置，按行政后勤、临床医技、规培学员、在校学生、离退休人员等不同群体分类管理服务的组织设置形式，并将部分党员人数较多的临床科室按院区分设两个支部，基本建立上下贯通、执行有力的基层组织体系。

2. **提升能力抓龙头** 医院在党支部书记和科室主任、教研室主任双任双免制度基础上，选配优秀年轻党员骨干为专职支部副书记，均为医学博士或副高级以上职称专家，提升支部班子科学决策、高效服务等综合能力。工作机制落实政治功能，执行《党支部参与处（科、室）重大问题决策制度》，支部班子参与医德医风建设、业务发展、人才引进、职称职级晋升、评先评优、设备配置等重大问题。

3. **严格管理强队伍** 医院以两个强化提升党员政治意识和党性修养，强化先锋意识，率先在全市开展五项先锋创建活动，创建首批党员先锋岗、党员示范岗、党员责任区、党员突击队、党员志愿服务队支部，引领支部党员在医教研管中发挥主力和示范作用；强化源头管理，建立《党委委员联系党支部、入党积极分子制度》，注重在医疗专家、学科带头人、高知群体中发展党员，党委办公室建立微信群重点联系，着力建设把业务骨干培养成党员、把党员培养成医教研管骨干的双培养机制，不断优化党员队伍。

（二）淬炼干部管理机制，锻造优质队伍

2018年8月起，按照党管干部、党管人才原则，健全干部管理机构，设立党办组织科，将处长、科长、科室主任、护士长等各级干部纳入统一管理。建立科学合理的干部选育管用长效机制，打造具备现代化建设管理能力的干部队伍。

1. 探索干部培养机制 医院印发《关于进一步加快优秀年轻干部培育成长的通知》，在全院遴选建立优秀年轻干部库，拓宽选人用人视野、大力发现和培养优秀年轻干部，优化统筹干部培养，每年组织管理沙龙，有计划地选派干部参加顶岗锻炼、挂职任职、驻村扶贫、对口支援等，引导干部在实践中锻炼成长。同时推进"主任助理"和"护士长助理"选育机制，培养一批青年业务管理人才参与科室管理，着力建设高素质专业化的干部队伍。

2. 优化干部教育机制 贯彻执行《干部教育培训工作条例》，实施干部专业化能力提升计划，以线上专题网络培训班、线下革命教育基地参观、党校脱产培训、理论中心组学习等相结合的方式，提升党员干部党性素养；以送出去＋迎进来相结合的方式，多次组织干部职工前往优秀医院加强管理、临床技术等业务交流，以宽仁之翼人才工程鼓励外出深造，邀请各级各类专家开展党建交流、技术指导、管理能力培训，切实提高培训针对性。

3. 建立考核激励机制 医院完善考核办法，将部门考核结果、院领导评价、民主测评结果按比例综合测算，用考核指标、精神鼓励、绩效激励，引导干部不断改进自我。健全完善容错纠错机制，实施干部履职回访制度，推行能上能下机制，综合运用中层干部日常考察、年度测评等考核结果，推动优者上、庸者下、劣者汰成为常态。

（三）构建廉政建设体系，筑牢思想防线

近年来，医院大力探索清廉医院建设新思路、新举措，努力营造党风清明、行风清新、院风清朗、医风清正的政治生态。

1. 坚持统筹谋划，抓好一体推进 加强党委主体责任和纪委监督责任，完善全面从严治党主体责任体系，以一岗双责突出政治责任抓落实，党委会专题研究制定医院全面从严治党、党风廉政建设和反腐败工作要点。认真落实党风廉政建设责任制要求，将党风廉政建设责任制落实情况纳入全院目标考核，并与职称晋升、干部选任、评先评优挂钩，实行一票否决。按照医院《党风廉政建设责任制及反腐败责任分工》实行划片分工负

责制，以自然科室为单位建立联系点，由各党委委员对口联系，纳入年度目标考核。

2. 坚持建章立制，规范权力运行　修订《关于落实党风廉政建设党委主体责任和纪委监督责任的实施意见》《党风廉政建设责任制监督检查的实施办法》等4个文件，制定《关于进一步加强招标采购活动监督巡查的实施意见》《重点领域和关键岗位人员监督与再监督实施办法》等6个文件，推进全面从严治党工作更加制度化、程序化、规范化。认真落实三转要求，发挥好监督的再监督作用，先后建立、动态更新干部廉政档案；创建形成联合督导组，对医院十大重点工作进行督导，召开月度推进会。

3. 坚持廉洁教育，筑牢思想防线　充分发挥院内清风宽仁专栏、短信、宽仁廉政学习角等平台的作用，增强廉政宣传影响力；举办学百年光辉党史、传千年清廉家风演讲比赛和廉政用语进支部系列活动，推动廉洁文化入脑入心；选取身边案例编印《违纪违法案例警示录》，强化廉政意识；开展以案四说、党风廉政集体约谈、作风建设等专题警示教育，提升党员干部拒腐防变能力。

四、以术救人，纾解医疗急难愁盼问题

医院把党的领导融入医疗业务管理全过程，围绕高水平医院建设发展目标，抓重点、补短板、强弱势、建高地、重质量，从理论要求到具体实践，从点位突破到整体贯通，从夯基垒台到全面推进，聚焦医工结合、医疗服务、医疗质量安全三方面融合驱动，不断提高医疗服务能力，促进医院高质量发展。

（一）聚焦医工结合，持续推动医疗技术创新

医院通过开展揭榜挂帅创新项目、攀峰领航行动、登峰计划等措施促进医疗技术创新和创新领军人才的培养孵化，不断满足人民群众多层次、

多元化的医疗健康需求，切实提升患者就医体验。

重视新工科与新医科融合。在医工结合诊疗新技术探索上，1999年医院成立世界首家高强度聚焦超声治疗恶性肿瘤临床中心。经过三代人努力，JC型聚焦超声肿瘤治疗系统已经过二代更新升级，第一代产品即首台原创高强度聚焦超声肿瘤治疗系统已于2020年12月进入中国国家博物馆珍藏；治疗病种从最初的子宫肌瘤扩展至9种良恶性实体肿瘤，患者遍布全国30多个省、市、自治区，并惠及欧美、亚洲的海外患者。截至目前，医院的高强度聚焦超声肿瘤治疗技术仍处于全球领先地位。

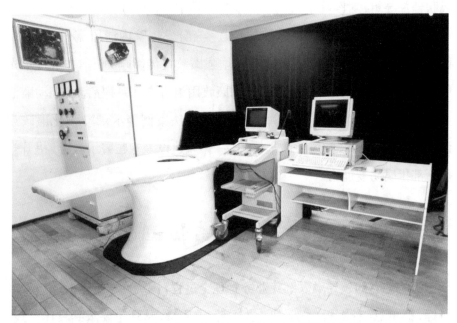

1999年，由重医附二院牵头研发的世界首台原创高强度聚焦超声肿瘤治疗系统问世

在已成熟开展达芬奇机器人手术的基础上，为加快手术机器人应用，强化技术培育，依托医院临床技能培训中心，采用院企合作的方式建设数字与智慧手术技能创新实训基地，推动国产腹腔镜机器人手术、脊柱外科导航定位系统手术的培训和示范应用发展，共同探索具有本土优势、更小创伤、更精准操作的医工融合模式，开启数字赋能、创新研发和智慧发展的新篇章。

（二）聚焦医疗服务，持续创新服务管理模式

关注群众看病就医的难点、痛点，医院利用"互联网+"方式让医疗服务更便捷、高效、及时。2015年，在全市率先上线微信公众号，实现预约挂号、检查检验结果推送、诊中导航、在线复诊和咨询等功能，真正形成贯穿诊前、诊中、诊后的线上线下一体化就医模式。2020年，利用互联网医院新增云端咨询、线上续方/送药到家、线上检验检查开具/自动预约、远程医疗、器官捐献志愿登记及患者管理随访等功能，逐步开通用药、营养、试管婴儿、护理及肾移植等个性化特色咨询服务，实现2022年在肾移植、成人肝移植数量及质量控制方面居重庆市第一，据器官获取组织数据，医院百万人口捐献率为21.06，位列全国第一。

根据我国老年人口特点，医院以学习贯彻习近平新时代中国特色社会主义思想主题教育为契机，党委高位谋划，率先以"123式服务"在重庆推进宽仁先锋老年患者关爱驿站建设。1指一个系统，即针对老年患者在重庆首创老年综合评估智能软件决策系统，实现老年慢性病全程管理，为该群体提供一站式服务，有效减少门诊老年患者折返跑趟时间。2指两支队伍，即以本院护士为服务主导的网络、电话等线上+现场预约结合的一对一全程陪同就诊服务队伍，以老年患者高发、易发疾病为主的老年人自救互救科普队伍，助力老年患者就诊更方便、更舒心。3指三类服务，即倾听、专岗、适老服务：以就医服务升级为导向，高度关注老年人声音，通过问卷调查等倾听服务推动专项优化提升；开辟服务专岗，专人专岗开设专用挂号、缴费、取药窗口等，保证老年人就医环节全程优先；升级适老服务，增设老年人临时停车区、无障碍卫生间、多点共享轮椅站点，打造安宁疗护病房并迭代配置轮椅、放大镜、助行器、吹风机、提示板、感应灯等实用物品，构建入院到离院、门诊到病区优质服务闭环。

（三）聚焦医疗质量，持续提升精细化管理水平

医院用智慧管理覆盖医疗质量管理完整业务流程和单个流程，从发

现、分析问题到评价结果全程跟踪，促进决策层、职能部门和临床一线科室的工作部署与改进，全面提升质量与效率。

目前，医院已初步构建医务管理、临床辅助决策、病历质控、不良事件管理、VTE 智能防控一体化、单病种上报管理、肿瘤规范化诊疗管理、日间医疗管理、移动急救等信息化管理系统，搭建智慧医疗质量管理网络，打通各节点数据，建立自上而下、同步实时的数据化智慧管理体系，促进医院医疗质量管理规范化、精细化，推动医院合理、规范、可持续健康发展，用医疗质量管理为人民生命健康保驾护航。

五、启智润心，落实立德树人任务

作为重庆医科大学首批三全育人综合改革试点学院，重医附二院紧紧围绕立德树人根本任务，牢固树立以学生为中心、服务学生成长、促进学生发展的理念，努力构建以党建为引领、育人为导向、培养可靠接班人、仁爱医学人、合格社会人三位一体医学人才为目标的三全育人大思政格局，持续为医疗卫生事业输出一批高素质医学人才。

（一）德育为先，强化课程思政建设

医院出台《课程思政、专业思政实施方案》，开展课程思政示范课建设，将价值引领、知识传授和能力培养有机融入每一门课程，逐步形成教师人人讲思政、课程门门有德育的良好育人格局。

先后修订教学大纲、实习大纲、教案等，深入挖掘课程思政元素，将思想政治教育、宽仁精神文化等贯穿融入教学。新冠疫情期间以开学第一课将抗疫实践融入思政教育，以鲜活素材将职业素养教育融入课堂教学；实践专业课程融入医学人文教育，树立良好医德医风，新冠疫情期间组织100 名硕博研究生志愿者队伍奔赴重庆市南岸区疫情防控一线，锻造青年学子责任担当，让课程思想政治教育工作活起来。截至 2023 年，医院已入选教育部全国首批大思政课实践教学基地。

（二）能力为要，力促教学创新发展

医院瞄准新医科建设方向，坚持以学生为中心、以质量为保障，推行以胜任力为导向的教育教学改革，实现在服务人民健康、区域发展、国家战略上持续优化的医学专业结构，培养一批响应需求的复合型医学人才。

加快构建党建＋教学创新模式，采取贯穿式培养方式，牵头制定《贯穿式培养本科生临床能力工作方案》，面向学生开设《公众应急急救技能》公共选修课，以支部为引领打造特色急救先锋志愿者服务队，通过实践提升学生应急救护能力。深入推进课程体系和教育教学改革，2016年构建起以器官－系统为主线，疾病为中心，临床诊疗路径为导向，实现基础－临床全线贯通的课程体系；2021年起，面向全院及教学基地师生采用线上＋线下方式，联合党支部书记开展跨专业联合宽仁大查房教学活动，以提问、质疑、解答形成讨论、思考的良性循环，不断促进医教协同融合发展；开设研究生暑期学校，以医学＋推动跨学科交叉融合，以学术讲座为抓手，使学生开阔视野、启迪思维、激发创新热情。

（三）铸魂为本，夯实师资团队建设

医院坚持把教师思想政治素质和师德师风作为首要要求和第一标准，制定《师德师风管理规范》《全面落实研究生导师立德树人职责的实施细则》，扎实推进导师队伍建设，加强医路宽仁、教书育人教师教学发展中心建设，设立宽仁知名导师提升计划、宽仁青年博导培育计划、学科导师团队建设计划等，不断优化导师队伍结构，提高导师队伍水平和质量。

注重培养教师的传统文化素养、思想道德素质、教学和实践能力等，以宽仁好教师、钱悳教学名师、钱悳骨干教师为基础，依托学院专家教授团队和骨干教师开展教学传帮带、师资培训培养工作，营造尊师重教的良好风尚，弘扬教书育人正能量。大力构建新进教师－合格教师－骨干教师－教学名师分层次培养模式,引导教师潜心教书育人。积极构建住院医师规范化培训师资管理机制,实行住院医师规范化培训双导师制,注重师资梯队建设,定期培训,制定综合评教制度,全面提高教师的住培带教能力。

六、海纳百川,构筑人才集聚格局

国以才立,业以才兴。医院始终坚持党管人才原则,以党建引领人才工作发展,不断创新管理机制,持续加大人才引进和培养力度,夯实人才政策措施,开创人才工作新局面。

(一)用心聚才,加大人才引进力度

多年来,医院采取多种方式扩宽宣传渠道,先后赴北京协和医学院、中山大学、浙江大学、武汉大学、四川大学等知名高校举办宣传宣讲会,开展校招活动,营造良好引才氛围。

此外,医院以全职引进、柔性引进、项目引进等多种方式,持续加大优秀人才引进力度,逐步完善人才引进制度,全职引进多名市级高层次专家,扩充高级职称人才梯队。用好用活重庆医科大学双聘政策,积极引导医院和学校科研工作者合作开展科研及人才培养,与12名专家开展深度合作,促进基础与临床各学科合作共赢;与来自澳大利亚科学院、比利时根特大学医学院等高校的多名海内外高层次人才开展柔性合作,制定并印发《高层次人才引进办法》,全方位大幅度提高引进人才待遇,做好人才安居保障、实验室平台建设等各类配套工作,进一步打开引贤纳才之门,吸引一批优秀海内外人才全职来院开展工作,为医院相关学科搭建交流合作平台,有效促进学科发展、提高人才培养水平。

(二)悉心育才,完善人才培育机制

作为人才培养的重要阵地和科技创新的前沿高地,医院一直积极建设人才高地，通过引进来、留下来，盘活医院人才培养体系，建立多元化、个性化人才培养机制，厚植人才发展沃土，促进人才扎根、生根、植根，助力医教研三驾马车齐头并进。大力实施博士蓄水池计划、博士后倍增计划，通过带团队、报项目、实现转化等全链条措施，推动各类人才为医院高质量发展提质增效。壮大中青年人才队伍建设，举办青年学者论坛、邀请海内外优秀青年来院进行学术交流，搭建合作成长平台，推动跨界合作，鼓励参与团队项目。强化青年人才科研引路，瞄准方向，为青年人才科研项目申报提供系统的政策指导，已成功申报重庆医科大学未来医学青年创新团队教学、科研、临床类项目共 28 个；2018 年至今，在站博士后申报获得国家及市级科研项目资助共计 191 项。

医院聚焦人才发展痛点、难点问题，启动宽仁英才、脱产科研、宽仁之翼等一系列院内项目，聚焦 3 层次（领军、骨干、优青）+1 团队一体化人才队伍培养，给予项目经费 + 个人津贴 + 优先申报各类人才三重资助的同时，以全薪资助鼓励青年人才从事短期专职科学研究、进修深造等，对青年人才培养工作予以全力支持。

（三）精心爱才，优化人才管理体系

一直以来，医院党委充分发挥总揽全局、协调各方的作用，完善管理机构，优化人才管理体系，为人才工作和学科建设提供保障。

医院成立人才工作领导小组，并增设人才科、科技科，推进实施人才强院战略。多年来，医院充分发挥党委联系专家机制作用，关心关怀人才发展，每年年中、年末定期开展专家人才工作座谈会，充分听取专家人才意见和建议；同步定期开展院内人才项目考核，党委专家人才督促青年才俊，切实发挥人才引领作用，不断改进工作方案，助推医院学科发展和人才建设工作，如在脱产科研项目中为部分职工通过一事一议办理脱产，全力支持科研工作。

七、心系众生，彰显大医兼济天下

大医精诚、大爱至博。历代重医附二院人，秉济世之意，施行帮扶之策，使命必达、奔走昌都，助力脱贫攻坚、乡村振兴，踔躞驰援、驻外发展，下沉资源、倾心帮扶，以实际行为传承和弘扬医院的大爱精神。

（一）情系昌都，渝藏情深

自 2017 年 5 月起，医院党委主抓，开启"以院包科"模式，帮扶西藏自治区昌都市人民医院外二科及医务科，共派出 9 批 19 人次先后参加短期援藏、组团式援藏及棘球蚴病专项救治工作。通过实行科技与人才双输出策略，筹资 300 余万元帮助昌都市人民医院援建远程心电、远程超声会诊、教学及质控平台，有效提升医疗救治水平和服务半径。援藏干部充分发挥老西藏精神和两路精神，倾心帮扶昌都市人民医院获批市级临床重点专科 1 个，指导开展疑难手术 120 余台次，开展新技术、新项目 100 余项，填补当地多项历史空白。

（二）医道无界，大爱无疆

2002 年，医院作为首批援外医疗队派员单位，在党委领导下迅速成立整建制派遣援外医疗队工作领导小组，面向巴巴多斯和巴布亚新几内亚，多年来选派累计 12 批次 17 名援外医疗队员，涵盖 14 个临床专业；新冠疫情期间向阿尔及利亚、苏丹和巴勒斯坦派出 7 人，跨越山海为当地培训带教、救治患者、防控疫情。20 余年里，为提升受援国医疗水平作出了积极贡献。

（三）脱贫攻坚，乡村振兴

2017 年以来，医院先后承担黔江区、合川区、开州区等地 7 个村的脱贫攻坚与乡村振兴工作，选派 12 名中层骨干任驻村第一书记和帮扶集团驻镇工作队队员，以产业发展、劳务输出为突破口，实施精准帮扶，协助当地成功打造金溪护工、金溪被服、金溪农场、金溪竹器、红旗茶叶、金色紫金、点亮年华等特色品牌。同时，依托行业优势开展医疗帮扶，医院领导班子先后赴村调研33次，组织专家巡回医疗及支部共建55次，接诊患者12 000人次，助力打造健康乡村。

（四）医共十年，联创未来

2013年5月以来，医院主动践行公立医院公益性，坚持党建引领，以四个输出理念、十项帮扶举措，全力参与医联体建设，助力构建分级诊疗格局。先后与重庆市奉节县、巫山县、石柱土家族自治县、秀山土家族苗族自治县、巫溪县、彭水苗族土家族自治县、大渡口区、沙坪坝区，四川省广安市邻水县的人民医院及黔江民族医院签订医联体合作协议，建成国家首个"1＋10"跨省医联体集团，覆盖川渝两地社区卫生服务中心及区县乡镇卫生院208家，辐射人口780万。十年来，帮助成员单位实现医教研协同发展，合作开展新技术、新项目1 200余项，获批市级重点和特色专科立项56个，获批国家及厅局级科研项目114项，指导发表科研论文1 947篇，真正实现从输血到造血的转变，做到政府、医院、患者三方满意。

十三秩镌刻着先辈震古烁今事迹的光辉诗篇，新征程喷薄出吾辈履践致远的时代张力。立足发展新机遇，医院始终在党委领导下勇毅前行，时刻秉持以人民健康为中心绘制发展蓝图，正努力向着重庆领先、西部前列、全国一流的名院目标不懈奋斗。

第六章

党建引领变革发展，价值重塑百年芳华

——徐州医科大学附属医院以价值观重塑引领高质量转型发展实践

　　徐州，古称彭城，华夏九州之一，有超过6 000年的文明史和2 600年的建城史，素有"彭祖故国、刘邦故里、项羽故都"之称。其地处苏鲁豫皖交界处，2017年被国务院确认为淮海经济区中心城市。在这里坐落着一所百年老院——徐州医科大学附属医院（简称"徐医附院"），这是徐州市第一家西医诊所。医院始建于1897年，历经清末民初的动荡飘摇，改制于中华人民共和国成立初期、发展于改革开放时期、腾飞于新时代。一代又一代徐医附院人，秉承着"艰苦创业，严谨求实，救死扶伤，团结奉献"的精神，守护着这座千年古城，奉献于医学临床、科研和教学事业，收获了一项又一项荣誉。

一、医院发展历史

　　徐医附院迄今已有120余年的历史，是江苏省历史最悠久的医院之一，现已发展成为集医疗、教学、科研、急救、保健、康复等功能任务为一体的大型省属三级甲等综合性医院，是江苏省卫生健康委直属医院、江苏省苏北地区医疗技术指导和服务中心、江苏省四大紧急救援基地之一，也是国内首批国际紧急救援中心网络医院、全国百姓放心示范医院，获得全国改善医疗服务创新型医院、全国改善医疗服务示范医院、全国文明单位、人文爱心医院等多项荣誉。2019年，江苏省卫生健康委《关于印发〈江苏省整体提升医疗服务能力行动计划〉的通知》指出，"加大支持、指导力度，将徐州医科大学附属医院建设成为高水平省级综合类医疗中心。"医院分为"一院两区"，占地面积总共约53万平方米，服务辐射苏、鲁、豫、皖四省接壤地区近20个地市、147个县区，约1.43亿人口。

（一）以仁心仁术托起动荡乱世中的生命希望

　　1894年，中日甲午战争全面爆发，一大批传教士来到中国，正是这一年，美国传教士葛马可来到徐州，创立徐州最早的教堂与书院。三年后，葛马可之妻葛璧玺从山东迁至徐州，她建造了两栋洋楼，设立了 20 张病床，成立了"福音诊所"。后来，该诊所更名为"坤维医院"，即现位于淮海路上的徐州医科大学附属医院本部。这标志着西医传入徐州，为那个动荡时期的普通百姓带来一定的健康保障。1900 年 6 月，美国传教士慕庚扬在坤维医院隔壁开办"博济医院"，后易名"基督医院"。1942 年 4 月，侵华日军将坤维医院和基督医院强行合并，改名为"同仁会医院西分院"。1945 年 8 月 15 日，日本无条件投降后，医院恢复"基督医院"之名。1951 年 7 月 24 日，徐州市人民政府以军管会名义，正式接管基督医院，将其更名为"徐州市立第二医院"，因此，徐淮地区的人们也将徐医附院亲切地称为"徐州二院"。

（二）以大爱大义书写苏北地区的医疗传奇

1958 年，为了促进苏北地区医疗卫生事业发展，在周恩来总理的关心下，在省委、省政府的支持下，在徐州市委、市政府的不懈努力下，南京医学院在徐州设立分院，经中共徐州市委批准，徐州市立第二医院作为其附属医院。1959 年，在举国欢庆新中国成立十周年的热烈氛围中，"徐州市立第二医院"正式更名为"南京医学院徐州分院附属医院"，这是苏北第一家大学附属医院。这所建于 1897 年的徐州第一家西医诊所，自此开启了引航苏北和淮海地区医疗卫生事业发展的新征程，也掀开了区域医疗服务、医学教育、科学研究、人才培养的新篇章。1960 年 8 月 15 日，"徐州医学院"正式挂牌，医院遂更名为"徐州医学院附属医院"。2016 年 4 月 6 日徐州医学院更名为"徐州医科大学"，7 月 8 日医院也正式更名为"徐州医科大学附属医院"并延续至今，医院是江苏省卫生健康委直属单位，同时归属徐州医科大学领导。

厚积而薄发，行稳则致远。回望 120 余年前，这里还只是一所仅有两栋低矮楼房的西医诊所；经历了抗日战争、解放战争的动荡不安，医院在风雨飘摇中曾一度被世人遗忘，不得不变卖资产为生，到徐州解放时这里仅剩医生 6 人、护士 7 人。20 世纪 50 年代之后，徐州市政府接管医院，扩建病房楼 4 座，新建门诊楼 1 座、手术楼 1 座，床位增至 226 张；成为附属医院初期，医院仅有 310 张床位、11 个临床科室，500 元以上的医疗器械仅有一百多件。历经百年风雨兼程，徐医附院扎根徐州、立足苏北、服务淮海，凭借着与生俱来的学术气质和精益求精的专业技术作风，走出了一条由小到大，由弱到强的发展之路。1994 年 12 月 31 日，历经长达五年的艰苦努力，徐医附院顺利通过全国首批三甲医院评审，成为当时苏北地区唯——家三级甲等综合性医院，极大地推动了淮海地区的医疗卫生事业发展。21 世纪初期，医院抓住难得的发展机遇，以新病房综合大楼和东院建设为契机，跻身全省医院先进行列，取得令人瞩目的成绩，确立了委直属单位在全省医疗卫生事业发展中的龙头地位，发挥了区域性医疗技术指导中心的作用。目前医院已拥有本部和东院两个院区，核定床位 4 150 张，年服务门诊患者近 300 万人次，出院患者近 20 万人次；高级职称近 950 人，教授、副教授 240 人，"长江学者"特聘教授 1 人，享受国务院政府特殊津贴专家 22 人；并在肾脏移植、麻醉医学、介入治疗、造血干细胞移植、神经内外科诊疗技术、心血管内外科诊疗技术、恶性肿瘤局部诊疗技术等方面紧跟医学科技前沿，拥有国家级临床重点专科建设项目 3 个、国家级重点学科培育建设点 1 个、国家地方联合工程实验室 1 个、国家药品监督管理局重点实验室 1 个、省医学创新中心 2 个、省部共建协同创新中心 1 个、省"科教兴卫工程"医学重点学科 3 个、省"科教强卫工程"临床医学中心 1 个、省医学重点学科 5 个（含建设单位）、省级重点学科 9 个、省级临床重点专科 28 个、省妇幼健康重点学科 2 个、省级研究所 4 个、省政府科技公共服务中心 1 个、省政府工程技术研究中心 1 个、省协同创新中心 1 个、省转化医学基地 1 个、省工程研究中心 3 个、省产业创新中心 1 个、省重点实验室 4 个、省专病诊疗中心 1 个；拥有"达芬奇"手术机器人、PET/CT-MRI、回旋加速器、瓦里安 VitalBeam 直线加速器、瓦里安 UNIQUE 直线加速器、双源 CT、3.0T 核磁共振、复合线路 SPECT/CT、大型数字化平板 X 光机、

ECMO、4K 腹腔镜等大型医疗仪器设备近 400 台（件），以及配置先进的复合手术室等；被授予"国家高级卒中中心""中国胸痛中心""省级创伤救治中心""省级孕产妇危急重症救治中心""省级新生儿危急重症救治中心"，成功获批江苏省麻醉专业、整形外科专业、急诊医学专业 3 个省级质量控制中心。在中国医学科学院"中国医院科技量值"（STEM）暨五年总科技量值（ASTEM）评定中，共 15 个学科入围 ASTEM（学科）前 100 名，其中 13 个学科同时入围 2021 年度医院学科科技量值前 100 名；血液病学在 ASTEM（学科）中排名第 14 名，连续 4 年入围前 20 名，是淮海地区当之无愧的一流医疗品牌。

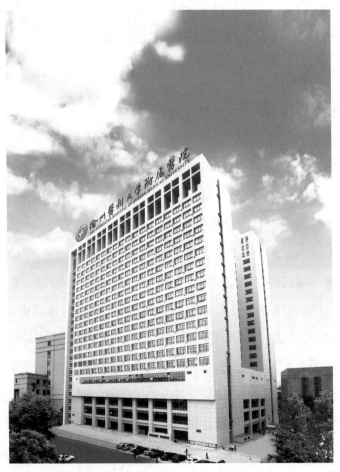

2012 年，徐医附院病房主楼建成启用

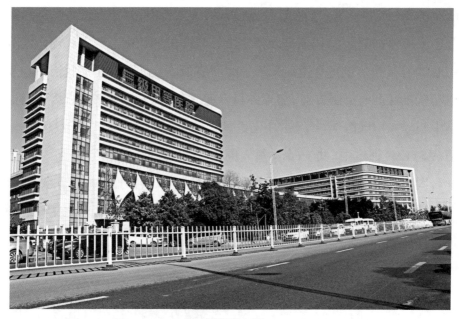

徐医附院东院

（三）以无私无畏引领区域医疗的转型改革

可能很多人并不知道，今天我们非常熟悉的预约挂号制、科主任负责制、医疗会诊制、患者代表会及院务委员会等制度，都是徐医附院早在1952年在全市率先推行的改革制度。此前一年，它刚刚更名为"徐州市立第二医院"，通过调整院董事会为院职工协商会和工会，建立各项制度，增添各类人员，调动了医护员工的积极性，使医院获得了新生。次年，医院在全市率先推行科主任负责制，保护性医疗、早会、会诊、工作检讨会、病历检讨会、患者代表会及院务委员会等制度，并实行定员定额预约挂号制，为领航淮海经济区医疗事业发展奠定了坚实的基础。从此，改革与创新的滚滚热血注入了徐医附院人的血脉中，他们的生命从此被赋予敢为人先、开拓进取的强大基因。

随着国家发展进入新的历史时期，徐医附院这所百年老院也迎来了新时代、新挑战、新变局。规模的极大扩张，为医院赢得了高速发展的"黄金十年"，为未来的发展布局打下了坚实的基础。但进入新时代，医院长期扩张规模的积弊日渐凸显，接近 7 000 张床位对医疗服务、医疗质量、医疗安全以及医院管理形成了巨大压力，粗放的发展方式已与国家的要求、人民的需求不相适应，公立医院的公益性亟待回归。问题是时代的声音，也是改革的动因。2018 年 6 月，在改革开放 40 周年之际，新一届党委班子在全院发起解放思想大讨论，凝练出医院"1234"高质量转型发展战略，全面加强党的建设，坚持以价值观为引领，超前谋划医院发展目标，在一举取消全院 2 000 张加床后，医院坚定地走上了由规模发展向高质量内涵发展的转变之路，成为江苏省乃至全国公立医院高质量发展的先行者。《人民网》称徐医附院打响了大型公立医院转型发展第一枪；《新华日报》称徐医附院开创了新时代公立医院发展新范式；《江苏医改动态》报道，徐医附院正在探索公立医院高质量发展的新路径；《健康报》称徐医附院在加减转换之间探索出了公立医院发展的有益经验。改革以来，医院综合实力、社会美誉度、职工幸福感不断攀升，各项运营管理指标持续向好，取得了疫情防控和高质量发展的"双胜利"，追求规模的粗放型发展方式得到根本扭转，价值观引领的内在改革动力逐步显现。医院管理体系建设和治理能力现代化不断提升，在国家级临床重点专科建设、国家和省级科技奖项获得、大脏器移植开展、教育教学改革、区域医疗协同、职工福祉提升等方面取得了一系列的历史性突破，提前实现"十四五"发展规划目标。在 2023 年初，江苏省出台高水平医院建设实施方案，徐医附院成为首批 8 家重点建设单位之一，也是苏北地区唯一一家入选单位，是淮海地区当之无愧的一流医疗品牌。

习近平总书记在文化传承发展座谈会上指出："对历史最好的继承，就是创造新的历史；对人类文明最大的礼敬，就是创造人类文明新形态。"过去大规模发展带来的困境、弊端不可忽视，徐医附院主动适应时代的发展要求，进行科学实践，创新凝练提出"1234"高质量转型发展战略，坚持以价值观为导向，形成了"两个全心全意""六有"医务工作者、"六个起来""提升六种能力"等符合时代要求，具有徐医附院特色的价值理念体系。

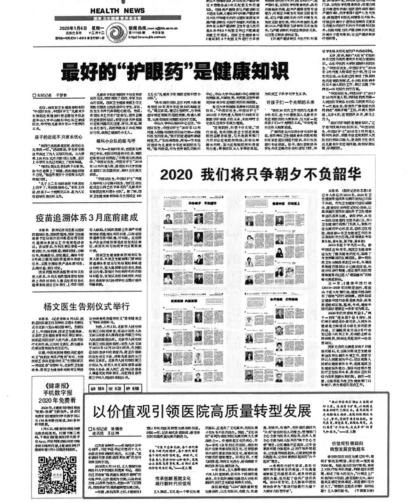

《健康报》头版刊出徐医附院以价值观引领医院高质量转型发展纪实

"1234"高质量转型发展战略：围绕"一个中心"——打造具有国际视野的现代化区域医学中心；实施"两大战略"——人才强科、文化铸院；狠抓"三项工程"——医疗技术、服务质量和管理水平；实现"四个回归"——回归初心、回归本职、回归传统、回归梦想。

"两个全心全意"：管理部门全心全意为医务人员服务；医务人员全心

全意为患者服务。

"六有"医务工作者:做"有知识,有能力,有温度,有情怀,有尊严,有价值"的新时代医务工作者。

"六个起来":锤炼品德修养,让医德品行正起来;坚持学习为先,让专业素质和能力强起来;不忘行医初心,让医疗服务暖起来;传承宝贵经验,把优良传统扬起来;坚守医者正道,让规矩纪律意识挺起来;保持健康体魄,让身体素质好起来。

"提升六种能力":提升护佑生命、德术并举的服务能力;提升精益、精湛、精准的救治能力;提升与时俱进、攻坚克难的创新能力;提升效率优先、制度治院的管理能力;提升相互配合、互相支撑的团队协作能力;提升坚守底线、廉洁行医的风险防控能力。

二、以价值观重塑医院文化品牌

每一所百年名院都有自己独特的价值理念体系,这种理念从其特有的历史、文化和追求中孕育诞生,熏陶影响着一方土地上的人与物。成长于两汉文化发源地的徐医附院,历经120余年的风雨洗礼,也打上了有情有义的城市文化烙印,传承了积淀深厚的历史人文底蕴,形成了"艰苦创业,严谨求实,救死扶伤,团结奉献"的医院精神。

"我们今天培养的医学生,就是未来的医生,应该塑造什么样的价值观?我们长期扎根苏北,应该怎样守好健康江苏的'北大门'?健康中国描绘现代化蓝图,公立医院改革该如何向纵深推进?"进入新时代,面对人民群众日益增长的健康需求和高质量发展的时代课题,医院党委书记王人颢同志提出了关于发展的拷问。转变医院发展模式,首先要转变全院干部职工的价值观念,冲破僵化的不合时宜的思想束缚,摆脱用规模拉动增长的思维定势和思维惯性。

2018年6月以来,医院坚持党建引领下的医院文化建设,大力实施文化铸院战略,突出传承与创新并重,不断丰富和发展百年老院文化建设和发展的内涵,医院将中华优秀传统文化、医院优良传统、社会主义核心价值观与新时代医疗卫生职业精神融会贯通,凝练出"两个全心全意""六有"医务工作者、"六个起来""提升六种能力"等医院特色价值理念体系,开辟了一条"加强党的建设,以价值观为引领,推动医院高质量转型发展"的崭新航线。在全新价值观的引领下,不论在讲台上还是手术台上,徐医附院人都始终把科研成果与人生理想融入"一切为了人民健康"和"人民至上,生命至上"的使命中,努力当好受人尊敬的"大先生"。

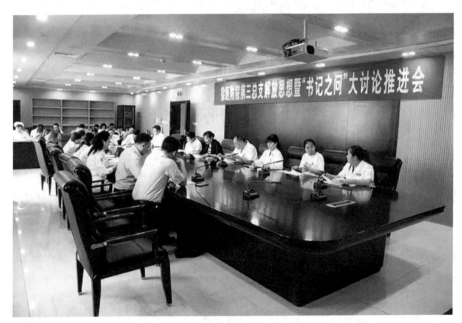

"书记之问"大讨论

（一）坚持自我革命,践行医者初心使命

2018 年以前,徐医附院床位曾一度逼近 7 000 张,床位排名居全国前五,虽为医院发展布局打下了坚实的基础,但规模扩张带来的诸多弊端也日益凸显,医疗行业价值导向出现偏差。面对新时代新要求,徐医附院开启"刀刃向内"的自我革命,当年 7 月起,新一届党委在全院开展解放思想

大讨论，形成高质量转型发展的思想共识，主动砍掉 2 000 张加床，并通过调结构、强技术、优服务、引人才、铸文化、细管理等一系列举措，成为江苏省乃至全国公立医院高质量发展的先行者。减床后，医院的走廊变得宽敞明亮，医护人员身心压力得到缓解，与此同时，更高质量的医疗服务、平均住院日的下降有效抵消了床位缩减可能带来的住院难问题，患者能够实现早期康复，医疗水平显著提高。

（二）传递医学大爱，彰显医院公益本色

博学而后成医，厚德而后为医，德术兼备以德为先。新时代的医务人员，要彰显大爱仁心，积极承担社会责任，切实守护好人民群众的生命健康。医院全力推进紧密型医联体建设和院府合作，相继派出 40 余人奔赴新疆、西藏、青海、陕西、贵州等地开展医疗援助工作，近 1 500 名医生到徐州各地医疗机构开展卫生支农，在汶川地震、昆山工厂爆炸事故、马拉松安全保障等突发应急救援任务中冲锋在前。同时，依托医师节、护士节等重要节日开展主题活动，挖掘医患故事，推介先进典型。在医院文化浸润和影响下，1 人荣获中国医师奖、1 人荣获全国五一劳动奖章、1 人获评"全国援外医疗卫生工作先进个人"、1 人获评"全国对口支援西藏先进个人"、1 人荣获"江苏省医师协会医师奖"、3 人获评江苏省"百名医德之星"、1 人获评"白求恩式好医生"、3 人获评"江苏最美医护工作者"、1 人获评"江苏省三八红旗手"、2 人获评"江苏好医生"，50 余人次荣获市级以上荣誉表彰。

（三）强化人文关怀，提升医疗服务温度

医院定期开展多种形式的普法教育和医学人文系列讲座，每年组织医务人员参加清明节扫墓、无偿献血、器官捐献登记等活动，以实际行动培养和重塑行业价值观念。坚持以患者为中心，为老年人等弱势群体提供便民医疗服务，利用"互联网+"技术，优化急诊急救服务流程，开展多学科

协作诊疗及日间医疗服务,创新护理服务模式,开展"一病一品"专科特色护理服务活动,急救中心护理组荣获"全国巾帼文明岗",血液科病房荣获国家"优质护理服务先进病房"称号。医院三个满意度在国家三级公立医院绩效考核中均获满分。

(四)增强文化自信,营造和谐人文环境

医院形成了院徽、院旗、宣传片、文化墙、标识引导、工作制服等独特的文化符号,并将价值理念体系镌刻在本部病房主楼一楼大厅文化墙上,在东院区门前矗立"一切为了人民健康"石刻,在本部和东院区升起国旗、医疗机构旗、院旗,在各临床科室设立党建活动室,将医院文化价值理念渗透在临床、教学和科研工作中,进一步彰显公立医院的公益属性和人文情怀。建院125周年之际,医院系统设计了院庆标志、纪念画册、香包、水杯、手提袋等文创产品,传播医院文化和医学人文精神。医院微视频作品《不忘初心、接续奋斗,一切为了人民健康》荣获江苏省委组织部党员教育作品观摩交流活动三等奖。

(五)关心关爱职工,开展丰富多彩文体活动

在第一个医师节来临之际,医院在淮海经济区率先推行医务人员双休制度,同时保证急诊24小时开放,门诊正常开放,一定程度上结束了医务人员"5+2""白加黑"的过劳状态,并提出"两个全心全意"理念,极大地增强了医院干部职工的幸福感与获得感。医院成立健康管理中心,为每位职工制定了个性化体检套餐,并启动员工心理援助计划(EAP),将全院干部职工的身心健康进行终身管理,身体力行地促进"尊医重卫"社会氛围的形成。逐步进行绩效改革,提升医务人员薪酬待遇、执业环境、社会地位,定期召开职代会、各类座谈会等听取职工心声,充分尊重职工主人翁地位。组建多种多样的文体社团,针对不同的群体,精心组织策划妇女节登山、教授合唱、歌咏大赛、女教授插花、青年成长论坛、亲子运动会、医师

节升国旗宣誓等各类文体活动，丰富职工的业余文化生活，不断提升广大干部职工的幸福指数。

（六）打造宣传矩阵，助力品牌文化传播

医院利用公众号、官网等媒介载体，搭建全媒体的传播矩阵。联合国家级、省级、市级主流媒体和新媒体，开设"约见名医""疑问医答""徐医附院说健康"等专题节目，组建病友会、病友群，多渠道进行健康宣教项目。通过系列纪实摄影专栏、漫画科普、快闪、微电影、MV等生动形象的内容，塑造医护人员形象，讲述医患真情，讲好医院故事。江苏省卫生健康委《江苏医改动态》专题刊发徐医附院转型发展实践，医院获评"第一届医疗品牌建设大赛"50强单位，官方微信平台获评"十佳特色医疗自媒体号""优秀微信公众号""健康中国政务新媒体平台优质医疗机构类健康号"。

三、以强党建构建医院硬核领导力

近年来，徐医附院深入贯彻落实党中央及省市卫生主管部门关于加强公立医院党的建设各项要求，坚持党建统领，价值观引领，持续推进医院党的领导和党的建设各项工作走深走实，推进医院高质量转型发展行稳致远，为维护人民健康安全提供有力保障。

（一）坚持党对医院的全面领导

医院在全省率先执行和落实党委领导下的院长负责制，确立将党建作为党委第一责任，将发展作为医院第一要务的工作总基调。2019年1月19日，医院召开徐州医科大学更名后的首次党代会，选举产生院第一届党委和纪委，标志着徐医附院党的建设进入了一个崭新的阶段。医院党委将党建工作纳入医院发展规划的首要任务，研究详细目标计划，充分发挥党委会、院长办公会、职代会的决策作用，把党的领导融入医院治理全过程，

确保党的建设和业务工作目标同向发展、同步推进。坚持党委会"第一议题"学习和中心组学习制度,定期开展专题理论学习,购置发放各类书籍资料,把学习贯彻习近平总书记重要讲话精神和党中央指示精神作为领导干部教育培训的必修课。

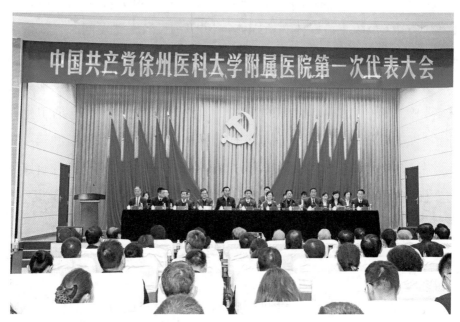

2019 年 1 月 19 日,徐医附院第一次党代会召开

（二）坚持党管干部人才

党的干部是党的事业的骨干,是推进党和国家事业发展的决定性因素。医院党委深入贯彻习近平总书记关于干部和人才工作的重要指示精神,健全人才干部管理体系,综合考虑学科带头人、干部队伍结构、能力素质、人岗相适等因素,通过启动中层干部集中换届和干部轮岗交流,选拔出一批中青年骨干走上科主任岗位,目前临床医技科主任、副主任平均年龄 49 岁,近 70% 具有博士学位,具有高级职称者占比 100%。落实科主任目标责任制,强化监督考核。聚焦新时代赋予公立医院干部教育培训的内涵使命,积极组织干部培训,通过集中学习、分批拓展或者参访交流、举办

管理沙龙等多种干部教育培训形式，全面提升干部队伍的综合能力。

（三）坚持党组织标准化建设

充分发挥基层党组织战斗堡垒作用和共产党员的先锋模范带头作用，健全建强党的组织体系，全面推进党支部标准化规范化建设。以科室为单位调整支部建设，实现"支部建在学科上"，实施党建业务"双带头人"培育工程，临床医技科室党员科主任全部兼任党支部书记。通过支部换届选举，优化党支部班子组织结构，强化班子成员培育，定期召开党建评议检查工作会。严格执行党支部组织生活制度，落实"三会一课"制度，并认真做好"两学一做"学习教育常态化制度化工作。扎实开展"我为群众办实事"实践活动，积极开展形式多样的义诊服务，不断提升党员干部的服务意识。各党支部充分发挥医疗卫生专业优势，先后组织了百余次内涵丰富、形式多样的党日活动，推动党组织活动与医院工作有机融合。医院获评全国卫生健康系统庆祝建党100周年专题评选活动"优秀范例"，急诊医学科党支部获评江苏省卫生健康委示范党支部。

（四）坚持全面从严治党

坚持把党风廉政建设和反腐败工作贯穿到各项工作中，时刻敲响廉洁警钟。强化九项准则教育，实行医德"一票否决"制，加强医务人员执业管理，强化依法执业意识，规范执业行为。增强党性修养，落实"一岗双责"，层层传导压力，逐级落实全面从严治党主体责任，通过召开全面从严治党大会、观看警示教育片、签订全面从严治党责任书等，夯实政治监督责任。设计印发《廉洁工作日志》，坚持"问题导向"，多渠道开展反腐倡廉教育。不断完善预警机制，做好风险研判，及时下发廉洁风险预警整改通知书，充分抓好节假日期间反"四风"教育。加强对重点领域、关键环节的嵌入式监督，深入治理医药购销领域商业贿赂行为和医疗服务中的不正之风。医院连续获评"全国文明单位""江苏省文明单位"。

四、以管理创新推动医院现代化发展

医院在贯彻落实高质量发展战略的基础上，根据各阶段的重点工作和／亟须提高的短板弱项，每年制定两个年度发展主题，2019年是"制度建设年"和"信息化建设年"、2020年是"制度建设深化年"和"能力建设提升年"、2021年是"学科建设年"和"管理能力提升年"、2022年是"抓落实年"和"实事求是年"、2023年是"协同协作攻坚年"和"人才队伍建设年"，有重点、分层次地实现医院各项工作的高质量发展，推动医院由粗放的行政化管理转向全方位的精细化绩效管理。医院成功入选首批全国公立医院高质量发展医疗服务能力提升基地单位，其转型发展的实践与理论荣获2022年江苏医学科技奖卫生与健康管理奖，获评国家卫生健康委党校"党建引领医院高质量发展优秀范例"，医院提出的《关于大力弘扬医疗卫生职业精神，提升医疗服务能力的提案》被评为市政协十五届六次会议优秀提案。

（一）聚焦区域定位，推进协同发展

医院贯彻省委、省政府"支持徐州建设淮海经济区中心城市"发展规划，服务徐州市委、市政府"打造区域医学高地"战略，始终致力于推进区域医疗协同网络布局。先后与睢宁县、贾汪区、泗洪县人民政府合作，在医院管理、医疗技术、人才培养、科研教学等多方面提供帮扶，其中联合打造的泗洪县第一人民医院（徐医附院泗洪分院），改变了当地二十多年没有公立医院的现状。与安徽省淮北市、安徽省宿州市砀山县、河南省永城市等周边市县的人民医院开展合作共建，畅通双向转诊渠道，协助提升当地医疗水平。发起成立麻醉、卒中、儿童神经康复、创伤救治等专科联盟，成员单位涵盖苏、鲁、豫、皖四省多家医院。2022年，医院以建院125周年为契机，成立淮海经济区现代医院管理联盟，区域内20个地级城市23家最具影响力的三甲医院成为首批联盟成员，通过开展系列活动，进一步推动区域医疗卫生事业高质量协同发展。

（二）聚焦制度建设，完善治理体系

主动将医院工作融入国家、省、市发展大局，推进科学治院、民主治院，形成"党委统一领导、党政共同负责、部门齐抓共管、职工广泛参与"的民主管理工作格局。为深层次把握和运用制度功能，充分发挥制度的管理效能，优先制定《徐州医科大学附属医院制度修订管理办法》，明确制度制定应遵循的原则及程序，确保制度的制定、修改和废止具有科学性和可操作性。修订《徐州医科大学附属医院章程》，坚持以章程为引领，重新制定完善医院党委会议事规则、院长办公会议事规则、纪委会议议事规则、党风廉政建设责任制考核办法等，进一步规范内部管理结构和权力运行规则，提高医院管理规范化、精细化、科学化水平，推动完善现代医院管理制度。

（三）聚焦医疗管理，狠抓服务质量

深入落实院科两级医疗质量管理责任，建设院级兼职质控队伍，推进核心制度落实。积极推行临床路径过程管控＋特定（单）病种结果评价的病种质量管理模式，扩大临床路径覆盖面，优化临床路径病种结构，提升常见病、多发病比例。加强 VTE 管理平台、罕见病直报平台、流感直报平台、患者流向分析平台等上传数据的质量管理。制定并落实了医院住院总和会诊管理制度，优化了患者收治流程。常态化开展各项院感监测工作，将量化监测指标纳入月绩效考核动态管理，做好持续质量改进。积极开展护理人员急危重症患者救治护理能力提升培训，创新开展专科护理、延续护理、"互联网＋"护理等服务新举措，优质护理病房覆盖率 100%。医院被授予"全国改善医疗服务创新型医院"称号，被授牌为"江苏省肺栓塞和深静脉血栓防治联盟单位"。

（四）聚焦医保管理，推进绩效改革

徐医附院为徐州市首家推行医保基金总额预算下的医保复合付费的医院。医院积极开展 DRG 工作，加大医保基金监督管理力度，合理收治医保病患，严格执行医保单病种奖惩政策，通过数据分析、督导反馈，实现全流程监管。持续提升成本核算精细化程度，开展经济结构、医保费用、运行效率等财务专项分析，夯实医院经济管理基础。通过充分考量工作量、医疗技术难度及医疗风险因素，构建了以资源为基础的相对价值比率（RBRVS）新绩效分配方案。认真分析三级公立医院绩效考核指标，建立以关键绩效指标（KPI）、综合百分制、单项奖惩指标为主的医院多维绩效考核体系，利用医院专科经济运营管理团队，加强院科两级运营分析。建立以后续审计为主的审计长效机制，持续开展工程、采购等重大事项全过程审计，不断提升医院内部控制和风险管理水平。

（五）聚焦信息化建设，打造智慧医院

与大型互联网公司签订战略合作协议，探索医疗健康领域 5G 网络应用，拓展互联网门诊等远程医疗服务，构建"互联网＋护理服务"的线下工作服务小组及服务模式，实现线上、线下一体化诊疗。完成两院区结构化电子病历升级，新医院信息系统（HIS）、手术麻醉信息系统、医院资源规划系统（HRP）、DRG 系统、医疗供应链管理项目高值医用耗材和试剂等上线工作；完成 ICU 系统、内镜系统、影像平台及影像归档和通信系统项目建设，电子病历系统自动质控覆盖率达到 100%，人均重点监控药品金额同比下降 26%。进一步落实江苏省阳光采购相关要求，建立试剂耗材采购平台，监管试剂耗材的采购、验收全过程。完成办公自动化 OA 系统上线和急诊三大中心系统建设。全面应用"资产云管家系统"，逐步实现医院设备报修维修及巡检等工作的全程信息化管理，提升医院运行效率。完成硬件数据中心"双活"及虚拟超融合建设，更换数据机房，此外，还建立"两地三中心"数据容灾方案，做好网络安全防范。

五、以党建激发医院学科新动能

在公立医院正在朝着高质量发展精耕细作的当下，徐医附院在建设江苏省高水平医院、打造淮海经济区区域医疗中心的方向上持续发力，将党建工作与医院业务工作深度融合，把党的建设转化为学科发展的强大战斗力、凝聚力和向心力。

（一）发挥党建引领，加强学科建设顶层设计

院党委将支部建在学科上，实施党建带头人、业务带头人"双带头人"培育工程，临床医技科室党员科主任 100% 兼任党支部书记，推动建成党建和业务"双强党支部"，将党的建设融进学科发展的过程中。以学科建设年为契机，成立院学（专）科建设领导小组及学科办公室，制定《徐州医科大学附属医院人才队伍及学科建设"十四五"发展规划》，召开"徐州医科大学附属医院科技工作与学科建设大会"。2023 年，医院入选江苏省首批高水平医院建设单位，制定了《徐州医科大学附属医院高水平医院建设实施方案》，计划 3 年内总投入 3 亿元，将医院建设成为国家区域医疗中心，并积极培育国家临床重点专科，大力推动医疗、教学、科研全面发展。

（二）开展学科评估，分级分类推进学科建设

医院学（专）科建设领导小组在分析目前学科在全国的地位及近几年监测数据基础上，参考国考、复旦等排名体系，从多个维度设置了涵盖三级指标、25 项评分标准的学科评估体系。通过对院内资源、学科现状进行评估，将学科划分为 A（优势学科）、B（潜力学科）、C（弱势学科）三个层次，制定不同的发展战略促进学科体系建设。重新修订《徐医附院学（专）科带头人遴选与考核管理办法》，与学科带头人签订学科建设目标责任书，强化目标管理、加强绩效考核、优化结果激励。制定《徐医附院国家临床重点专科建设项目管理办法》，从建设内容、考核措施、经费使用等多个方面

进行动态管理。

（三）整合全院资源，构筑学科发展高地

以"七大中心"建设为契机，医院打造了一批优势学科群。发挥肾移植中心优势，促进肝移植中心建设，搭建心脏、肺脏移植平台，打造淮海经济区移植中心；积极推动将"脑胶质瘤综合诊疗""组织修复与再生医学诊疗""布-加综合征介入诊疗"等八大学科群建设成为在国内有较大影响力的诊疗中心，为"高峰"学科培育广阔的"高原"学科群土壤。医院目前拥有国家级临床重点专科3个，省级临床重点专科28个；拥有国家级五星级高级卒中中心、中国房颤中心、中国心衰中心、中国胸痛中心（标准版）；拥有江苏省省级胸痛、卒中、创伤、孕产妇危急重症救治、新生儿危急重症救治5大中心；拥有江苏省麻醉专业、整形外科专业、急诊医学专业3个省级质控中心；拥有神经外科、普通外科、血液内科3个江苏省医学重点学科（含建设单位）；肾脏内科获批为国家肾脏病临床医学研究中心核心单位；医院获批为国家卫生健康委首批外科基础技能提升项目培训基地，也是目前苏北及淮海经济区中心城市中唯一获批的培训基地。

（四）加强科技创新，点燃学科发展引擎

医院深入推进科研管理制度化、信息化建设，加强科研项目申报、管理全流程的质量控制。加大投入和管理力度，加强基础研究与临床研究融合，重视科研成果的转移转化工作。优化重大科技项目组织管理方式，健全科技评价体系和激励机制，探索"揭榜挂帅""以赛代评"等有效模式，推动重点科技项目、人才、资金一体化、高效化配置。在国家科技进步奖二等奖、江苏省科学技术一等奖和新技术引进一等奖等奖项方面，连年实现历史突破。整形外科获得国家卫生健康委批准的干细胞临床研究资质，并成功获批国内首个针对糖尿病足治疗的干细胞研究项目。

（五）坚持人才为本，筑牢学科发展基础

医院制定了《徐医附院党政领导班子结对联系高层次人才工作制度》，分类推进人才培养工作，继续加大院内"中青年骨干""青苗计划"培养投入，为具备培养潜力的人才优先配备团队、设备设施及专项资金。设置对外交流专项基金，每年选拔 20 名中青年骨干赴国外知名医院及机构进行研修学习。制定《徐医附院在职职工进修学习人事管理规定》，给予职工在职考博与引进博士同等待遇条件。靶向引进高水平人才，每年投入约 4 500 万元用于引进人才，精准引进重点学科、重点技术紧缺的专业人才。2023 年，医院柔性引进国家杰出青年 1 人，实现人才引进历史性零的突破。

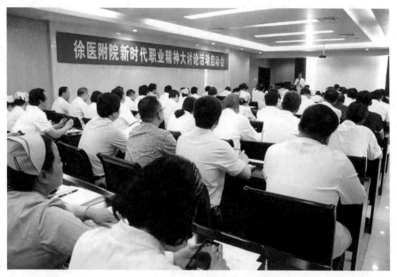

2018 年 9 月，徐医附院发起新时代医疗卫生职业精神大讨论

习近平总书记说过："每个时代都有每个时代的精神，每个时代都有每个时代的价值观念。"社会在发展，时代在前进，但"一切为了人民健康"的价值坚守是不变的。这些价值理念为推动医院转型发展、激励全院干部职工砥砺奋进提供了源源不断的内生动力。徐医附院近五年的高质量转型发展实践证明，"加强党的建设，以价值观为引领"是推动大型公立医院回归公益性和高质量发展的关键所在。面对当前高质量发展的时代课题，只

有深刻把握世界之变、时代之变、历史之变、行业之变，深刻把握医疗卫生事业发展的客观规律，深刻把握中国式现代化道路上的国家要求、人民期待，坚持把"人民至上、生命至上"作为价值追求和立院之本，才能在中国式现代化道路上行稳致远。

第七章

传承创新，仁德尚道

——125年青岛大学附属医院医路向党

追溯 125 年峥嵘历程,青岛大学附属医院(简称"青大附院")经历近代中国半殖民地半封建社会的苦难,见证了无数仁人志士的抗争,更在中国共产党领导下,由弱到强不断发展壮大,为护佑人民健康,推动卫生健康事业发展作出了积极贡献。

一、红色基因,薪火相传

1919 年的五四运动中,"誓死力争,还我青岛"的怒吼响彻神州大地,医院见证了近代中国的觉醒。

1925 年,中共一大代表王尽美同志住进青岛病院(今青大附院),病床号为 00341,他最后的日子就是在这里度过的。1925 年 8 月 19 日王尽美在青岛病院病逝,临终前留下遗言:"全体同志要好好工作,为无产阶级和全人类的解放和共产主义的彻底实现而奋斗到底!"

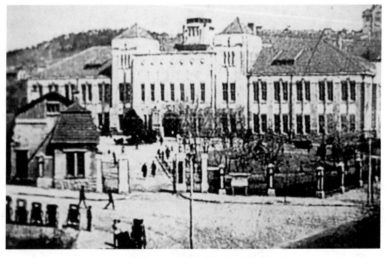

1925 年,青岛病院(今青大附院)全貌

抗日战争期间,青大附院人共赴国难,留学奥地利的潘作新、留学比利时的沈福彭等一大批爱国志士,毅然放弃国外的优越条件,回到祖国来院工作,开创了中国学者将传统医学与西方医学融合的先河。

1949年，中华人民共和国成立，青大附院在中国共产党领导下，开启了新的纪元。可以说，一代代青大附院人薪火相传，将博大的医学人文精神发扬光大，医院以厚重的历史积淀和人文特色，成为现代医学的圣殿、学子心仪的讲坛、科技创新的摇篮。涌现出潘作新、沈福彭、穆瑞伍、石珍荣、冯雁忱、王胜淼、张默道、胡有谷等一大批德才兼备的专家教授，为医疗事业和医学发展做出积极贡献，树立了百年老院传承创新、仁德尚道的优良传统。

1949年6月2日，青岛解放，医院改称山东大学医学院附属医院，潘作新任首任院长，作为知名眼科专家，其首创眼睑板切断矫正术，被称为"潘氏手术"。1983年2月3日，潘作新教授因腹主动脉瘤破裂抢救无效去世。遵照他的遗嘱，医学院将他的眼球制成标本，陈列在他生前工作过的眼科病理研究室以作教学之用；他的角膜移植给了山东省海阳县一位青年农民。潘作新教授是我国第一位将自己的角膜捐献给眼库的眼科医生。

医院第二任院长是人体解剖学专家沈福彭教授，他于1982年去世，将遗体奉献给他一点一滴创建起来的解剖教研室，他的骨骼经过精心处理制成了骨架标本，摆设在几十年前他亲手创建的解剖标本室内"继续站岗"。沈福彭教授以其对党对社会主义执着的爱，以无私奉献、奋斗不息的精神和"鞠躬尽瘁，死而不已"的高尚情操，在广大知识分子和人民群众心里树起了一座丰碑。在他逝世后，中共山东省委、省政府于1982年6月发出

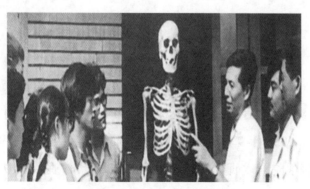

沈福彭教授将遗体献给医学教育事业

《关于向优秀共产党员、医学教授沈福彭同志学习的通知》,《人民日报》《大众日报》等先后发表文章,号召向其学习。

张默道教授,普外科主任医师,医院终身医学专家。曾荣获全国最美女医师、青岛市首届"最美天使"、山东省三八红旗手、"全国老有所为先进典型"等称号。她始终坚守在临床一线,兢兢业业,潜心钻研。退休后,本该颐养天年的张默道"退而不休",一直在门诊坐诊,众多患者慕名找她看病。行医 70 年,张默道给别人看了一辈子病,自己却有四次与癌症抗争的经历。"我是个医生,我只会看病,所以特别珍惜时光,我也知道今后的日子不多了,在最后的日子里,我就想做自己这辈子最喜欢也最开心的事,就是看病。"张默道用自己的实际行动,将医生的天职阐释得淋漓尽致。她把自己活成了一盏灯,照亮无数患者生命之路的同时,也在默默坚守初心,在医者仁心的大道上,完成自己一辈子的使命。

心中有信仰,脚下有力量。医院做到始终在思想上、行动上同党中央保持高度一致,确保党的基本理论、基本路线、基本方略在医院落地、生根、开花、结果。注意凝练医院文化精髓,挖掘整理医院历史、文化特色和名医大家学术思想、高尚医德,讲好青大附院故事,传承和发扬青大附院优良传统,打造医院精神家园,提升广大员工的主人翁意识,凝聚支撑医院高质量发展的精神力量,真正形成有核心竞争力的特色医院文化,切实提升医院的凝聚力,激发奋发向上的活力。

二、坚持党的领导,加强组织建设

1949 年 6 月 3 日,被中国人民解放军青岛市军事管制委员会派代表进驻接管后,医院始有中国共产党组织,先成立党小组,10 月建立首届党支部委员会。1956 年 9 月,医院成立第一届党总支委员会;1965 年,根据工作需要,医学院党委研究同意并报青岛市委批准,医院成立党委;7 月,召开党员大会选举产生第一届党委会;1988 年 6 月,召开首届党员代表大会，选举产生第二届党委会。医院各党总支委员会在院党委的领导下开展工作，加强对所属支部、党员的教育和管理，严格党的组织生活，做好精神文明建设工作和思想政治工作，紧密结合医院中心工作，组织协调总支范围内各部门管理工作和各科室的医疗、教学、科研工作，支持总支范围内共青团、工会等工作。

时至今日，在上级党委领导下，医院党的建设工作扎实开展，全面执行和落实党委领导下的院长负责制，医院党委充分发挥把方向、管大局、作决策、促改革、保落实的领导作用，全力推进"68112"发展规划，推动高质量发展。扎实开展学习贯彻习近平新时代中国特色社会主义思想主题教育，凝心铸魂，引导党员干部筑牢信念之基，汇聚起干事创业的强大动力。领导班子、全体职能部门大兴调查研究，打通工作堵点，解决了职能管理中的顽瘴痼疾，并切实把调查研究固化为管理工作基本功。加强基层党组织体系建设，坚持在每个病区设立党支部，共177个党支部覆盖全部病区，每个党支部均实现了"双带头人"配置，比例达到100%。举办全院党支部书记专题培训班，提升党务工作能力。制定党支部参与科室重大事项决策制度，党支部参与科室新技术新项目开展、人才队伍建设、绩效分配等方面决策，党建与业务融合优势逐步凸显，科室决策更加科学规范。

三、党员率先，勇担重任

在青大附院125年的前进历程中，从抗美援朝、唐山大地震救援到抗击"非典"、汶川地震救援、"11·22"黄岛燃气大爆炸医疗救援、抗击新冠，以及援外、援疆、援藏等一系列援助壮举，无不是青大附院这所百年老院勇担社会责任的生动写照。不论时代如何变迁，不变的是每一次危难关头，党委号召组织，党员率先垂范、冲锋在前；不变的是青大附院人的一腔爱国热忱、大医情怀。

（一）抗美援朝保家卫国

1950年冬，年轻的中华人民共和国受到美国侵略者的严重威胁。中国人民志愿军唱着"雄赳赳，气昂昂，跨过鸭绿江"的战歌开赴朝鲜前线，全国人民同仇敌忾，掀起了轰轰烈烈的抗美援朝运动。青大附院的医护员工争相报名为"最可爱的人"服务，1951年，医院连续派出三批医疗队员到志愿军野战医院工作。首批35名队员由外科主任冯雁忱任大队长、医院党支部委员王滋才任副大队长，于1951年3月1日出发，7月24日返回，工作期间有17人立功；第二批20名队员由外科张之湘医师任大队长，于1951年6月12日出发，1952年5月28日返回，医疗队受到通报表扬；第三批8名队员由韩积义任大队长，于1951年9月26日出发，1952年4月返回，工作期间10人立功。

医疗队员在战火纷飞的艰苦环境中，吃苦耐劳，以优良的技术成功抢救了一批批重伤员。首批医疗队员、外科董俊友医师回忆当年充满战斗激情的日子说：我们到达之后不久，就在白雪茫茫的战地迎接了第五次战役中下来的几百名伤员。手术室就是战场，一个手术结束后到另一个伤员抬进来之前的一二分钟，就是我们唯一的休息时间。这样连续奋战几个昼夜，医生们的眼熬红了，闭闭眼或用冷水洗洗再干；不仅正常睡眠保证不了，连在手术室吃饭的时间也舍不得"浪费"，一边吃，一边写病历，经过超极限的努力，这批伤员首次手术任务终于完成了。我们习以为常地背伤员出去晒太阳，为伤员擦身、洗脚、洗衣服、讲故事以及代写家信，这不是一天两天，而是连续几个月。那种高度的责任感和友爱之情，令人终生难忘。

抗美援朝医疗队是中华人民共和国成立后青大附院人积极参与各项抗灾抢险救治工作的开始，也由此形成了医院"招之即来、来之能战、战之能胜"的优良传统。

（二）医者仁心穿越国界

1957年以来，青大附院积极响应国家号召，于1957年11月和1961

年 11 月先后选派两批共 5 名医务人员参加中国援蒙医疗队，两批援蒙医疗队队员分别在当地工作 4 年；1968—2007 年，医院先后派出 19 批共 44 名医务人员参加山东省援坦桑尼亚医疗队，分别在当地工作 2 年；1986—2023 年，医院先后选派 5 批共 8 名医务人员参加山东省援塞舌尔医疗队，分别在当地工作 2 年。医院荣获"山东省出国医疗队先进集体"称号，多位援外医护人员荣获"援外医疗先进个人"等称号。

"医疗队员到坦桑，兄弟情谊似海洋，白求恩的榜样永不忘，毫不利己日夜忙……"这是 20 世纪 70 年代摄制的纪录片《中国医疗队在坦桑尼亚》中的一首插曲。1970—1972 年，神经外科孟广远教授与省内优秀专家 40 余人分 7 个专家组进驻坦桑尼亚开展医疗救助。孟广远教授等人对口支援的地区叫莫罗戈罗，那里医疗设施简陋，医疗人才十分匮乏。但就是在这种条件下，他不仅要坚持工作，还要"兼职"多个科室的医生。有一次，经过一户农家时，他遇到一个即将生产的孕妇，但迟迟不见接生婆的踪影。孟教授来不及多想，定睛一看，胎儿先露出的部位竟是臀部！他脑中全力回忆着接生的一切知识，双手缓慢而有力地将胎儿逐渐从母体中拉出。一声清脆而响亮的啼哭划破了村庄的寂静。成功了！孟教授将婴儿抱起交到男人的手中，男人激动地连声说着谢谢，兴奋地亲吻着自己的妻子和孩子……孟教授永远难忘这次特殊的经历，虽然形式不同，但同样是挽救生命，而患者康复的一刻就是他最开心的时候。1985—1987 年，骨科夏精武教授参加了第九批中国援坦桑尼亚医疗队，被分配到木索马医疗点任副组长，负责生活管理工作。当时的木索马物资匮乏，药品、医疗器械全靠外援，并且经常断水断电，与家人的联系也仅能依靠书信，但也无法保持畅通。那里还是疟疾和艾滋病的高发区，需要严防感染，就是在这种艰苦的条件下，夏精武教授仍然带领小组成员和当地医务人员完成了包括骨科、普外科疾病以及甲状腺、乳腺、胃肠道、肛门疾病的手术。

2004—2006 年，病理科赵鹏教授参加了第十批中国援塞舌尔医疗队，担任塞舌尔卫生部维多利亚医院病理科高级病理医生，同时兼任警察局的法医。赵鹏教授在完成医院病理相关工作的同时承担了包括猝死、伤害致死（刀伤、枪伤等）、交通事故、自缢、中毒等意外死亡及高度腐败尸体的尸检和死因调查工作，平均每年尸检数量约 170 例。赵鹏在塞舌尔的工作受到塞方卫生部的高度评价，2005 年 11 月我国卫生部考察组到塞舌尔访问，会谈中，塞方卫生部高度评价了赵鹏教授的工作，中国卫生部国际合作司对赵鹏教授通报表扬。

2021—2023 年，心血管内科许丰强教授和创伤外科王开教授参加了第十八批中国援塞舌尔医疗队，同时许丰强教授担任医疗队队长、党支部书记。时值新冠疫情形势严峻时期，他们不畏疫情、逆行出征。在塞舌尔支援的两年中，许丰强教授负责当地医院各科室及塞舌尔各社区诊所的会诊，24 小时在线听班，抢救危重患者 200 余人次，并作为当地唯一的心内科专家，克服没有专业心脏数字减影血管造影（DSA）手术设备的困难，仅依靠骨科小型透视设备成功完成起搏器手术 20 余台，在艰苦的医疗条件下挽救当地众多患者生命，得到了当地政府和人民的高度赞扬。王开教授的日常工作覆盖病房、手术、骨科门诊、创伤专科门诊、急诊会诊等各方面，在为非洲人民解除病痛的同时做到"授人以渔"，将"教"融入"治"，把理论技术与当地落后的设备有机结合，开展数项塞舌尔首例手术，共完成手术及各类操作近 700 例。两年的援助时间，他们及时完成国家及省卫生健康委指派的各项任务，获得了塞舌尔当地医生和人民的尊敬，所在团队获得优秀医疗队等荣誉称号，架起了中塞两国人民的友谊桥梁。

（三）危急关头勇往直前

1. 唐山大地震救援 1976 年 7 月 28 日，河北省唐山市遭受了 7.8 级强烈地震的袭击。青大附院人对唐山地震灾区群众的支援是全方位的、无私的，向唐山灾区第一线派出了医疗队，参加了从唐山往外地护送伤员的列车医疗队，医院承担了百余名唐山伤员的治疗任务。

7 月 28 日傍晚，医院接到上级的紧急通知，要派出 10 名医护人员去唐山，必须在半小时内做好一切准备，待命出发。以朱翠芝、申东亮为领队，成员有翁维权、董国英、李淑英、黄纯洁等 10 位同志的医疗队第一时间成立，医疗队员像接到战斗命令一样，主动准备最必要的医疗器械如手术包等。晚 8 时 40 分，医疗人员踏上北去的汽车，一路大雨，接近唐山市，公路被倒塌的建筑物掩埋，有时需要"开路"，直到 7 月 31 日凌晨才到达唐山震区指挥部——唐山飞机场。当日 10 时，赶到目的地赵各庄。

其间唐山的余震不断，大家每天早出晚归，冒着余震走家串户，送医送药上门。一天深夜，队员已经睡下，忽然有人来报告，一位产妇即将分娩，请求接生，妇产科朱翠芝医生立即起床前往，直至次日凌晨，产妇安全分娩后，朱医生才松了口气。产妇的家属请朱医生给婴儿起个名字，经过再三斟酌商量，一致同意取名"震生"。震后第 15 天，医疗队接到一项紧急命令：抢救已被困在井下 14 天又 10 小时的 5 名矿工，重点负责抢救矿工陈树海。内科医师翁维权被任命为组长，他毫不犹豫地进入巷道，眼前漆黑一片，只靠着矿灯的微弱灯光向前走，在到达第五巷道时，接到了抬过来的陈树海，此时他已经休克，收缩压降至 90 毫米汞柱，危在旦夕。经过商量，为避免发生因井下与地面气压差引起血压继续下降和心搏骤停，采用了"在井下给予患者输液升压、逐渐上井"的措施，翁维权等冒着生命危险，在井下展开了近 12 个小时的紧张抢救，使陈树海安全转上地面，又经过了 3 个多小时的连续治疗，终使其脱离了危险。翁维权医师成为抢救顾问委员会成员，被评为山东省抗震救灾积极分子，其先进事迹登上了《人民日报》。与翁维权同时被评为山东省抗震救灾积极分子的还有朱翠芝、董国英。唐山市的医疗卫生设施在地震中已基本被摧毁，大批重伤员要运往外地救治。医院在派出赴唐山医疗队的同时，迅速选派医护员工 8 人，参加青岛市统一组织的山东省抗震救灾第四列车医疗队，由李家谌、牛祺衡带队，先后多次开往唐山，将数千名重伤员接到济南、烟台、青岛等地医院救治。队员们冒着三四十摄氏度的高温和余震危险，和解放军同志一起，将伤员抬着、背着送到列车上，没有一个人叫苦叫累。

为接收从唐山转运来的伤病员，青大附院全员动员，院领导亲临指挥，机关人员也分批到临床帮助开展工作。8月5日，医院迎进了第一批96名伤员，他们得到了精心治疗和精神抚慰，深感祖国大家庭的温暖。医院共接收两批132名伤员，治愈后分批护送离青。

2. **抗洪救灾** 1998年7月，长江流域爆发特大洪水，灾区人民和抗洪战士的生命安危及严重的灾情深深牵动着医院党政领导和广大职工的心。医院职工伸出一双双援助之手，献出自己的爱心，弘扬了中华民族"一方有难、八方支援"的传统美德，表现出了全院职工敬业爱岗、爱院爱国的高尚情操，为取得抗洪救灾的最后胜利作出了自己应有的贡献。8月12日上午，在市卫生局没有做出统一部署之前，医院党政领导紧急拨款10万元（包括职工一部分劳务补贴）作为救灾款，由院党委副书记崔华青同志直接送到市民政局。这笔款项为当天青岛市集体和个人数额最大的一笔捐款。8月19日上午，崔书记再次代表党政领导和全院职工向市红十字会第二次捐赠3万元救灾款。8月14日，医院职工自动发起赈灾捐款活动。8月17日的周会上，崔书记代表院党委向全院职工发布了抗洪救灾动员令，宣布拿出全院职工奖金的10%作为紧急捐款。全院再次动员，由党办和各党总支组织捐款活动；由医务处组织抗洪救灾突击队，做好备战；由药剂科负责准备好急救药品，随时支援抗洪救灾第一线；各部门、各科室做好本职工作，提高医疗技术和服务水平，以实际行动支援灾区。截至8月19日，共有426人报名参加抗洪救灾突击队；医务处已拟定好28人的突击队成员名单；药剂科已紧急筹集一定数量的灾区急需药品共100余种存库备用。截至8月28日，党委办公室共收到95 676.61元的捐款。8月21日医院再次向省卫生厅捐款20万元，并捐助10万元药品。9月1日，医院职工又掀起捐物热潮，两天内共捐赠衣物4 496件，其中被褥201件。9月18日由杨松凯副院长带队，共4名成员组成的青医附院抗洪救灾医疗队启程奔赴济南，与其他兄弟单位医疗队一起组成山东省抗洪救灾医疗队开赴抗洪一线。医疗队在江西省永修县立新乡、三角乡吴城镇等受灾最严重的地区巡回医疗7天，诊治当地灾民3 000多例，换药200多次、实施手术100多例，无偿发放药品价值达4万多元。他们积极宣传防疫知识，做好救灾防疫工作，为抗洪救灾取得全面胜利作出了一定的贡献。9月29日，医疗队顺利完成任务返青。10月8日是医院的百年华诞，医院举办了简朴而又热烈的院庆活动，将院庆节省下来的资金，为江西省永修县捐款10万元，援建一所卫生院。10月15日，青岛市召开全市抗洪防病工作总结表彰会议，医院的抗洪防病工作受到市卫生局的表彰，杨松凯副院长代表医院在会上作了赴江西进行抗洪防病的工作汇报。10月29日，在山东省对口支援江西省救灾防病工作总结表彰大会上，医院被山东省卫生厅评为救灾防病工作先进单位，杨松凯副院长荣获三等功，于文成、王顺义、王培戈三名队员获嘉奖。

3."11·22"黄岛燃气大爆炸医疗救援　2013年11月22日上午，黄岛区中石化东黄输油管道发生泄漏爆炸事故，出现大批伤员。

院党委统一部署，10分钟之内，黄岛院区的90名医护人员迅速动员集结，他们带着血压仪、监护仪和抢救车赶到急诊室，35个临床科室的科室主任和护士长在第一时间安排好手头工作，火速集结。

30余名专家从市南院区赶来，50余名专家从崂山院区赶来，他们以最快的速度就位；下夜班的护士们被紧急召回，正在家里休息的护士也立即赶回医院；一些没有接到医院通知，但得知事故消息的医护人员，纷纷主动赶往救治现场。

80多名专家、100多名医师和200多名护士，立即兵分三路，快速接诊，快速分流，确保在第一时间展开治疗。急诊、病房、手术室、ICU、各临床科室、后勤保障、行政组织……许多参加伤员救治的工作人员连续30多个小时都没合过眼。

11月24日下午，习近平总书记专程来到青大附医院黄岛院区，看望事故伤员，并亲切慰问参与伤员救治的医护人员。

本次事故青大附医紧急反应、连续作战，夜以继日、连台手术，共收治伤员 159 人，实现零死亡。

（四）疫情防控身先士卒

1. **抗击"非典"**　2003 年暴发的"非典"是全球众多国家和地区面临的一场疫病危机。疫情发生后，医院按照上级党委、政府的要求，立即行动，把抗击"非典"当作第一要务，在全院进行了全面的组织和动员工作。

2003 年 4 月 11 日，医院成立"非典"防治领导小组，党委书记担任领导小组组长。院长亲自指挥督导全院的各项防疫工作，提出了"加强领导、明确责任、堵防结合；抓环节、堵漏洞、抓好三个关口，做到四个确保，处理好三个关系；不计一切代价，完成'非典'防治任务"的工作要求，带领全院广大职工做了大量工作。同时，医院党委组织开展了"学英雄扬旗帜"主题教育以及向邓练贤等一大批先进模范学习的活动，带领全院党员佩戴党徽上岗，把党的旗帜高高举起来，把党的声音源源不断传播开来，把党员形象积极展现出来，把党支部的战斗堡垒作用充分发挥出来，以战斗的姿态迎接考验、迎接挑战。

5 月 7 日，医院召开了隆重的抗击"非典"誓师大会，医院职工代表纷纷上台发表抗击"非典"的宣战书、决心书，进行了抗击"非典"誓师签字。会上，院长苗志敏代表院领导表示：只要工作需要，医院党委成员、院级领导绝不含糊，一定会身先士卒，冲在最前面。50 多个科室的 500 多名党员、1 800 名干部纷纷写下请战书、立下军令状，要求到抗击"非典"最前线。

在最短的时间内，医院建成了发热预检门诊和专门通道，并投资百万元，仅用 4 天就紧急建成了省内一流、布局合理的青岛市第一个发热留观室，成立了"非典"防治一、二、三线梯队和青年突击队，同时加大宣教力度，进行相关培训和模拟演练，并采取一系列措施确保一线医务人员的身体健康。医院组建了 10 批防"非典"预备队参加青岛市防"非典"工作，有5 人任队长。

4 月 8 日，秦筱梅同志临危受命，担任青岛市防治"非典"临床救治专家组组长。此后,她奔波在数不清的会诊路上,常常要到深夜甚至是清晨才回家。5 月 5 日晚上,胸科医院"非典"病房里一隔离观察患者突然病情加重,秦筱梅和五六位专家组成员赶去了。由于严格的消毒隔离和防护措施,每一项检查都要很长时间才能出来结果。等最后一份检查结果出来,患者病情稳定时,已经是第二天凌晨 4 点多。

抗击"非典"期间,很多老专家按捺不住一腔报国热情,主动请战加入战"疫"行列中。呼吸科专家张慈心主任医师身患癌症,经历两次大手术,但她一直坚持到一线工作,经常加班加点,毫无怨言。赵永碧、冯秀琴、李德辰教授毅然请缨到抗击"非典"第一线,他们不仅请缨参与门诊工作,而且主动要求周末值班,并多次提出如果病房需要,他们随叫随到。他们都是年过花甲的老人,本可以悠闲地在家里享受天伦之乐,但他们没有忘记自己的职责,依然像年轻人一样冲锋陷阵,没日没夜地战斗在这个没有硝烟的战场上。5 月 5 日,呼吸内科副主任于文成受命进驻青岛市"非典"治疗定点医院,成为第一批进驻的医务人员之一。

于文成同志进入青岛市"非典"治疗定点医院——青岛市胸科医院后,担任"非典"病区的临时党支部委员和小组长。在"非典"病区,由于持续消毒,充满了浓浓的、刺鼻的消毒剂气味,呛得人咳嗽、流眼泪、流鼻涕,每次出来医生护士们都眼睛通红。于文成说,每次回到办公室,医护人员都感到非常疲劳,但没有一个人有怨言,更没有一个人当"逃兵"。

4 月 8 日,院党委发出"向'非典'宣战"的号召,广大护士踊跃报名,出现新老护士竞相参战的感人情形。5 月 15 日,呼吸内科副主任程兆忠、ICU 副主任医师李连弟接到命令,火速集合,奔赴河北省支援抗疫,他们主动提出到疫情较重的地区工作。在河北工作期间,虽然饮食住宿条件差,但他们毫无怨言,积极参与抗击"非典"一线的重大抢救、会诊、排查、宣传教育等工作。据统计,截至 6 月底,医院筛查患者 5 453 人次,"非典"门诊排查疑似患者 2 044 人次,会诊 186 人次,发热留观门诊留观 133 人次,未发现和遗漏一例"非典"患者。青岛市对抗击"非典"首批先进集体和个人进行表彰,于文成、秦筱梅被授予"青岛市先进个人"称号,医院党委和于文成还分别被青岛市委授予"先进基层党组织""优秀共产党员"荣誉称号。5月23日,医院党委决定,授予消化呼吸党支部"抗击'非典'先进党支部"荣誉称号,并在全院开展向消化呼吸党支部以及于文成、程兆忠、李连弟三位共产党员学习的活动。6月30日,时值中国共产党成立八十二周年之际,山东省委对防治"非典"工作先进基层党组织和优秀共产党员进行表彰,于文成荣获"山东省抗击'非典'优秀共产党员"荣誉称号。

2. **防控新冠**　2020年新冠疫情发生后,医院迅速成立以党政主要领导为组长、全部院领导参与、办公室设在门急诊部的领导小组,并建立起"领导小组－工作组－专项工作组"三级防控体系。疫情期间,尤其是疫情防控形势最为严峻的时刻,青大附院各级党组织和广大党员、医务员工团结一心、众志成城,始终坚持"人民至上、生命至上"不动摇,坚持治病救人的责任使命不动摇,以最实的作风、最硬的措施,不折不扣抓好疫情防控和医疗救治,以最强的专家团队、过硬的医疗技术,全力以赴救治急危重症患者,守护好人民群众的生命安全和身体健康。

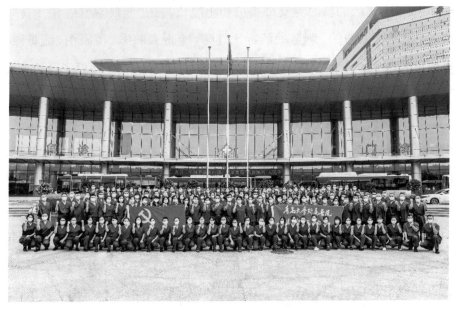

援鄂医疗队圆满完成抗疫任务

在这次抗疫中，作为救治新型冠状病毒感染患者的定点医院，青大附院负责青岛、日照两市重症患者的救治工作。医院精准筛查出山东省第一例新型冠状病毒感染患者，拉响山东省疫情防控警报，在全国率先建立隔离病房远程会诊系统，在医院内成功救治 564 例隔离患者，在疫情防控期间成功实现院内零感染。派出 143 人赴鄂驰援，先后派出援沪医疗队、援琼医疗队、援渝医疗队等，积极参与青岛市应急备用医院、红岛方舱的管理运营与医疗救治，分别成立临时党支部发挥基层党组织的战斗堡垒作用。先后派出 21 批共 1 402 人次的医疗队参加疫情救治工作，均圆满完成救治任务。

工作重心从疫情防控转到医疗救治以来，医院创新性开展工作，通过人员物资统一调配，打通内科外科界限、急诊门诊界限，畅通全院一盘棋救治体系；建立普通门诊－发热门诊－急诊门诊"三诊统一"模式，设立发热方便门诊和发热门诊输液室，完善三级梯队人员调配机制，成立"科主任驰援急诊突击队"，确保 24 小时接诊；合并专业科室，独立开设多个综合病区，组建内科 / 重症医师＋外科医师＋平台科室医师的混编队伍；在互联网医院开设新冠病毒感染咨询免费专区，建立线上自助预约 CT 检查等服务，满足患者全方位就医需求。2022 年 12 月 7 日至 2023 年 2 月 8 日，医院发热门诊累计接诊 4 万人次，急诊累计接诊 7 万人次，完成 1.2 万人次新冠病毒感染者的收入院救治工作。

抗疫期间，医院有 30 余人获得国家、省部级表彰及荣誉称号，其中牛海涛同志荣获"全国卫生健康系统新冠肺炎疫情防控工作先进个人"荣誉称号、于文成同志荣获"全国先进工作者"荣誉称号、张孝田同志荣获"中国五四青年奖章"、崔竹梅同志荣获"全国三八红旗手"荣誉称号。

四、发挥基层组织战斗堡垒作用，推进事业发展

党支部是党在医院基层的战斗堡垒，是党在医院全部工作和战斗力的

基础,担负直接教育党员、管理党员、监督党员和组织群众、宣传群众、凝聚群众、服务群众的职责。医院始终坚持加强党的基层组织建设,围绕中心抓党建,坚持支部建在病区,科室主任是党员的必须兼任支部书记,将党支部设到病区。医院中层干部坚持三年换届制度,支部委员会也实施三年换届,2022年完成了全院177个党支部及10个党总支的换届选举工作。

医院扎实开展主题教育,举办主题教育基层党组织书记培训班,强化基层党组织书记理论素养、增强攻坚克难本领、凝聚高质量发展组织动力。切实推进全面从严治党,狠抓党风廉政建设,夯实"党政同责""一岗双责",推动党建与业务深度融合。持续推进党支部标准化建设达标工作,开展星级支部评选活动,改革党建工作考核评价机制,提高党组织书记抓基层党建工作质量。制定并完善了《青岛大学附属医院党支部参与科室重大事项决策制度》,进一步明确党支部在科室决策的内容、形式及工作机制。建立了"五必谈""五必访"制度,即:工作岗位变化必谈、发生投诉纠纷事故必谈、受到重大奖惩必谈、员工之间出现矛盾必谈、出现不当言行必谈;员工生病住院必访、家庭有重大困难必访、员工及直系亲属去世必访、员工家庭出现重大矛盾必访、员工出现严重心理波动必访。要求党总

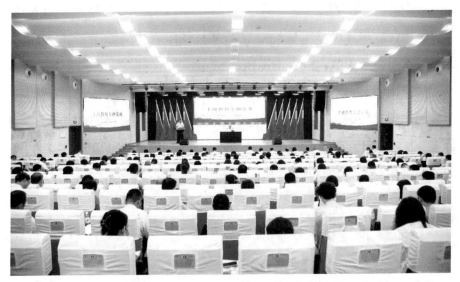

医院党委举办主题教育基层党组织书记培训班

支、党支部要与员工面对面交流谈心，疏通引导员工，并设身处地地为员工分析利弊得失，帮助员工解决实际问题，做到尊重员工、相信员工、依靠员工，共同打造员工思想的加油站。

同时，党支部担负着促进党建工作与中心工作融合发展的任务，每个支部都在本部门、本科室改革创新、业务发展中发挥着战斗堡垒作用。

（一）青大附院骨科医院崂山党支部——具有辉煌历史并与时俱进的党支部

青大附院骨科医院崂山党支部已成立 15 年，连续 3 年在医院年终党建工作述职评议考核工作中获得"优秀"。目前共有党员 38 名，支部共分 4 个党小组：运动医学科党小组，脊柱外科党小组，创伤外科党小组，关节外科党小组。党支部各项党建工作开展规范，并能够积极探索基层党建的新思路、新模式，有效开展骨科党建工作。科室年均出院 11 000 余人次，其中出院外埠患者占比 28.6%，开展手术 10 000 余例，居全省首位。

青大附院骨科于 1947 年由时任院长沈福彭教授创立，1981 年被国务院批准为山东省首批硕士学位授权点，1995 年被确定为首批省属重点学科之一，2000 年被确定为省医药卫生重点实验室，2007 年获批成为临床医学博士后流动站及博士重点培养学科。经过几代医者的薪火相承，青大附院骨科医院崂山党支部及所在单位现已发展成为山东省骨科领域唯一的国家临床重点专科，附设省医药卫生重点实验室——山东省创伤骨科研究所，涌现出胡有谷、陈晓亮、陈伯华等一批国内知名专家。

医疗卫生行业基层党组织的根本任务就是赓续医学红色血脉，高质量开展学科建设。青大附院骨科医院崂山党支部以党建为引领，打造"传'骨'承'筋'，医路先锋"品牌，构建青大附院骨科医院崂山党支部整体服务框架，重点打造品牌专家、树立品牌亚专科，细化各专业发展路径；从患者角度简化和优化就医流程、减少就医密集度，为品牌效应开拓党建工作提供了强有力的组织保障，增强了基层党组织的凝聚力和战斗力。在青大附院骨科医院崂山党支部带领下，骨科医院以临床问题为导向，以服务人民为目标，推动本领域临床及转化研究，以深入而卓有成效的前期研究为基础，结合学科发展趋势，制定明确的研究目标及重点任务，朝着争创国家骨科区域医疗中心而努力奋斗。

2018年，医院正式聘任张英泽院士为骨科医疗中心学术带头人；2019年，骨科医疗中心更名为骨科医院，张英泽院士任第一任院长，马学晓、张海宁、西永明、丁小珩教授任副院长。2020年12月，骨科医院正式获批成为山东省骨科与运动康复临床医学研究中心，同期获批成为国家骨科与运动康复临床医学研究中心山东分中心。2021年，增设保膝科，成为全国最先成立保膝科的医院，至此骨科医院形成脊柱外科、关节外科、创伤外科、运动医学科、保膝科、骨肿瘤科和手足显微外科7个亚专科，各专业学科在各自的专业领域精耕细作，逐渐打造出各具特色的品牌专科，连续5年跻身复旦全国专科声誉榜。2019年，获批科技部国家重点研发计划；2021年申报并成功获批国家卫生健康委骨关节疾病微创与数字智能诊疗技术培训基地。

共产党员带头勇于创新干事创业。支部书记马学晓领衔团队，作为核心单位首创研发全球新一代脊柱内镜——EndoSurg脊柱内镜设备及技术，受邀赴欧洲举办专项培训班，开我国脊柱内镜领域境外国际培训先河。2023年5月15日，EndoSurg国际精英训练营全球脊柱内镜技术培训项目在青大附院亚太脊柱内镜技术交流中心隆重开幕。来自亚太多国的首批培训学员们在这里接受为期一周的EndoSurg技术强化培训，这也标志着我国脊柱内镜技术发展迈上新台阶，开启引领行业发展新阶段。

张海宁教授率先垂范，带领团队研发LONGWELL-TREX关节机器人，这是用于髋、膝关节置换的手术机器人系统。TREX-RS辅助下的全髋关节置换手术，全程由机器人辅助完成，填补了国际空白。其全系统综合误差小于0.6mm，大幅缩短了手术时间。该产品已通过国家专业检测，目前处于多中心临床试验阶段，并完成技术转化。

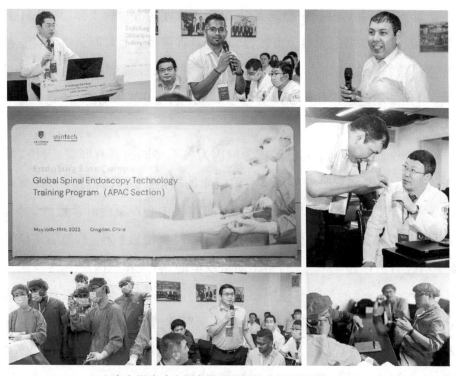

青大附院成功举办脊柱内镜技术国际培训项目

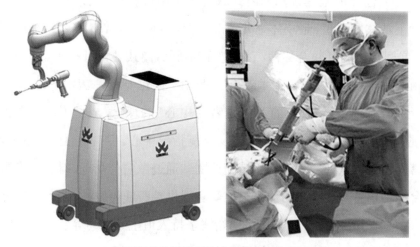

TREX-RS 辅助下的全髋关节置换手术

（二）青大附院器官移植中心党支部——开拓进取并富有爱心的团队

青大附院器官移植中心党支部 2022 年被评为五星级支部，现有 51 名党员，现任支部书记为蔡金贞教授，也是器官移植中心学科带头人。支部注意结合自身工作特点，紧紧围绕医院中心工作，破解基层党建工作难题、增强基层党建工作创新动力、发挥基层党组织整体功能，使党建与业务深度融合。

目前，器官移植中心已经成为国内为数不多同时具有肝脏、肾脏、胰腺、小肠、心脏和肺脏 6 种器官移植资质的国内一流、省内第一的，集临床、科研、教学为一体的大型综合性器官移植中心。下设肝移植科、肾移植科、儿童器官移植科、肝脏外科、肝病内科、移植监护科、移植随访科等亚专科，开放床位 189 张，打造出质量双全的"青大移植医疗"品牌，建立了具有青岛特色的器官移植中心，为省内外终末期器官衰竭患者提供国内一流的器官移植医疗服务。中心以儿童肝移植、亲体肝移植、劈离式肝移植为特色，目前已完成肝移植 1 144 例，肾移植 1 993 例，器官捐献 1 192 例，心脏移植 43 例，肺移植 23 例，胰腺移植 34 例。2022 年，中心肝移植全国排名前十位，肾移植全国排名第十六位，器官移植综合排名全国第七位。开创性完成全国首例劈离式联合多米诺肝移植，山东省首例腹腔镜辅助下活体肝移植、最小体重儿童肝移植、首例儿童亲体多米诺辅助肝移植、首例儿童肝肾联合移植、首例左右半肝劈离式儿童肝移植、首例胰岛移植等高难度移植手术，手术效果达到国内领先、国际一流水平。

中心始终秉承"以器官移植受者为中心"的理念，成立了山东省首家且规模最大的器官移植受者随访及康复指导中心，并建立了"青谊之家"器官移植受者联谊会。中心移植随访团队通过微信公众号、抖音等多媒体平台为山东省乃至全国的器官移植受者提供免费随访服务，服务对象近万人。中心在做好医疗服务的同时，始终坚持人道主义救助等各项工作的开展，团队获得青岛市慈善总会颁发的"青岛慈善十佳"荣誉称号，为青岛市器官捐献及移植事业做出突出贡献。器官移植中心以规范的器官移植流程，精湛的手术技术、热情的医疗服务关怀，使得其器官移植综合服务能力居省内领先、全国前列，成为山东省医疗卫生事业重要的开拓者和先行者，挽救了数千名终末期疾病患者的生命，也挽救了数千个家庭。

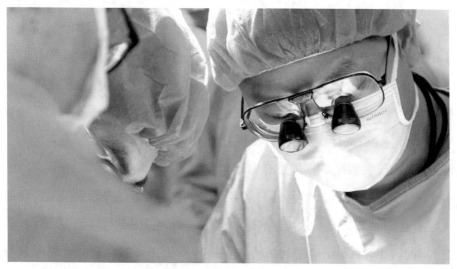

肝移植团队正在进行肝移植手术

五、加强党的领导，夯实"人民至上、生命至上"办医理念

医院充分发挥党委领导作用，不断夯实党委领导下的院长负责制，着力构建党委统一领导，党政分工合作、协调运行的工作机制，把党的领导融入医院治理全过程、各方面、各环节，确保公益性办医方向。全面落实从严治党，严格落实"一岗双责"，不断强化党风廉政及行风建设，从制度、流程上将关键风险点融入业务管理的全过程，对关键岗位关键流程全部实现有效监管和防控。

（一）促进优质资源下沉，提升县域医疗服务水平

面对医疗资源配置不均衡，农村地区医疗资源薄弱、基层医疗机构能力不足等问题，医院积极响应国家和政府号召，坚持以人民健康为中心，

坚持公益性，积极探索"一院多区"新模式，推动优质医疗资源扩容和均衡布局，致力于让人民群众在家门口就能享受高水平优质医疗服务，在家门口就能"看得上病、看得起病、看得好病"。

黄岛区与青岛市主城区隔胶州湾相望，两地之间靠轮渡连接，交通不便，该区域人口众多，缺乏高水平医疗机构，给周边数百万群众就医带来了困难。2011年，在市、区政府极力邀请下，院党委决策同意全面托管西海岸院区，该院区由黄岛区人民政府全资建设，人、财、物、业务由青大附院全权管理。该院区在"11·22"黄岛燃气大爆炸伤员救治中发挥了重要作用。2014年，黄岛区上升为国家级新区——西海岸新区，西海岸院区为当地招商引资、发展经济提供了有力健康保障。

平度市距离青岛、烟台、潍坊等各市的主城区各约100公里，是青岛全域崛起的咽喉之地，但其与周边十余个县市均无三甲医院，居民"看病难"问题突出，不利于推进区域协调发展与乡村振兴战略。受青岛市政府委托，院党委决策同意协助建设青岛市北部医疗中心，该院区由平度市政府建设，作为青岛市属独立法人的市级综合医院，参照西海岸院区模式由青大附院全权托管。该院区开业仅2年，就在2022年全省公立医院绩效考核和高质量发展考核中，排名全省第9、青岛市委直属单位第1，CMI值位列全省第8位、胶东半岛市属医疗机构第1位；2024年4月份，四级手术占比达到31.89%。

针对多院区运行管理新形势，医院深化"一院多区"运行机制改革，坚持集中统一管理为主和院区适当自主管理相结合的原则，创新实践"十统一五自主"管理模式，即实行党建文化、学科建设、组织干部、人才引进和晋升、质量服务标准、科研教学、财务与绩效、物资采购配送、审计监督检查、信息系统协同"十统一"管理；实行患者优化服务、规范业务质量、内部高效运行、后勤安保服务、院区部分预算等"五自主"管理。重点就"一院多区"模式下的一体化、同质化、战略定位与学科差异化协同发展及文化价值传承等方面深化创新改革。

通过"一院多区"模式下的创新举措,各院区的业务量指标、结构性指标、满意度指标和学科发展均呈现持续向好态势,拉动了医院整体发展,有效实现了优质医疗资源的扩容和均衡布局,填补了西海岸新区及平度市无三甲医院的空白,满足了人民群众就近获得优质医疗服务的需求。医院充分发挥"一院多区"1+1>2的协同整合效应,秉承公益属性,始终以人民健康为中心,不断追求卓越,以最大限度地满足人民群众日益增长的健康需求。各院区之间的联系和协作日益紧密,职工形成高度统一的文化认同,医院门诊患者满意度、住院患者满意度及职工满意度逐年提高。经一体化与同质化管理,全院住院手术量从2011年的3.5万例逐年增至2022年的15万例,出院人数从7.7万增至27.7万,平均住院日从10.2天降至6.3天;全国公立医院绩效考核成绩一直保持A+,2020年进入全国第12位(A++)。

与此同时,医院充分发挥"一院多区"在平战转换中的优势,某个院区主力抗击疫情,其他院区通力支持、全力补给、保持稳定、做好后盾。在疫情暴发初期,西海岸院区承担着青岛、日照两市新冠病毒感染患者救治任务,收治的新冠病毒感染患者均治愈出院,其中包括山东省首例新冠病毒感染危重患者;平度院区作为青岛市新冠病毒感染患者定点收治医院,两次清空,圆满完成了540余名新冠病毒感染患者的救治。

2004年,青岛大学医疗集团成立,经过二十年建设,以青大附院为核心,搭起联合青岛市内、带动周边、辐射省内,远及云南、贵州、新疆、海南的集团架构。目前集团已有28家成员单位,有效促进优质医疗、管理资源下沉市、县医院,先后与50余家社区卫生服务中心签订双向转诊协议;在山东省率先成立互联网医院,为复诊患者及医联体患者提供便捷;探索建立以肿瘤和慢性病为主的专病防治模式并不断创新,推进建立由医院各相关学科牵头,集团医院、二级医院、基层医疗卫生机构、公共卫生机构等为成员单位的肿瘤、慢性病健康服务及管理联盟,全面提升区域专病防治能力。

（二）聚焦改善患者就医体验，提高人民群众获得感

在以往的就诊过程中，患者常常面临"一人住院，全家出动"的处境，早在十年前，青大附院就提出了"无障碍就医"的愿景，希望能够通过信息化等现代化手段改善患者就医体验。在主题教育期间，青大附院党委启动了"无障碍就医工程再深化，群众就医体验大提升"行动，坚持以人民为中心，以问题为导向，强化"就医无障碍，服务无止境"理念，深挖细化医院的服务内涵潜力。各级党组织通过优化流程、保障安全、促进沟通等措施，努力做到让人民群众便捷就医、安全就医、有效就医、明白就医。

医院通过增加自助挂号服务机，全新创建推出 96166 服务专线、掌上青医、支付宝、微信、自助机及医生诊间等多种便捷形式预约挂号；通过拓宽预约途径、开展检查预约、推进医院知名专家团队预约，合理安排错时就诊等多项措施，缩短无效等待时间。实行一站式会诊服务，全面推进门诊二次分诊、标识导引系统升级等工程，实现了自助打印，电子病历、云胶片系统、就医信息推送等智能化的便捷服务模式，实行导诊咨询、便民服务等一体化管理和一站式服务，创新性地设立病员服务中心，实现多渠道预约就医无障碍。为提升疑难重症诊治能力，在门诊和病房推广多学科诊疗模式，以多学科门诊和多学科会诊相结合的形式开展肿瘤 MDT 服务。通过完善全院引导标识系统，启用身份证实名挂号就诊及电子发票等措施，提高患者就医的便捷性。开设老年人就医绿色通道，成立听力障碍服务流程社会联办志愿服务群，增加共享轮椅、雨伞、充电宝等便民服务。畅通急诊急救绿色通道，通过优化医院急诊绿色通道和急危重症患者优先处置的制度与流程，对需紧急救治人员实施"先诊疗，后结算"模式；创新性启用山东首个"全参数"5G 院前急救系统，进一步优化急诊急救服务。

医院积极推进无障碍住院的服务模式，倡导"阳光住院"，在省内率先成立入院服务准备中心、住院患者检查中心、病员服务中心，实现便民服务、电话服务、病案复印、打印、审核盖章、住院等"一站式"需求服务全覆盖，推行全院"一张床"管理，促进多院区床位综合、有效利用。

目前，医院探索的精准预约诊疗服务模式、自助入院、床旁结算等智慧化服务，均取得了良好的成绩。在青大附院，患者可以根据线上流程，提前一天在家中完成入院手续预办理，在线上平台享受病员服预订、餐食预订、陪护预约等服务；住院当天，医院会主动推送智能来院导航，引导患者完成自助入院缴费、采血、住院用品暂存等服务；出院时，患者可独自通过线上自助办理相关手续，系统后续亦有用药指导、病历复印、满意度调查、回家导航、轮椅预约等服务。这套一站式入院的全流程服务场景，不仅大大减轻了家属的负担，更是对医疗资源的优化。据统计，医院自助入院患者占比已达 64%，出院床旁结算可达 81% 以上，入出院平均等待时间缩短了 90 分钟，门诊时间段预约从 20 分钟缩短到 15 分钟之内，核磁共振、CT、超声、肺功能、内镜检查等项目等待时间由 2.35 天下降至 1.87 天。

（三）发挥好党委把方向促改革作用

医院深化体制机制改革，健全党委决策机制，真正发挥党委把方向、管大局、作决策、促改革、保落实的领导作用。2018 年底，青大附院被国家卫生健康委、国家中医药管理局会同有关部门遴选确定为建立健全现代医院管理制度的试点医院。医院坚持党建引领，实施组织管理、经营管理、绩效管理、服务管理创新，深挖医院内部潜能，初步形成了具有青医特色的现代医院管理制度。

面对国家大力推进公立医院高质量发展的新要求，医院提前谋划，构建起青大附院高质量发展战略蓝图和体系框架，确定了"68112 发展计划"，即探索 6 项改革创新、实施 8 项攻坚行动、建设 11 项工程、搭建 2 个平台，强化项目牵引，夯实目标责任，加快促进医院转型升级。力争通过三年建设，实现医院向医疗 – 教学 – 科研协同发展的学院型医院转变，向以特色专病 – 顶尖技术 – 融合学科发展为主体的创新型医院转变，向临床研究、应用研究和基础研究齐头并进的研究型医院转变，向以大数据为基础的高效精准化管理的智慧型医院转变；扩大医院辐射能力，建设高品质诊疗质量、高满意度就医服务的国内"两高"样板。

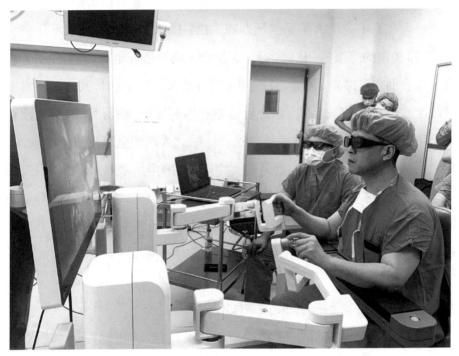

医院泌尿外科团队开展国产原研手术机器人远程手术

回顾120余年历史,青大附院始终与祖国发展同呼吸、共命运,从九顶毡棚发展到今天拥有五个院区的全国百强医院,是新中国成立75周年辉煌成就的一个缩影和例证。进入新时代,医院党委高举习近平新时代中国特色社会主义思想伟大旗帜,带领全体干部员工,践行"健康中国"战略,向着建设学院型、研究型、创新型智慧化医院的目标大步迈进。

第八章

百年惠景耀三湘，厚德仁术济苍生

——湖南省湘潭市中心医院新时代高质量发展纪实

伟人故里，湘江河畔，一所拥有 3 500 余人的三甲医疗机构，护航着全城 270 多万人的生命健康，这就是湘潭市中心医院。湘潭市中心医院始建于 1900 年，其前身为美国教会开办的"惠景医院"，是湘潭市创建最早的集医疗、教学、科研、预防、保健、康复为一体的三级甲等综合医院。

百余年来，一代又一代"惠景人"接续传承、开拓创新，秉承"景仰生命、惠济百姓"的理念和"团结、奉献、务实、创新"的精神，在守护人民健康的使命中不断发展壮大，医院从一个只拥有 20 张病床的小诊所，形成了"一院多区"的体量规模，其中南院区、传染病院区（公共卫生临床医疗中心）与惠景院区（院本部）实行差异化发展、同质化管理、标准化建设和规范化运行。百年惠景沉淀风华物茂，新的时代激荡意气风发，承载着历代"惠景人"的辛勤汗水和智慧结晶，镌刻着"惠景人"顽强拼搏和不断创新的精神风骨，近年来医院先后获得"改善医疗服务示范医院""全国文明单位""最佳志愿服务组织"全国五一劳动奖状、"全国公立医院党建示范医院"等荣誉，在健康湘潭、健康中国建设征途中，谱写了一曲新时代奋斗篇章。

一、百年征途初心如磐，激发惠景新活力

从上海石库门到嘉兴南湖，一艘小小红船承载着人民的重托、民族的希望；从大洋彼岸到湘江河畔，一间小小的诊所，承载着湘潭人民对生命健康的渴望与追求。百年来，中国共产党为人民求解放、谋幸福，在革命、建设和改革进程中不断发展壮大，伴随着党的百年奋斗历程，位于伟人故里的湘潭市中心医院，也在守护湘潭人民健康的使命中欣欣向荣、蓬勃生长。

（一）始于西方，扎根中国

20 世纪初，在半殖民地半封建社会的旧中国还未真正建立医疗与公共卫生体系之前，除了战争和灾荒，疾病是造成人口大规模死亡的首要原因。清朝后期，美籍传教士凌霄志远渡重洋，来到中国。他三次入湘，

1900 年 2 月，在湘潭城区的湘江河畔，租屋、建房、办诊所，这就是湘潭市中心医院的前身。随后，美籍医生、纽约大学医学博士杜克等人陆续来潭加盟行医。得益于杜克之兄助力寻地建房，于 1907 年 3 月，建成教会医院，设内科、外科和杂病科，拥有病床 20 张。

（二）战火洗礼，百炼成钢

20 世纪 20 年代后期，医院一度衰落。1928 年 8 月，医院正式更名湘潭中华教会惠景医院，简称"惠景医院"，至此，医院正式得名为"惠景"。"惠景医院"起于乱世，创业维艰，一代又一代的"惠景人"将"景仰生命、惠济百姓"的精神淬火成钢，代代相传。1937 年 7 月，抗日战争爆发，由于执行了以毛泽东同志为代表的党中央的正确路线，革命力量不断壮大；抗日战争胜利前夕，人民军队的主力由 3 万多人发展到 120 多万人，使中国共产党真正成为一个具有广泛群众基础的马克思主义无产阶级政党，成为中国人民前所未有的领导力量。

同样在抗日战争时期，受到日军大举南犯的影响，当时的惠景医院紧急疏散人员，留下的 18 名员工，由副院长司徒安活、医师蔡瑜培和美籍牧师戴克带领，携带药品、器械及行李，乘 3 艘民船溯湘江入涟水向西迁徙，沿途见难民成群结队，贫病交加，于心不忍。为解难民病痛之苦，惠景医院员工先后在蓝田、溆浦、泸溪开业，挂出"湘潭惠景医院"之招牌，求医者络绎不绝，行腹部手术者众。抗日战争结束后，医院共设有 4 个病室，床位 75 张，年门诊量 1.72 万人次、住院 928 人次。

（三）回归人民，"医"心向党

中华人民共和国成立后，中国共产党积极带领全国人民进行社会主义改造，惠景医院坚决响应党中央号召，配合人民政府接管医院。1951 年政府正式接管惠景医院，并于同年 7 月成立中共惠景医院支部，隶属长沙地直机关党委；同年 12 月起，医院分两批选派医疗骨干共 4 人赴朝鲜参加战地医疗队。为建设好医院，人民政府选派骨干充实医院的领导力量。为加强职工队伍建设，先后两次"整院"，帮助职工摒弃旧式雇佣思想，号召大家学习白求恩精神，树立"患者第一""工作第一"的思想，较好地完成了新旧交替。1953 年，医院更名为"湖南省湘潭人民医院"。1956 年 10 月，医师刘世贵出席全国第一次职工科学技术普及工作积极分子大会，受到毛主席亲切接见。1959 年 2 月，湘潭人民医院与湘潭卫校合办"湘潭医学专科学校"，培养国家亟须的专业医疗技术人才。1965 年成立中共湘潭专区人民医院委员会，下设 5 个党支部，从中共惠景医院支部成立之初仅有 4 名党员，发展到 32 名党员，组织不断壮大，发展日益蓬勃。

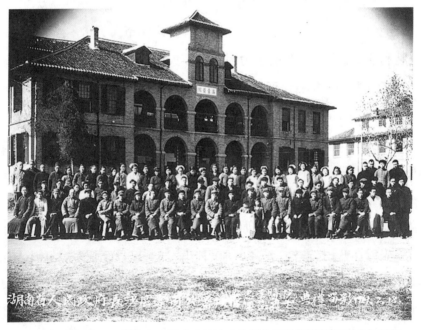

1951 年 2 月 18 日，湖南省人民政府长沙区专员公署接管惠景医院典礼留影

（四）改革开放，奋力攀登

　　1978 年底，党的十一届三中全会作出了实行改革开放的重大决策。医院紧跟党的政策，在医疗、护理、医技等各个方面大刀阔斧地改革。在大力培养专技人才的同时，设法筹集资金，引进先进医疗设备和科研成果

项目，大胆尝试推行科主任负责制、责任制护理和院科两级经济核算等改革，狠抓全面质量管理，每年医疗业务量以20%的速度递增，医疗技术和质量大幅提升，护理改革成绩斐然。1983年11月，医院更名为"湘潭医院"。1990年起，医院大力引进、研发科研成果和新技术，购置新设备等，其间成功创建二级甲等医院。1990年6月，由湘潭医院协办的"全国医院质量管理专业教学研讨会"在湘潭召开，同年12月，医院更名为"湘潭市中心医院"。1997年，成功创建三级甲等医院，为湖南省地市级医院首批创建单位。

光阴荏苒，惠景医院几易其名，发展之途艰辛，然愈益扩盛。漫漫百年时光，无论时移世易，"景仰生命、惠济百姓"的理念不曾动摇，"救死扶伤、以人为本"的精神薪火相传。

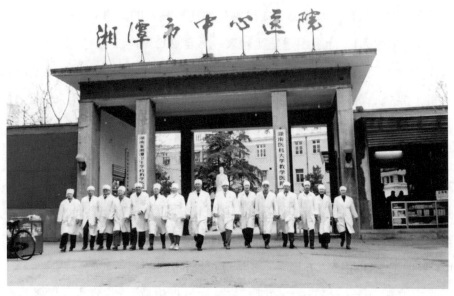

1990年12月，医院由"湘潭医院"更名为"湘潭市中心医院"

二、党建引领凝聚思想，构筑惠景新文化

白衣秉丹心，惠景传百年。新时代"惠景人"不忘初心、牢记使命，以群众健康需求为奋斗动力，坚持强化政治引领和思想引领，切实加强公立医院党的建设，全面落实党委领导下的院长负责制，充分发挥党委把方向、管大局、作决策、促改革、保落实的领导作用，加快党建领航、文化铸魂的步伐，为人民群众履行好守护健康、救护生命的神圣职责。

（一）突出引领，打造党建文化"医者红"

近年来，在湘潭市卫生健康委党委的统一部署和推动下，湘潭市中心医院党委着力开展"医者红"党建品牌建设，通过红色铸魂、医改先锋、红色堡垒、双培双带等工程建设载体，滋养医者忠心、医者匠心、医者仁心、医者廉心内涵，引领基层党组织和广大党员干部充分发挥战斗堡垒作用和先锋模范作用，努力为人民群众提供更加优质高效的健康服务。

1. **夯基固本，让组织堡垒实起来** 截至 2023 年 12 月底，湘潭市中心医院党委下设 10 个党总支、40 个党支部，有中共党员 1 274 人，其中在职党员 1 025 人，离退休党员 242 人，研究生学生党员 7 人。近年来，院党委严格落实党内组织生活制度，加强基层党建日常工作指导，不断优化细化基层党建目标管理考核标准，推进基层党建督查常态化制度化。持续实施"支部建设标准化、组织生活正常化、管理服务精细化、工作制度体系化、阵地建设规范化"的党支部"五化"建设工程，推动基层党组织全面进步、全面过硬。2018—2020 年，在湘潭市连续 3 年的"五星"党支部创建活动中，打造了 25 个市级"五星"党支部，数量居市内前列。

2. **凝聚思想，让奋进力量强起来** 注重思想教育，将党内主题教育与日常学习教育有机结合，将日常学习教育与业务培训常规会议有机融合。深化谈心交心活动，各基层党组织年均开展谈心交心 6 500 余人次，及时掌握党员和干部职工的心理动态，将矛盾化解在萌芽状态。加强党建理论

研究，近年来在国家和省级平台发表党建理论文章 20 余篇；总结实践经验、撰写案例，《激活主题党日，促进"两个作用"发挥》《强化"五子"，开辟公立医院思政工作新路径》等案例荣获全国公立医院高质量发展示范案例奖；立项并完成《新时代公立医院党史学习教育及实践路径研究》《提升新时期公立医院基层党组织组织力》等湘潭市社科规划重点课题研究。通过强化思想引领，激发奋进力量，凝聚发展合力，医院曾荣获全国城市医院思想政治工作先进单位、湖南省思想政治工作优秀集体。

3. 融合共建，让党建品牌亮起来　以增强政治功能和组织力为重点，坚持争一流、创品牌、出特色、求实效，开展"一支部一品牌一亮点"特色支部和"基层党建工作示范点"创建活动，2023 年内科一党支部、内科二党支部、五妇中一党支部、医技一党支部获评市级"基层党建工作示范支部"。示范支部通过强堡垒创特色，党建引领促专科发展、技术提升、服务创新。内科一党支部把支部建在学科上，带领心血管内科团队致力专科建设发展，建设胸痛中心并于 2020 年通过国家级认证；2023 年 3 月通过国家心血管疾病能力评估提升工程（CDQI）评审，作为湖南省四家"卓越"胸痛中心之一受到表彰；2023 年 6 月心血管内科获批国家临床重点专科建设项目。内科二党支部与华中科技大学同济医学院附属协和医院肿瘤中心、深圳大学总医院开展党建联建活动，成为党建结对共建单位，通过"党建＋业务"的交流共建，实现协同发展、合作共赢，双向互促、共同提升。五妇中一党支部带领所辖生殖与遗传中心在生殖与遗传领域刻苦攻关，十余年帮助两万余对患者成功怀孕分娩，湘潭市中心医院辅助生殖技术也由此从一张白纸到全国闻名，2023 年 7 月该支部深入贵州与六盘水友好妇产医院成立生殖遗传专科联盟，让辅助生殖技术造福更多基层百姓。医技一党支部带领临床药学科连续 5 年承担健康扶贫临床药师同质化培训任务，先后为湖南省 48 个市（州、县）和新疆、青海等地区培训青年骨干临床药师260 名，助推基层医院药学服务能力提升。2023 年 7 月与第七届中国药学会联合开展"药学科普湘潭行"大型义诊活动暨湘潭市创卫健康科普文化展演,群众赞誉有加。

2020 年院党委荣获"湖南省先进基层党组织";2022 年、2023 年医院连续两年在医师节来临之际举办"医者红"党建文化展演,受到市领导肯定,获湘潭市卫生健康委党委通报表扬。2024 年 2 月,医院获评"全国公立医院党建示范医院"。

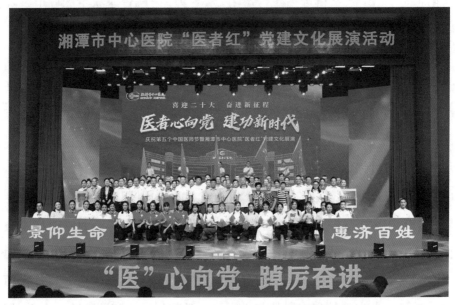

2022 年 8 月 19 日,湘潭市中心医院举办"医者心向党 建功新时代"
庆祝第五个中国医师节暨"医者红"党建文化展演

(二)强化担当,打造公益文化"志愿红"

医院积极探索"党建引领 + 志愿服务"工作模式,持续深化志愿服务活动,创新医务社工服务,各基层党组织带领广大党员、专家骨干和青年团员以志愿服务为载体开展各类为民实践活动,践行社会责任,彰显公益担当,打造惠景"志愿红"公益文化品牌。

1. **志愿服务十年磨一剑** 湘潭市中心医院于 2011 年成立志愿服务站,并与当地高校共建"志愿服务爱心基地",经过十余年的实践,打造了爱心服务在门诊、贴心关怀进病房、慧心健教普知识、衷心帮扶助贫困等十大志愿服务品牌。首创湖南省地级市公立医院志愿服务"公益银行"实践模式，建立惠景"志愿服务时间银行"系统，实现志愿服务双向互动。十余年间，医院组织志愿者累计参与爱心导诊 10 000 余人次、爱心助学捐款 30 余万元、圆梦助学贫困学生 20 余人、帮扶特困患者 20 余人、对口帮扶 60 户贫困户、扶贫帮困资金 50 余万元、重大赛会医疗保健服务 257 次、完成白内障复明工程 3 000 余例。截至 2023 年 12 月底，"志愿服务时间银行"平台注册志愿者达 3 800 余人，存储志愿服务时长 50 000 余小时。近年来，多项志愿服务项目荣获省、市志愿服务优秀项目奖，"惠景志愿服务时间银行案例"荣获改善医疗服务行动全国医院擂台赛"最具价值案例奖"，2020 年医院获评全国"最佳志愿服务组织"。

2. 医务社工创新人文服务　2019 年 7 月医院引入医务社工硕士专业人才，推进医务社工与志愿服务管理工作，专人专干，搭建医务社工人文服务阵地。2021 年 6 月，医院成为市内首家省级医务社工体系建设示范点，实施湖南省医务社会工作体系建设项目，派驻专业医务社工入驻血液科、肿瘤科、儿科等病房，协助医务人员开展医患沟通、团体公益活动，运用专业的方法为来院患者及家属提供心理关怀、资源链接、扶贫帮困等专业帮助支持。社工入驻以来，组织开展"暖心病友会""重阳节关爱老人活动""医护人员生日会""患者家属减压支持活动"等一系列深受患者、家属、医护人员喜爱的活动，将"以患者为中心"的理念贯穿始终，通过"志愿者＋社工"服务模式提升人文成效，在创新工作模式中争当先试先行者，让患者更暖心，为和谐医患打通"最后一公里"。

3. 健康宣教促进居民健康　2017 年 3 月医院组建健康促进志愿者团队，陆续在周边企业和市区地下商业街设立健康宣教驿站，带领健康促进志愿者年均开展义诊宣教等健康促进志愿服务活动 50 余场次。通过大力开展健康促进与教育活动，广泛宣传健康理念、健康行为和生活方式，传播健康教育知识和健康教育技能，让更多市民掌握健康知识，形成人人关注健康、人人倡导健康的良好氛围，不断提升群众健康素养水平，实现人人健康的健康中国战略。健康促进志愿者团队组织的一场场活动，志愿者们的一次次奉献，为提升居民健康素养水平作出了重要贡献，2023年，湘潭市居民健康素养水平达32.16%，较2017年的14.9%呈翻倍增长。

（三）丰富内涵，打造多元文化"惠景红"

医院通过丰富载体平台，努力建设具有丰富内涵和时代特色的医院文化，以文化人、以文育人，不断增强员工的归属感、获得感和凝聚力、向心力，以文化"软实力"提升医院发展"硬实力"。

1. **大力弘扬百年惠景精神**　盛世修志，志载盛世。为铭记历史、缅怀先辈，传承医院历史文化，弘扬百年惠景精神，2020年医院在建院120周年之际，编撰、印发、出版《湘潭市中心医院志（2010—2019）》，共计130余万字，全面、系统、准确地展示了医院十年间学科建设、管理服务等方方面面的工作成就。文以载道，书以铸魂。2021年7月，医院举行《何志襄传》首发式暨何志襄纪念铜像揭幕仪式。《何志襄传》不仅生动、全面记录了中华人民共和国成立后湘潭惠景医院首任院长何志襄不平凡的一生，更从一个个侧面记载了一段不平凡的历史，成为医院不可多得的珍贵史料。在首发式上，书籍作者、中国作家协会会员、湘潭市作家协会名誉主席、湖南省报告文学学会名誉副会长谷静在谈起创作过程时，数度哽咽，泪流满面。"夜已很深，突然有人急促敲门，他穿好衣服，对女儿说，又有急诊病人，我要去加班，这个时候，我要表现好，要争取入党……"当时何志襄白天挨了批斗，晚上仍惦记着患者。在4年多的创作时间里，谷静先生四处走访，越是采访，越是被何志襄院长的医德医术打动。欲知大道，必先为史。2021年2月，医院院史馆建成开馆，馆藏面积430平方米，分为4大篇章，展览以史料和实物相结合的方式，浓缩了建院120年来的发展历程和主要成就，展现了历代医务工作者扎根湘潭、励精图治、不断进取的精神，也成了缅怀医院先辈业绩、传承惠景文化的职工爱院教育基地。

2. **积极培育和践行社会主义核心价值观**　组织开展形式丰富的学习

培训活动，持续举办"惠景书香""惠景大讲堂"等系列读书和讲座活动，举行叙事医学培训活动，坚持新员工入职培训上好入职"第一课"，助力医院人文建设，弘扬新时代文明风尚，进一步引导医务人员树立正确的世界观、人生观、价值观。连续5年开展"文明科室"流动红旗竞赛、"服务明星"评比等丰富多彩的人文服务竞赛活动，营造"重医术、讲医德"的从业氛围，打造惠景人文服务品牌。医院于2017年获评全国文明单位。

3. **扎实推进新时代廉洁文化建设**　创新"纪检监察＋督导专员＋专项"融合监督模式，发挥院纪委、党总支纪检委员、党支部纪检委员三级纪检"条""块"监督网作用，以责固廉，拧紧廉洁思想"总开关"；院纪委给职工家属寄送"廉洁家书"，让家人共同参与到医院反腐倡廉的活动中来，常吹"清廉风"，共建"清廉家"；开展惠景青"廉"说活动，引导团员、青年参与廉政教育，用好"活教材"，以身边事警醒身边人；节前向全院职工推送电子廉"节"卡，筑牢廉洁自律意识，营造崇廉尚廉浓厚氛围；打造廉洁文化长廊，宣传和培育清正廉洁价值理念。通过推动实施廉声、廉卡、廉课、廉网、廉廊"五廉"建设，有效提升职工廉政教育的高度、深度、广度、力度、温度。

4. **推动构建"大宣传"工作格局**　医院宣传工作注重与时俱进、守正创新，推进人才培养模式之"变"，吸引临床科室骨干到宣传科跟班学习，深入了解临床需要宣传什么；促进融合发展之"变"，走进临床科室，倾听一线声音，开展宣传查房；紧跟时事热点，回应群众关切，聚焦百姓关心的当下事，想百姓所想，以百姓话讲百姓事；加强策划，集思广益，拓展宣传内容和形式，推出《中心医院·医者红》《惠景科普》《惠景医声》等专栏，吹响惠景宣传专列"集结号"；联动媒体，赋能医院品牌，与媒体密切沟通交流、高效连接互动，为医院高质量发展营造良好的舆论氛围。紧跟时代浪潮，构建"大宣传"工作格局，鼓励人人争做宣传员，讲好惠景故事，传递惠景声音，展示惠景形象。2017年，医院院报被国家卫生健康委宣传司授予"优秀院报院刊"称号；2019年"进一步改善医疗服务行动计划"系列宣传活动，由健康报社授予"年度品牌活动优秀案例"奖和"年度健康传播优秀案例"奖；

2023年医院宣传部门在全市卫生健康宣传工作推进会上作典型交流发言。

5. **创新打造惠景视觉文化品牌**　将导视系统作为医院品牌的视觉形象延伸，通过规范标识标牌管理，焕新升级院内导视标识标牌，以清晰、醒目、规范的标识标牌助力医疗服务体验提升，充分展示百年惠景文化品牌的内在精神和价值观。根植于深厚的惠景文化，设计并推广医院卡通IP形象"惠仔"和"景宝"。医院IP形象凸显地域属性，传承百年人文，被赋予友善亲近、乐观积极、学识渊博的性格特征，展现了"惠景人"对医者职业的热爱、对守护健康的追求。作为医院的形象代言人，"惠仔"和"景宝"在医师节等活动和微信表情包、文创产品中亮相，不断挖掘人文价值，赋能百年惠景品牌"活起来"。

三、传承创新砥砺奋进，谱写惠景新篇章

党的十八大以来，湘潭市中心医院秉承"景仰生命、惠济百姓"的理念，践行"团结、奉献、务实、创新"的医院精神，以党建为引领，以人民健康为中心，加强现代医院内涵建设，着力改善医疗服务，各项工作齐头并进，百年惠景焕发出新的活力与生机。

（一）高举旗帜强根固魂，党建引领把航向

医院坚持用党的创新理论武装头脑、指导实践、推动工作，引领党员和干部职工牢固树立"四个意识"，不断坚定"四个自信"，忠诚拥护"两个确立"，坚决做到"两个维护"，把握发展大势、认清发展形势、顺应发展趋势，凝聚团结奋斗的精神力量。

1. **牢牢把握改革发展的正确方向**　医院始终高举中国特色社会主义伟大旗帜，以习近平新时代中国特色社会主义思想为指导，深入贯彻落实《关于加强公立医院党的建设工作的意见》，坚持和加强党对公立医院的全面领导，将党建工作融入医院治理各方面，以党建引领推动医院管理提

效、服务提质，为医院高质量发展持续注入"红色动能"，为守护人民群众的生命安全和身体健康提供坚实保障。

2. "三级联动"推进"三个作用"　院党委积极推进党委、基层党组织、党员干部三级联动，坚持"党委是龙头、支部是关键、党员是基础"三个层级同向发力、同题共答，通过充分发挥党委领导核心作用，全面强化基层党组织战斗堡垒作用，时刻凸显党员的先锋模范作用，引领广大党员和干部职工在为民服务和医院发展建设等各项工作中担当作为。

3. 党代会擘画发展新蓝图　2022年1月20日，医院胜利召开第九次党代会，选举产生了医院第九届党委委员和纪委委员，明确了"建设特色鲜明、省内一流、具有一定国内影响力的高质量发展的区域医疗中心"的发展目标，吹响了医院未来五年奋斗新征程号角。使命催征，惟有奋斗。新一届党委班子带领全院党员和干部职工锚定发展目标，紧扣"转型发展取得新突破、医教科研挺进新领域、服务优化塑造新形象、管理水平实现新跨越、党的建设开创新局面"的医院新时期"五新"发展任务，奋力推动百年惠景再铸辉煌篇章。

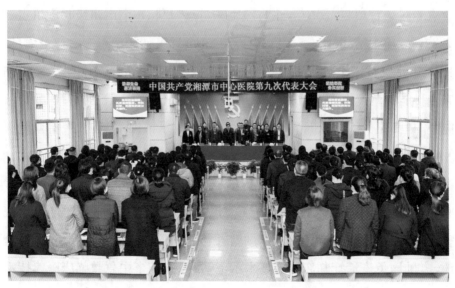

2022年1月20日，湘潭市中心医院召开第九次党代会

（二）突出救治做强专科，综合实力稳提升

医院坚持以人民为中心，突出质量立院、精益求精，聚焦优势、教研兼修，强化质量安全管理，推进临床重点专科建设，不断提升医疗服务能力和核心竞争力，推动医院综合实力和发展质量整体跃升。

1. **"五大中心"相继崛起**　医院坚持"人民至上，生命至上"理念，统筹全院救治资源，突出急危重症救治，打造卒中中心、胸痛中心、创伤中心、危重孕产妇急救中心和危重新生儿救治中心。2018年6月，医院成为全市首家空中医疗救援基地医院；2020年，"绿色生命通道"建成通车，危急重症患者有效急救开启加速度；2020年10月，湖南省创伤中心落户湘潭市中心医院；2020年11月，胸痛中心、卒中中心双双获"国家级"认证。目前，医院胸痛中心救治患者最短耗时仅16分钟，急性脑卒中患者进入医院到静脉溶栓开始的时间中位数仅25分钟，均达世界先进水平。

2. **做精做强重点专科**　近年来，医院不断推进专科建设向以高精尖技术为主导、以重大疑难疾病诊疗为特色的方向转型，并以重点学科为龙头，带动具有优势的学科协作攻关，着力打造优势学科群。心血管内科获批国家临床重点专科建设项目，骨科、临床药学、临床护理获批国家临床重点专科培育项目；另有4个省级临床重点专科、8个市州级临床重点专科、2个省级中医重点专科及培育专科、8个省级临床重点专科建设项目、10个市州级临床重点专科建设项目、17个市级临床重点专科。医院把临床专科能力建设作为推动医院高质量发展的重要抓手，着力提升医疗服务能力，以满足人民群众日益增长的医疗健康需求，不断增强人民群众就医获得感、幸福感、安全感。

3. **强化科技创新引领**　注重科技赋能，科研创新成果丰硕。近5年来，医院有60余项省部级科研课题立项，120余项市厅级科研课题立项；荣获省、市各级科学技术奖40余项。湖南省老年髋部骨折临床医疗技术示范基地、省肿瘤免疫治疗临床医疗技术示范基地、省脑卒中急救临床医疗技术示范基地、省超声介入临床医疗技术示范基地、省血液病理成分分离置换

临床医疗技术示范基地均花落湘潭市中心医院。在医教协同发展方面，近年来，医院共培养硕士研究生 50 余名，培养全科转岗培训学员 400 余名。2022 年 6 月，周宏灏院士湘潭研究所落户湘潭市中心医院，为湘潭市提高医学科研能力与促进公立医院高质量发展增添了新的强劲动力。

（三）深化改革激发活力，创新发展亮点频

医院坚持以人民健康为中心，持续推动医药卫生体制改革纵深发展，认真贯彻落实公立医院改革各项工作任务，在医改工作中先试先行、大胆探索，开创湘潭市公立医院改革发展新局面。

1. **探索实行疾病诊断相关分组（DRG）支付**　湘潭市是湖南省最早探索实行 DRG 支付方式的城市，作为湘潭市第一批 DRG 试点医疗机构，湘潭市中心医院在编码四级质控、编码培训等方面积极探索和实践，2022 年 7 月，医院成为国家卫生健康委医院管理研究所 DRG 课题培训基地建设单位。医院以 DRG 改革为契机，成立运营管理办公室，将现代管理理念、方法和技术融入运营管理的各个领域、层级和环节，推动运营模式由"粗放式发展"向"精益化内涵高质量发展"转变，促进医院提质增效，不断提升病案、质控、医保、信息等业务工作水平，进一步提高医院医疗救治能力，用优质、精准、合理的医疗服务，守护人民群众生命健康。

2. **推进院校合作发展**　2023 年 7 月 11 日，湖南大学与湘潭市人民政府举行共建湖南大学附属医院签约仪式，湘潭市中心医院开启院校合作发展新篇章。根据协议，湘潭市人民政府、湖南大学将共建湖南大学附属医院，搭建校地协同、医教融合的新平台，加快推进高水平区域医疗中心建设，加快培养优质医疗人才，推动高水平生物医药科技成果转化，共同助力"健康湖南"建设。湘潭市人民政府将湘潭市中心医院作为湖南大学直属附属医院，支持将湘潭市中心医院建设成为具有一流医疗服务水平、高质量发展的区域医疗中心。湖南大学将湘潭市中心医院建设高质量发展的区域医疗中心纳入学校中长期发展规划，统筹谋划湖南大学医学院和湘

潭市中心医院高水平人才队伍建设、学科建设和人才培养，努力提升医院医疗服务水平，目前医院与学校共同申报和实施 2024 年度国家自然科学基金项目 8 个。

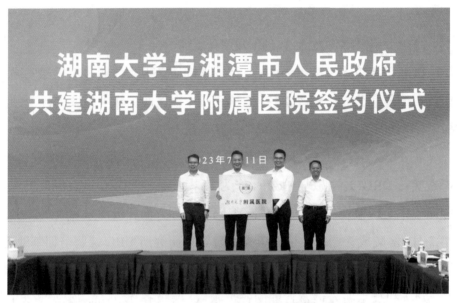

2023 年 7 月 11 日，湖南大学与湘潭市人民政府举行共建湖南大学附属医院签约仪式，湘潭市中心医院成为湖南大学附属医院

3. 实施国家公立医院改革与高质量发展示范项目 2022 年湘潭市成功申报国家公立医院改革与高质量发展示范项目，湘潭市中心医院作为实施主体单位，在市委、市政府的正确领导下，在湘潭市卫生健康委的带领和推动下，以综合性评价、重点专科建设、内部精细化管理、城市医疗集团牵头医院、智慧医院建设、院校合作、文化引领"七个示范"建设为抓手，推动湘潭市公立医院改革与高质量发展，形成了公立医院改革的"湘潭经验"。该示范项目受到了国家卫生健康委体制改革司的高度关注，多次来院调研指导，湘潭市委、市政府推进示范项目做法登上国务院医改领导小组《简报》，并在全国卫生健康体改工作电视电话会议、国家卫生健康委新闻发布会上作推介交流。

（四）心系患者守护健康，优质服务惠民生

医院坚持"以人为本"的服务宗旨，持续改善就医环境，不断优化服务流程，深入推进医联体建设，推动区域医疗水平同质化，积极应对传染病疫情等突发公共卫生事件，用心守护一方健康和平安。

1. 进一步改善医疗服务　2016 年，湘潭市中心医院在湖南省率先推出"非急诊、全预约"就诊模式，实施"先诊疗后结算"服务，心血管内科同时在全省率先开设"一站式"门诊，吸引省内数十家医疗机构来院参观交流，并在全国"进一步改善医疗服务行动计划"武汉片区会议上作典型发言。目前，医院已打造呼吸内科、消化内科等多个"一站式"门诊，群众看病就医更方便、更快捷，获得感更强。着力打造以患者为中心的"智慧医院"，实现不同地点、不同级别的医院信息互联互通，检查结果互认，引领湘潭"智慧医院"建设。不断改善和优化就医环境，推行卓越服务，实施"10S"精益管理，打造了门诊和后勤"一站式"服务中心，提升服务质效，患者就医更加便捷畅通。2023 年医院总诊疗数 145.37 万人次，其中门诊119.16 万人次，急诊 17.38 万人次，出院患者 10.33 万人次，出院患者手术3.9 万台次。近年来，医院曾荣获全国"进一步改善医疗服务行动计划"优秀医院、示范医院、先进典型医院等殊荣。

2. 推进优质医疗资源下沉基层　2015 年起，医院通过开展医联体建设，逐步集合 40 余家成员单位互助发展，先后接收岳塘街道社区卫生服务中心、五里堆街道社区卫生服务中心及湘潭市法检医院成为紧密型医联体单位。在医联体建设中，医院党员专家发挥示范带头作用，常驻基层为老百姓身心健康排忧解难，深入落实分级诊疗制度，使患者在基层医疗卫生机构就能享受到三甲医院的诊疗服务，拥有实实在在的获得感。2023年，医院深入贯彻党的二十大精神，落实"以基层为重点"的新时代党的卫生与健康工作方针，选派党员骨干到周边基层医疗卫生机构担任"第一书记"，助推基层医疗卫生机构服务能力提升。同时，依托国家公立医院改革与高质量发展示范项目建设，由湘潭市中心医院牵头，联合市区 4 家综合医院、协同6家专科医院及公共卫生机构,联系24家基层医疗卫生机构组建了湘潭市城市医疗集团,通过推进"三个一体化"管理及"六大共享中心"建设,推动形成"同级医院学科差异化发展,不同级别医院形成上下联动、分级诊疗的医疗服务体系"发展模式,让优质资源"沉下去",服务水平"提上来",百姓更有"医"靠。系列举措是湘潭市中心医院践行"以治病为中心"向"以人民健康为中心"的大健康理念转变,也是积极推进基层医疗机构服务能力提升,实现城乡医疗资源均衡发展的生动实践。

3. 众志成城,抗击疫情 一颗红心向党、一颗仁心向病患、一颗爱心向民,这是湘潭市中心医院一直坚守的初心,在发生重大公共卫生事件的关键时刻,他们总是第一时间挺身而出。2020年,面对突如其来的新冠疫情,院党委带领全院干部职工众志成城、同心抗疫、精准施治,传染病院区以最短时间、最快速度、最高效率实现升级改造,被誉为湘潭"小汤山医院",确保了当年收治的37例确诊病例"零死亡"、医务人员"零感染"。先后选派百余名骨干驰援湖北、北京、新疆、河南、海南等地疫情防控工作,成立7个抗疫医疗队临时党支部,出色完成支援任务。进入疫情防控常态化阶段,医院深入推进联防联控,加强应急处突,强化细节管控,为巩固全市疫情防控成果作出突出贡献。2021年医院在全省率先开启"方舱接种"模式,迅速构筑疫情防控屏障,其接种经验被新华社、中央电视台等多家媒体报道推介。院党委荣获"湖南省抗击新冠肺炎疫情先进集体"。

人民至上、生命至上,这是中国共产党初心和使命的集中体现。景仰生命、惠济百姓,这是湘潭市中心医院从未改变过的宗旨和理念。作为院龄已逾两个甲子的百年老院,湘潭市中心医院已成为湘潭及周边地区人民群众最强大的健康守护者。旗帜引领方向,医心连着民心,精神凝聚力量,追梦健康可期。未来,湘潭市中心医院将全面实施健康中国战略,加快推进医院治理体系和管理能力现代化,为建设特色鲜明、省内一流、具有一定国内影响力的高质量发展的区域医疗中心而勇毅前行!

第九章

踔力奋发谋发展，奋楫扬帆谱新篇
——浙江省金华市中心医院的改革发展之路

　　风雨百年路,奋进新征程。金华市中心医院从1910年创办的金华福音医院起步,一路坎坷,一路奋斗,与新中国一起迎来新生,在改革开放中走上康庄大道,全面加强和改善党的领导,乘着新时代浩荡东风,朝着浙江中西部医疗中心奋力向前。

一、百年积淀,医路芬芳

　　金华市中心医院建于1910年,是浙江中西部地区集医疗、科研、教学、预防、保健、康复为一体的三级甲等综合性医院。

　　1910年,金华第一所近代教会医院——金华福音医院建成开业。

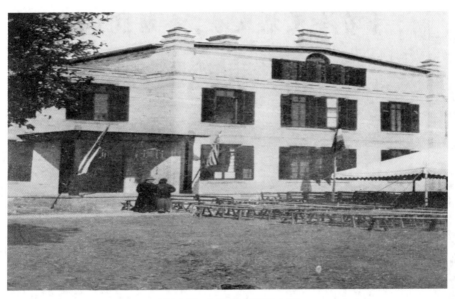

1914年,金华福音医院主楼

　　1946年,浙江省立金华医院成立。

　　浙江省立金华医院和金华福音医院分别于1949年5月和1951年9月由人民政府接管。浙江省立金华医院由人民政府接管后即建立了党支部,有党员3名。1952年初,浙江省立金华医院、金华福音医院、金华卫生学校联合成立卫生党支部。1953年底,浙江省立金华医院党支部和金华福音医院党支部分别建立，党对医院的领导不断加强。

1954年，浙江省立金华医院更名为金华第一医院，金华福音医院更名为金华第二医院。

1963年，金华第一医院和金华第二医院合并成立金华医院，设立金华医院党总支委员会。

1979年，金华医院更名为金华地区医院，设立中共金华地区医院委员会，加强和改善党对医院的领导。1985年，金华撤地建市，金华地区医院改名为金华市中心医院，设立中共金华市中心医院委员会。

按照新时代党的建设总要求，医院党委自觉在思想上、政治上、行动上同党中央保持高度一致，深入贯彻落实党中央《关于加强公立医院党的建设工作的意见》，从2019年开始实行党委领导下的院长负责制。由此，党委对行政业务管理负领导责任，重大问题由党委集体讨论决定，加强党的思想建设和组织建设，重视发展党员，党建引领坚强有力，医院发展进入新阶段。

百余年风雨兼程，百余年春华秋实。从2012年挂牌浙江大学金华医院，到2020年挂牌浙江大学医学院附属金华医院，再到2021年成立金华市中心医院医疗集团（医学中心），医院始终坚持党建工作引领业务发展，充分发挥医院党委把方向、管大局、作决策、促改革、保落实的作用，推动各项事业快速发展。

目前，医院拥有国家级临床重点专科、省区域专病中心建设学科、省医学扶植重点学科、省级临床重点专科、省市共建学科、省中医名科、市级医学重点学科等54个。截至2023年12月31日，医院开放床位2 576张，在岗职工3 948人，其中高级职称661人，硕士、博士856人；2023年门急诊量2 209 340人次，出院136 259人次，完成手术62 946例，CMI值为1.054 4；拥有PET-CT、复合手术室、直线加速器、眼科全飞秒、3.0T磁共振、512排CT等大型医疗设备，是一家集数字化、智能化于一体，功能齐全、布局合理、环境优美的大型三级甲等综合性医院。

　　金华市中心医院被授予全国医药卫生系统先进集体、全国文明单位、全国医院医疗保险服务规范先进单位、公立医院质量管理金鼎奖、中国最佳医院管理团队奖、浙江省先进基层党组织、浙江省抗击新冠肺炎疫情先进集体、浙江省清廉建设成绩突出单位等荣誉。在全国三级公立医院绩效考核中，金华市中心医院连续五年位列全国三级公立医院前10%，等级A+，其中最佳排名为全国第71名。

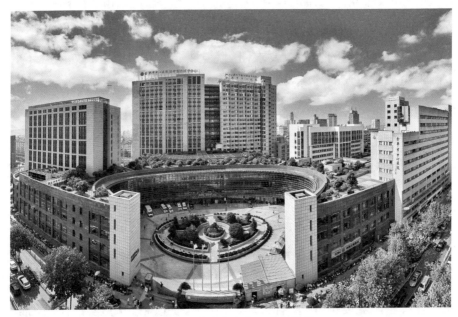

2023年，金华市中心医院全景图

二、建强战斗堡垒，发挥模范作用

　　党支部是党的"神经末梢"，蕴藏着巨大的创造力、凝聚力与战斗力。医院共有11个党总支，54个党支部（含5个离退休党支部），1 327名党员（含离退休党员219名）。近年来，医院党委以习近平新时代中国特色社会主义思想为指导，深入学习宣传贯彻党的二十大精神，积极开展各项主题教育工作，构建"院党委－党总支－党支部－党小组"四级组织管理格局，大力推进支部规范化标准化建设，将基层党组织战斗堡垒作用发挥得更加坚强有力，医院党委被评为浙江省先进基层党组织、金华市五星基层党组织，为全方位推动医院高质量发展构筑坚实根基。

（一）落实好党员"双培养"工程

加强党员队伍建设，落实党员"双培养"工程，积极引导优秀医学专家、学科业务骨干、中层干部、高学历人才等充实到党员队伍中来。严格落实"将支部建在科室"原则，高标准做好换届选举工作，选举产生65名科室主任或护士长担任党总支（支部）书记。落实《党支部参与科室重要事项决策制度》，将科室工作计划、用人计划、奖惩情况、职工福利等纳入支部决策事项。制定《党支部目标责任制考核内容》，通过考核评价体系推动党建工作落实落地。立足党支部的功能定位和临床工作实际，组织开展党支部"品牌创星"活动，荣获金华市四星党支部3个、三星党支部12个、二星党支部28个。规范开展"3＋X"主题党日、"三会一课"活动，创新学习形式，通过有感染力、吸引力的学习方法，提升党员学习积极性，夯实基层党组织的战斗堡垒作用。

（二）推进党建与业务工作深度融合

医院选任科室负责人为党支部书记，推动党建与业务工作深度融合、同频共振，以高质量的党建推动业务高质量发展。多形式多载体加强党支部建设，开展"书记讲党史""老党员上党课""8090党员讲党课""党史夜学""党史读书会"等活动，追溯红色记忆，探寻初心使命，品味信仰味道。发挥《金医视窗》宣传阵地作用，全方位展示医院党建工作、学科建设、科研教学、改革创新、特色文化等成果，让全院"人人知晓、人人奋进"。鼓励各科室在业务工作上进行比学赶超，聚焦服务水平与技术指标的增长，调整业务收入结构，提高医疗资源配置效率。大力加强志愿服务阵地建设，形成以党支部为重要参与主体，志愿者服务管理小组统筹协调，形式多样、活动常态、机制健全的志愿服务体系。持续开展"红十字会助医合作项目""向阳花"基金救助、"春蕾计划""慈善一日捐""无偿献血"等公益慈善项目和活动,弘扬仁爱精神,发挥党员的表率作用。开展提升医院服务窗口工作质量专项行动和优质服务月活动,坚持以患者为中心的服务理念,增强职工服务意识,提升医院服务窗口工作质量,提高患者就医满意度和获得感。

（三）发挥党员的先锋模范作用

医学事业的每一步前进、每一阶段胜利都凝聚着无数人的奉献,党员更是作为先锋队冲在前列,这在抗击新冠疫情的战斗中表现得最为突出。2020年1月25日(正月初一),金华市中心医院派出5名医护人员支援武汉抗疫,其中3名是党员。第2批援鄂医疗队,由党员担任组长,带领8名医护人员驰援武汉,在抗疫一线不畏艰辛,克服重重困难,严格按规范做好诊治。2022年4月3日,医院35名医务人员(80%为党员)加入浙江省援沪医疗队奔赴上海,工作整整52天。援沪期间,金华医疗队共收治患者1 693名,其中新冠病毒感染确诊患者501人,开展血透治疗1 880例次,外出社会面核酸采样13 000余人次。在这场没有硝烟的战斗中,金医人共克时艰,冲锋在前,为上海新冠疫情救治工作贡献了自己的力量。

面对疫情,金华市中心医院党委一线指挥,党员干部带头,医护人员齐心,迅速在疫情防控各条战线上成立了8个临时党支部,真正做到哪里任务艰险哪里就有党员干部冲锋在前。作为金华市新冠病毒感染救治定点医院,金华市中心医院全体医务人员日夜奋战,同时间赛跑、与病魔抗争,实现了收治患者零死亡的目标。在战"疫"中,金华市中心医院还承担着金华市13万管核酸检测基地、金华市集中医学应急隔离点、金西方舱医院、今飞方舱医院、罗店传染病院区等运行及管理工作,医院党委分工合作,责任到人,出色完成每一项任务,交出了一份抗疫高分答卷。

三、深化改革创新，构建发展新格局

金华市中心医院始终注重发挥医院党委领导核心作用，以改革创新构建医院高质量发展新格局，推进健康金华建设、护佑人民健康。近年来，金华市中心医院以满足人民群众多层次多样化医疗健康服务需求为抓手，深化 DRG 医保支付方式改革，强化医院精细化管理，持续提升医疗质量和服务水平，在推进卫生健康事业高质量发展上展现新担当、实现新作为。2016 年，金华市计划启动 DRG 医保支付方式改革试点工作。金华市中心医院党委书记第一时间召开领导班子会议讨论该事项。会后，医院第一时间向金华市医疗保障局递交 DRG 医保支付方式改革试点医院申请，并于当年 7 月启动试点改革工作。从那时起，医院与金华市医疗保障局建立了沟通机制，不定时召开工作会议也成为常态。同时，医院党委建立了运营分析会制度，通过剖析医院运行情况，发现存在的问题并及时改进，完善科室收治结构、提升临床诊疗能力、明确学科发展方向。从改变收费方式到打破传统运营模式，随着一项项配套改革措施的实施，金华市中心医院织就了一张精细化的管理网，收入结构不断优化，运行效率日渐提升。

（一）提升医疗服务质量

医院建立院科两级 DRG 质量管理体系，运用象限分析质量工具管理收治病组，梳理优势病组、重点病组、效率病组、劣势病组，明确医院运营管理方向。同时，医院实施"医保异动、超支病组"临床路径管理方案，把临床路径建设成为与 DRG 医保支付方式改革相配套的诊疗管理工具，以此合理控制药品、耗材使用量。临床路径管理在保障医疗安全和确保有效诊疗的同时，还可控制医疗成本，减轻患者经济负担。

为完善医院绩效分配方案，2019 年起，医院将 DRG 关键指标数据纳入绩效分配体系，将病组点数与医务人员的绩效考核挂钩，激励他们开展难度高的手术，提高四级手术量和占比，努力提升疑难杂症、危急重症的诊治水平。医院还实行医技检查日约日清、检查检验结果互认、门诊不限号等配套措施,提高医院运行效率,缩短患者排队等候时间。

医院还通过对异动药品、均次药费等进行专项点评,分析不合理用药原因,重新优化临床用药路径,降低不合理用药费用。医院实施异动药品"50510"公示管理方案,加强对使用排名前50名的异动药品、药品使用量前5名的科室和前10名的医生的管理力度。明确各科室静脉合理用药标准值,并依此进行考核。加强科室医用耗材使用管控,对重点医用耗材的使用实行可追溯的闭环管理,有效促进医用耗材合理使用。

(二)强化医院精细化管理

DRG医保支付方式改革的实施,促使金华市中心医院实施精细化管理。尤其是在将病组点数与医务人员的绩效考核挂钩后,改革主动权逐渐从医院的职能部门变为临床科室,加速了临床科室的精细化管理走深走实。

每年年初,医院都会召开临床医技科室中层干部述职述廉会议,明确DRG付费量化考核指标、年度医疗质量安全管理目标、科室业务发展等考核指标,推进临床管理工作精细化。充分发挥数字化改革作用,建设DRG智能医疗绩效管理系统,把"数据大"变为"大数据",每月召开一次运营分析会,质控、医保、药学、耗材、财务等部门汇报工作动态,运用医疗质量导向的绩效分析体系、医保结算导向的绩效分析体系、移动办公导向的手机端数据展示体系,快速定位异常,靶向管理重点,有效落实整改,做到持续改进。

医院还定期开展医疗工作"比赶超"活动,聚焦"三增长"(服务量增长、手术人次占比增长、疑难危重收治比例增长),努力做到"两合理"(业务收入结构合理、医疗资源配置合理),实现"一提升"(区域影响力提升),完善内部运行结构,优化医疗服务流程,提升医疗服务质量,推动医院高质量发展。

（三）优化医保基金使用

医院专门成立了由党委书记、院长担任双主任的医保服务行为管理委员会，建立了医保质量管理体系和服务流程，加强对医保政策执行及医疗行为的监管，进一步规范医院诊疗收费。

在住院 DRG 付费改革取得一定成效的基础上，金华市中心医院从 2020 年开始又积极探索按人头包干结合门诊病例分组（APG）付费改革。医院领导班子希望，通过实施门诊 APG 付费改革，医院能把门诊医保基金年度支出增长率控制在 10% 以内，并实现 APG 付费与 DRG 付费的闭环管理。金华市中心医院的医保基金每年都略有结余，实现了医院精细化管理和医保基金合理使用的双赢。

2020 年金华市被列为国家 DRG 医保支付方式改革试点城市之一。浙江省在全省范围内推进 DRG 医保支付方式改革，金华市中心医院的 DRG 实施经验成为全省 DRG 医保支付方式改革的样板，多次受邀到国家相关医保支付方式改革研讨会上介绍改革经验和做法，多家国家级研究机构来院考察学习。在浙江省 2021 年度综合医改"十佳典型案例"评选中，金华市中心医院的《医保支付改革驱动下的医院 DRG 病组管理》获评综合医改"十佳典型案例"。

2022 年金华市入选国家 DRG 医保支付方式改革示范点，金华市中心医院的 DRG 医保支付方式改革产生了全国性影响。在第五届中国现代医院管理典型案例评选中，金华市中心医院的《医保支付方式改革驱动的医院 DRG 病组管理》获运营管理组银奖。在第六届中国现代医院管理典型案例评选中，金华市中心医院的《APG 精益管理赋能门诊高质量发展》获运营管理组银奖。

作为全国 DRG 医保支付方式改革的典型，金华市中心医院一直在稳步前进，在深化 DRG 医保支付方式改革的同时，还积极推行门诊 APG 医保支付方式改革，始终把保障人民健康放在优先发展的战略位置，高质量推进浙江中西部医疗中心建设。

四、聚力提质增效，构建高效医疗卫生服务体系

金华市中心医院党委坚持以人民为中心的发展思想，努力扛起全市医疗行业龙头的责任，以满足群众不断增长的医疗服务需求为目标，构建优质高效的医疗卫生服务体系，提升区域服务能力。

（一）资源共享，医联体建设显成效

近年来，为进一步缓解群众看病难、住院难等问题，金华市中心医院大力推进分级诊疗和双向转诊工作，在努力增强自身综合实力的同时，进一步扩大对外辐射力，持续推进"双下沉、两提升"工作，提升基层医疗卫生服务能力。截至2023年12月31日，金华市中心医院有医联体单位32家。

2013年，金华市中心医院与磐安县人民医院开展紧密型合作办医，磐安县人民医院挂牌"金华市中心医院磐安分院"。2019年开展第二轮医学合作进行全托管，金华市中心医院派出管理团队和专家团队，全面指导磐安分院的运行管理、学科建设、人才培养、科研教学、信息化建设等工作，切实提高全托管医院的医疗质量和服务水平，努力推进分级诊疗在山城落地开花。

金华市中心医院和磐安县人民医院在云急救平台、互联网双向转诊平台等方面实现了有效的互联互通：患者可以在磐安县人民医院预约金华市中心医院的专家，就近享受到门诊、手术等诊疗服务。此外，金华市中心医院为包括磐安县人民医院在内的医联体单位开辟"绿色通道"，对通过双向转诊平台预约的检查项目、手术、住院等给予优先安排……这一系列实打实的举措，不仅让医联体内的合作更加紧密，也给基层群众带去更多便利。

（二）内聚外拓，提升区域医疗服务能力

2016年11月，按照上级部署，金华市妇幼保健院调整管理体制，成为

金华市中心医院下属事业单位，作为金华市中心医院妇女儿童院区，由金华市中心医院承担金华市妇幼保健院迁建项目。2020 年 8 月，金华市妇幼保健院新院区（金华市妇女儿童医院）启用。为保障新院区正常运行，金华市中心医院妇科、产科、儿内科、儿外科等优势学科大部与金华市妇幼保健院相整合搬入新院区，实行同质化、一体化管理，帮助金华市妇幼保健院成功升格为浙江省三级甲等妇幼保健院。

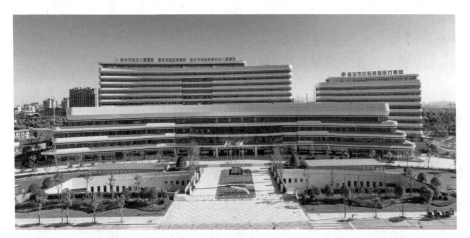

2020 年，金华市妇幼保健院新院区（金华市妇女儿童医院）全景图

2021 年，金华市中心医院成为浙江省省级区域医疗中心。金华市委决定，成立金华市中心医院医疗集团（医学中心），以金华市中心医院为核心，整合金华市妇幼保健院等加入集团，通过集团化运营模式，推动医疗资源的合理流动与优化组合，加快推动金华市卫生健康事业高质量发展。

2021 年 8 月，为推进金华市金义新区开发建设，合理布局优质医疗资源，金义新区中心医院（金华市中心医院金义院区）开工建设，建设面积128.8 亩，项目总投资近 12.5 亿元，按照浙江省三级甲等综合性医院标准建设，规划设置建设床位数 1 000 张。经过 3 年建成后，委托金华市中心医院对其进行管理，努力把金华市中心医院金义院区打造成为以肿瘤、心血管病、康复治疗等为特色的浙江省三级甲等综合性医院。

2022 年 11 月，金华市中心医院支持金华市妇幼保健院开展浙中儿童医学保健中心（综合性托育服务中心）建设，项目总建筑面积约 3.43 万平方米，建成后将新增 250 张儿童医学保健中心床位和 120 个托育服务中心托位，进一步提升全市儿童专业治疗及婴幼儿托育照护能力，持续擦亮"金有善育"金名片。

2023 年 10 月，金华市中心医院新院区（金华市省级区域医疗中心、金华市公共卫生临床中心）项目开工建设，占地面积 215.5 亩，规划床位 1 900 张，建设周期 4 年，加快打造浙江中西部疑难危重症诊断与治疗、高层次人才培养高地，进一步提升金华市应对公共卫生突发事件的救治能力，加快推进浙江中西部医疗中心建设。

（三）深化院校合作，聚力医教研协同发展

金华市中心医院在发展过程中，一直注重加强与高等院校、科研机构的医学合作，提升医疗服务水平。2012 年，金华市人民政府与浙江大学进行医学合作"联姻"，造福金华百姓。金华市中心医院积极推进各项合作对接工作深入开展，整合各方资源，借助院校医学合作平台，与浙江大学医学院合作建立院士工作站及专家工作站 24 个，在技术提升、人才培养、学科发展、科研教学等方面取得长足进步，大幅提升了医疗服务品质，为加快推进健康金华建设、打造高质量的浙江中西部医疗中心打下扎实基础。

2020 年 7 月，浙江大学医学院附属金华医院揭牌仪式在金华市中心医院举行。金华市人民政府和浙江大学签订共建浙江大学医学院附属金华医院协议，浙江大学医学院和金华市中心医院签订合作协议。此次签约揭牌后，金华市中心医院成为浙江省会城市外第一家浙江大学医学院非直属附属医院。双方在学科建设、人才培养、科研教学等方面开展了紧密深入合作。

2023 年 12 月，金华市中心医院完成浙中地区首台单孔腹腔镜手术机器人手术，标志着医院微创外科技术迈入一个新阶段。

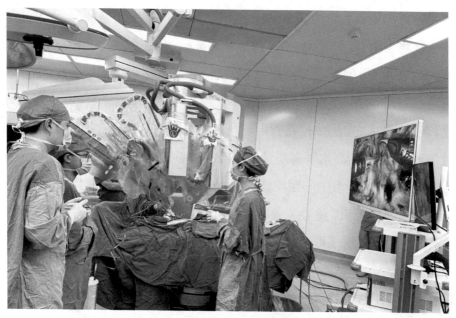

2023年，金华市中心医院开展浙中地区首台单孔腹腔镜手术机器人手术

金华市中心医院以合作为契机，充分利用浙江大学的宝贵资源，进一步提升医院医教研整体实力，全力建设好浙江大学医学院附属金华医院，努力树名医、建名科、创名院，加快打造高质量浙江中西部医疗中心，满足广大人民群众对优质医疗服务的需求，促进金华卫生健康事业高质量发展。

五、文化铸魂，行稳致远

当今世界，文化与经济、政治相互交融，大到国家小至单位，文化都是不可或缺的软实力。医院文化作为一种精神力量，是提升医院核心竞争力的原动力，在推动公立医院高质量发展的进程中发挥着不可或缺、不可估量的作用。金华市中心医院党委始终注重从医院的发展历史中汲取先进文化，弘扬优秀传统，并做好创新性结合、创造性转化工作，为推动医院各项事业的长足发展提供坚实的文化支撑。

在110余年的奋斗历程中，一代代金医人奋勇拼搏、无私奉献，为医院发展付出了满腔热忱和辛勤汗水。立足新时代、阔步新征程，金华市中心医院将秉承"以患者为中心、以质量为核心，全心全意为人民服务"的宗旨，发扬"求真、创新、仁爱、奉献"的精神，履行"追求卓越的医疗、教学与科研，提高人类健康水平"的使命，坚持"敬佑生命、福泽百姓"的服务理念，朝着"省内先进前列，在省内外具有较大影响力和具有国际影响的医、教、研全面发展的高水平高质量现代医学中心"目标奋勇前进。

近年来，金华市中心医院党委致力于建设特色鲜明的医院文化，强化患者需求导向意识，关心关爱医务人员，以优秀文化赋能改革创新，以优质高效医疗服务增强群众就医获得感。

（一）文化宣传铸魂塑形

文化建设已经成为公立医院实现高质量发展的重要内容和关键策略，而宣传工作正是展现医院形象的重要窗口。医院党委坚持宣传工作系统性的要求，组织全体职工一起参与，逐步探索和构建党建引领的大宣传格局，强化党对意识形态的领导权，壮大医院主流声音，提升医院品牌形象和影响力。面对融媒体时代带来的新机遇、新挑战，金华市中心医院积极搭建外宣平台，与主流媒体同频共振，形成宣传合力，持续扩大医院文化传播半径，以高质量的文化输出让医院新闻宣传工作真正起到内聚人心、外塑形象的作用。金华市中心医院与《金华日报》合作，每年刊发党建引领、医院品牌建设、精细化管理等专版报道；与金华电视台合作拍摄制作大量学科宣传片。通过借助媒体的力量对医院的技术水平、服务质量、诊疗优势等进行正面宣传，树立良好形象，提高知名度，增强公众信任感。

在发挥好主流媒体作用的同时，金华市中心医院一直注重加强宣传阵地建设，医院独立开设官方门户网站、微信公众号、视频号等平台，利用丰富的载体做好党建宣传、文化传播。截至 2023 年 12 月 31 日，医院微信公众号关注用户 44 万余人，微信视频号单条最大点击量达 37.2 万次，在区域内形成了一定的影响力。编发内部刊物《金医视窗》季刊，多年荣获金华市内部期刊金奖。通过院内各类显示屏发布具有金医特色的公益广告，及时做好重大主题活动的氛围营造工作。利用医院文化墙、宣传栏等传统阵地全方位展示医院在党建工作、清廉医院建设、学科建设、人才培养等方面的成果，厚植医院文化。

■ （二）选树典型示范引领

百余年来，一代代金医人身体力行诠释"金医精神"，涌现出一大批杰出人物。比如医院骨科创始人吴凤堂同志，他 1948 年参加中国人民解放军，1951 年奔赴朝鲜前线参加抗美援朝，任十二军医疗队医生，在上甘岭战役中荣立三等功，1954 年转业到金华第二医院，之后一直在医院从事骨科工作，在骨外科和各类小儿麻痹后遗症的诊治方面有较高造诣，开展了大量新手术，填补了医院一批技术空白。1985 年他被评为浙江省优秀共产党员、浙江省劳动模范，1989 年他被评为全国先进工作者，1990 年他被授予"浙江省白求恩式医务工作者"称号，1991 年他被评为"全国助残先进个人"。吴凤堂同志的模范事迹曾被中央和省市主流媒体广泛报道。多年来，医院党委坚持开展"向吴凤堂学习，争做人民好医生、好护士"活动，取得了较好成效。

从 2011 年开始，为充分发挥先进典型的示范引领作用，金华市中心医院党委连续开展"仁医风范"年度人物评选，为"仁医风范"年度人物拍摄专题 VCR，并通过"仁医风范"颁奖典礼、医院官方视频号、金华电视台新闻综合频道等渠道进行广泛宣传，使"仁医风范"成为"金医精神"高度凝练的文化符号。全体职工以"仁医风范"为楷模，在全院形成了一种学先进、比先进、树先进的创先争优风尚，努力提升医疗服务质量，全力保障患者生命安全。

金华市中心医院始终坚持以人民健康为中心，不断提升医疗服务水平，积极创建金华市"最多跑一次"示范性医院，致力于为百姓提供优质便捷的医疗服务。深入开展医院志愿服务工作，由医院党委书记、院长带头,医院全体职工参与,每人每年至少两天参与志愿服务,用闪亮的"志愿红"为患者做好各项服务工作,医院被授予金华市学雷锋志愿服务示范岗单位。多年来,金华市中心医院以过硬的医疗水平和职业素养,赢得了当地政府与百姓的信任。这份信任是医院宝贵而强大的无形资产,为医院的高质量发展打下了坚实的基础。

(三)金医温度凝聚力量

职工是医院的主体,打造"有温度的医院"首先要加强对职工的关爱,让职工感受到温暖,这样才能层层传导,让患者感受到关爱与温暖。金华市中心医院设有职工服务中心,为职工排忧解难。积极开展职工疗休养活动,做到劳逸结合,提高职工幸福指数。组建了 13 个文体社团,丰富职工的业余生活。每到端午节、中秋节、元宵节等传统佳节,心灵手巧的金医人还会亲自制作传统美食,如粽子、月饼、元宵等,送给住院患者、陪护家属和坚守岗位的医护人员品尝,不仅温暖了患者,也温暖了每一个坚守在工作岗位上的职工。每逢大年初一,医院党委书记都会带着领导班子成员,亲临一线向坚守岗位的工作人员送上节日慰问,传达祝福与期许。

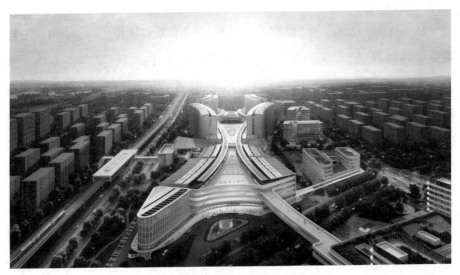

2023 年,金华市中心医院新院区效果图

　　在医院党委的坚强领导下，全体职工目标一致、抢抓机遇、开拓奋进，勇当先行者，谱写新篇章。近几年在疫情压力和激烈竞争中，金华市中心医院逆势发展、人才集聚、人心稳定，大家齐心协力、默默奉献，以强大的凝聚力推进医院各项工作。实践证明，坚持党建引领，持续发挥医院"软文化"的"硬支撑"作用，多措并举激发全体职工的内生动力，才能形成源源不断的推动力，持续推动医院高质量发展。

　　110余年的接力，传递着金医人一个多世纪的爱心佳话；110余年的辉煌，诉说着金医人一个多世纪的拼搏努力。今天，在集团化发展、多院区建设的创新之路上，在高质量建设浙江中西部医疗中心的热潮中，金华市中心医院和全体金医人正昂首阔步迈向下一个更加壮丽的百年！

第十章

百十风雨路，仁术佑甬城

——宁波大学附属第一医院的百年荣光

一、医院历史与文化传承

歌起湖西,大爱未央。110 年滚滚洪流中,宁波大学附属第一医院展现了济世为民的风骨精神,焕发着大爱无疆的人性光辉。110 年的风云激荡里,不变的是一代又一代宁波大学附属第一医院职工奋斗拼搏的光荣传统和与时俱进的为民情怀。百十年大医精诚,初心不改;百十年仁术厚德,矢志不渝;百十年风雨兼程,弦歌不辍。

(一) 医院沿革与发展史略

110 年来,在县学孔庙中简陋厢房里诞生的宁波大学附属第一医院,在战火中涅槃重生,在民族救亡时请缨,在抗震救灾中奔走,在疫情防控中坚守,救治甬城人民。这期间,在这片既有温度,又有厚度的土地上,上演过许多动人故事。

1. **县学启航,战火涅槃**　北宋时期(约公元 1047 年),鄞县县令王安石以庙为学,鄞县始有县学。1913 年初夏,在"鄞县县学"之上、湖西河畔,浙江省最早的公立医院(之一)在鄞县社会各界支持下创办建立,初名"鄞县公立医院",院址在县学街南首念书巷,仅三层楼房一幢,杨传华为首任院长。1924 年,鄞县公立医院新院告成,各官绅不遗余力组织募捐董事会,并以北面"芝兰巷"平屋数十间为院舍,院址宽敞,此后新建手术室、购置 X 线机等。1931 年,宁波撤市复入鄞县,时鄞县全县有第一至第四医院,因医院处甬城中心,医疗技术较强、设备雄厚,故名为"鄞县县立中心医院",一并承担城区镇乡医疗辅佐。

1932 年,从日本留学归来的夏禹铭出任医院院长,他排除万难,从日本购进先进的医疗器械,创办鄞县县立中心医院附设高级护士职业学校并兼任校长,慎守厥职,是以院务蒸蒸日上。鄞县县立中心医院被上海《申报》称赞为"甬上之良善医院",在他担任院长期间,虽全院仅 18 名医务人员,但 1934 年的门诊量却高达 57 362 人次,远超其他医院,位居鄞县第一。自 20 世纪 30 年代起,医院门诊量稳居鄞县城区主要医院之首。

1934年鄞县城区主要医院一览表

名 称	创办人	开办时间	床位数	职工人数(卫技人员)	全年门诊人次	全年住院人数	院长	地 址
宁波华美医院	美国浸礼会	1843·11·	80	53	4125	1259	丁立成	永丰路
鄞县县立中心医院	鄞县县政府	1918·6·		18	57362	595	夏禹铭	县学街
慈溪县保黎医院	秦润卿、陈谦夫等	1910·3					吴莲艇(首任院长)	慈城镇
镇海同义医院	包雨塘、叶雨庵等	1919	75					镇海县庄市镇
普仁医院	严康懋、余保三等	1911	45	10余人	8693(上半年)	69(上半年)		江东缸甏弄
天生医院	吴莲艇	1923	35	11	3861(下半年)	205(下半年)	吴莲艇	江北岸白沙路
仁济医院	金廷荪、杜月笙等	1932·6·	50	25	28833	1013		江北岸新马路
仁泽医院	英国圣公会	19世纪70年代	110					孝闻街
光华医院	杨传炳	1925	50				杨传炳	江北岸外马路
保真医院	陈宝珍	1922·7·	10	5	13267	104	陈宝珍	右营巷
戴楼医院	陈九皋	1923·6·	20	4	7961	86	陈九皋	中山路
慧庆医院	陈慧庆	1927	10	4	3334	104	陈慧庆	南郊路

医院门诊量稳居鄞县城区主要医院之首(出处:《宁波卫生志》1989 年 8 月宁波市卫生局编)

　　1937 年,抗日战争全面爆发,在动荡的时局下,宁波满目疮痍,民不聊生,人口平均期望寿命不到 40 岁。鄞县县立中心医院医务人员不畏时艰,在战火中救治甬城人民。1940 年,侵华日军在宁波开明街实施"细菌战",宁波暴发鼠疫,医院第一时间确诊、收治患者,为防止鼠疫蔓延发挥重要作用。

　　1945 年,抗日战争胜利之时,汪时章出任院长,他抓紧重建鄞县县立中心医院、创建传染病医院并创设护士学校。1949 年 5 月,宁波解放前夕,他即与解放军取得联系,并按解放军的要求,主持院务、维护秩序、照常诊疗,成立护院纠察队,将完整的医院交给人民政府接管,继续留任院长;同年 10 月,宁波市军管会接管医院,医院改名为"浙江省立宁波医院",当时留下工作人员 48 人,核定床位 50 张。医院在战火中涅槃,开启新的篇章。

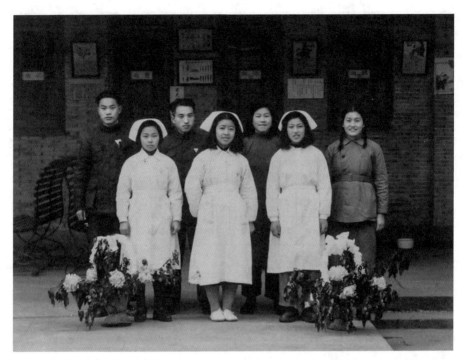

新建成的"浙江省立宁波医院"部分医护人员合影

2. 励精图治,奠定根基 1951 年,宁波市人民政府正式接管医院后,陈世焰被任命为浙江省立宁波医院院长。他感激党的知遇之恩,全力投入医院建设工作,亲自踏勘规划,改造原孔庙房舍为门诊部和附属医院;扩大住院病房,建立肺科。并在市卫生局的领导下,通过与华美医院医务人员的交流,发挥各自优势,使医院成为一个以内科、儿科为重点的综合性医院,其后制订和健全各项规章制度,业务欣欣向荣。

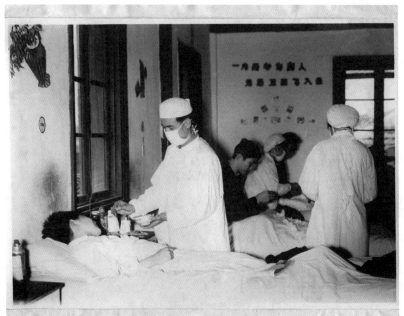

医生治好病 我帮做事情.
病员忘谢医护人员对他们的关心,治疗和护理·轻病人
正在帮助工作人员做棉球·

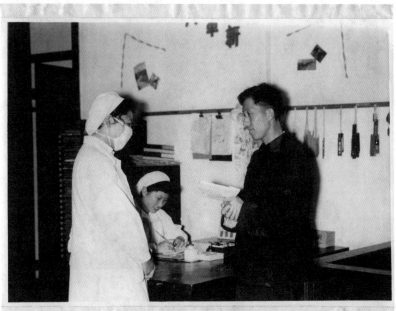

处处关心人 医病也医人.
病房小组长每天向护士长汇报病员思想情况

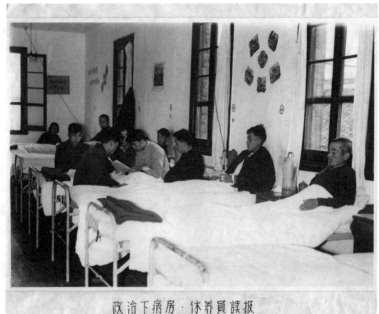

政治下病房·休养员读报
病房建立了一正套病员政治文娱生活制度·每天定
时学习政治及进行文娱活动·这是病员小组读报时情形·

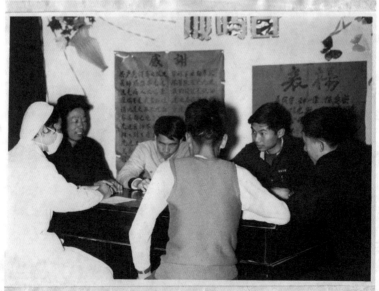

进院如进家　把院当作家
这是休养员小组长正在和护士长讨论一
週来病员工作情况·

各项医疗工作欣欣向荣，呈现社会主义新气象

　　1954 年 10 月,医院正式更名为"宁波市第一医院",同年医院开设中医科。此后,陈益浦、王蕴璞、钟一棠、王庆澜等名中医相继加入医院,医院成为全市中医药医疗、科研和教育的重要基地,奠定中西医结合发展的深厚根基。1955 年,面对患者日益增多的情况,为使医务工作更好地为生产服务,医院建立 24 小时门诊制,不分日夜,方便患者求医,其优质服务深受患者赞扬。1956 年,医院新建的门诊部落成,病床数已由中华人民共和国成立前的 60 张增加到 200 余张,成为一个中等规模的医院。1957 年,医院新建广济街分部,常规开展外科、妇产科手术。至 1964 年,医院设有内、外、儿、妇产科,以及眼科、皮肤科、神经科、中医科、结核病科等科室,多学科并重、中西医结合的学科体系进一步健全,医院追求卓越、服务为民的脚步越来越坚定。

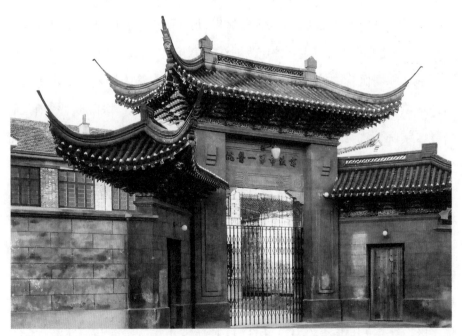

20 世纪 50 年代初,在原鄞县县学"棂星门"上修复的医院大门,沿用至今

　　3. 改革春风,腾飞发展　1978 年,乘着改革开放的春风,医院开始迅猛发展,11 月,医院设立胃镜室,在宁波地区率先设立消化内科及病房。

至今，消化内科年住院量、门诊量、内镜诊疗量稳居全市第一。1984年，医院新建6层7 228平方米的住院大楼，同年被浙江省卫生厅授予"先进医院"。至1986年，医院已有12个病区，37个临床医技科室，走上学科精细化发展之路。

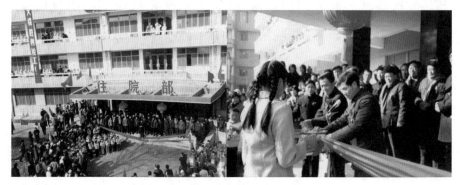

新住院大楼落成典礼实况

20世纪90年代之后，医疗改革启动，医院更是日新月异地发展。1991年，医院被浙江省卫生厅评定为浙江省第五批"三级乙类医院"。1996年，医院脑动脉瘤血管内栓塞治疗术、脑动静脉畸形血管内栓塞治疗术等多项新技术填补了宁波市在介入治疗领域的空白。1998年，医院获评"浙江省高等医学院校优秀教学医院"（全省共8家），是当时宁波地区首家也是唯一一家荣获此称号的医院。

21世纪初，医院日门诊量最高达到3 008人次，处全市各大医院之首，技术水平和服务能力在全市首屈一指。2006年，医院成功创建"三级甲等综合性医院"；2013年，被中共浙江省委、浙江省人民政府评为"浙江省文明单位"；2019年，成为宁波市唯一一家入选全国罕见病诊疗协作网的医院；2020年，获批成为浙江省区域医疗中心。2022年，方桥院区启用，"一院多区"模式拉开帷幕。2023年3月，原宁波市第一医院与原宁波大学医学院附属医院（宁波市第三医院）整合组建为宁波大学附属第一医院。

当前，医院已设置月湖、方桥、外滩三个院区，总建筑面积40.03万平方米，核定床位3 900张，实际开放床位3 641张。其中宁波市公共卫生临

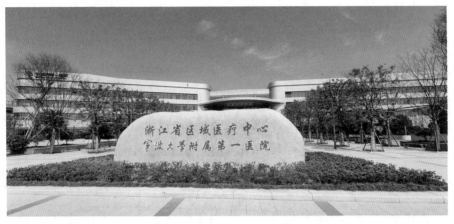

宁波大学附属第一医院方桥院区

床中心项目计划于 2024 年竣工，届时三个院区总建筑面积将达到 60.8 万平方米，总床位将超过 5 350 张。医院设有浙江省博士后科研工作站和院士工作站，是宁波大学医学博士和硕士培养单位、国家级首批住院医师规范化培训基地、国际紧急救援中心网络医院、国家爱婴医院、全国罕见病诊疗协作网医院，也是国家脑卒中筛查与防治基地、中国胸痛中心、宁波市老年医学中心、宁波市危重孕产妇救治中心、宁波市中毒急救中心等授牌或挂靠单位；拥有 2 个国家临床重点建设专科，1 个省重点扶持学科，4 个省市共建医学重点学科，6 个浙东区域专病中心，3 个宁波市品牌学科，9 个宁波市医学重点学科，11 个宁波市医学重点扶植学科，1 个省级重点实验室，2 个市级重点实验室，3 个市级临床医学研究中心，6 个市级慢性病管理临床指导中心和 11 个市级质控中心，中医科为全国综合性医院示范中医科。医院先后荣获浙江省先进基层党组织、宁波市先进基层党组织、浙江省抗击新冠肺炎疫情先进集体、宁波市人民政府质量奖等市级以上荣誉 20 余项。

（二）110 年历史孕育的医院价值观

"雁起青天，数行书似旧藏处。"（宋代吴文英《齐天乐·与冯深居登禹陵》）从 1913 年的县学孔庙到 2023 年的"一院多区"，在百十年历史长卷里，清晰展现了前辈医师大家救死扶伤、悬壶济世的身影，凸显出甬城医疗事业繁荣发展的轨迹，彰显时代医学精英在学科领域锲而不舍地耕耘，讴歌每个平凡又伟大的医务工作者。正是在这薪火相传、迎难而上，坚韧不拔、开拓奋进，为守护一方民众健康与生命而谱写的波澜壮阔奋斗史中，孕育出宁波大学附属第一医院医者"仁德、精业、致和、创新"的价值观。

1. 仁德——医德之本　在 110 年的历史进程中，无论在哪一个时代，医院都承担起重大的社会责任。1935 年，抢救重大车祸中的 18 名患者，承担区域急危重症患者救治工作。1940 年，日军进行对华"细菌战"，院长带队逆行，第一时间诊治鼠疫患者。2003 年，面对突如其来的"非典"疫情，医院举全院之力投入疫情防控，800 余名职工在志愿书上签名，为守护百姓健康作出重要贡献。2008 年汶川大地震，医院派出 18 名医护驰援震区，接收收治 300 余名患者。2017 年，宁波江北爆炸事故发生后，医院第一时间派出 59 名专家紧急集结救治伤员。2020 年，新冠疫情暴发，医院第一时间为宁波市民筑起防护网，共接收并治愈确诊患者 28 例；并派出叶

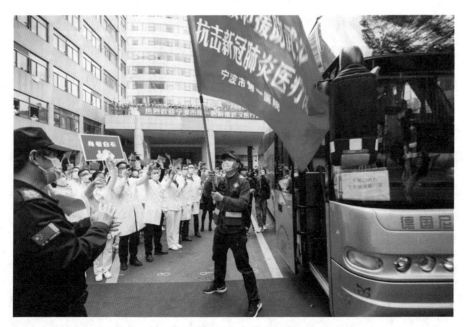

医院援鄂医疗队队员凯旋

继辉、周拓作为浙江省援鄂医疗队成员驰援湖北；紧接着，院党委书记阮列敏亲自率领医院 17 名医务人员加入宁波市援汉医疗队驰援武汉，收治患者 173 名，治愈率达 91.3%。在上海、西藏……处处都有宁波大学附属第一医院职工的身影，危难时刻，他们总是不顾自己的安危，冲在抢救患者的最前线。

在 110 年的历史进程中，无论在哪一个时代，医院都在向社会各界传递着仁心仁术的医学大爱。20 世纪 40 年代，医院每月向贫病者发放免费就诊券，开设免费床位；如今，每年举办义诊活动超过 500 场次，惠及群众超过 10 万人次，常态化义诊传承了 70 余载。1983 年，王明如医生支援非洲马里。1998 年医院开始援藏援疆，2006 年参加大凉山"复明行动"，2010 年起进行"对口帮扶"、2013 年"双下沉·两提升"、2021 年东西部协作……近 40 年的援助路上，医院不仅获得了"宁波市东西部协作先进单位""贵州省脱贫攻坚先进集体"等荣誉，更重要的是将仁术厚德播撒在百姓健康最需要的地方。

2. 精业——立院之本　在 110 年的历史进程中，无论在哪一个时代，医院始终都走在奋进不息、追求卓越的精业之路上。1983 年，在浙江省二级医院考核中，医院位居全省第二。1991 年，医院获批成为浙江省第五批"三级乙类医院"；2006 年，创建"三级甲等医院"；2019 年，在浙江省等级医院评审中位列全省第三，纪录保持至今；2020 年，获批成为浙江省区域医疗中心；2022 年，获评宁波市人民政府质量奖……克服制约、突破瓶颈、乘势而上，岁月长河里，留下宁波大学附属第一医院精益求精的足迹。

在 110 年的历史进程里，无论在哪一个时代，医院追求精益医疗的行动一脉相承。1924 年，医院新建手术室，购置 X 线机；1981 年，外科成功实施巨大脑膜瘤手术；2021 年，医院引进第四代"达芬奇"手术机器人……百余年的时间里，外科不断发展壮大。20 世纪 80 年代，医院推行病房精细化管理，设立 24 小时总值班制度、医疗质量控制室，建立院科两级医疗差错事故防范安全医疗小组、质控小组。1996 年，医院启动重点专科建设

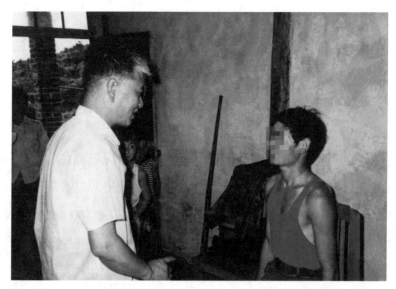

1981 年,颅脑外科李慕恒医师术后随访巨大脑膜瘤患者

第一个 3 年规划,骨科、血液科、心内科等 9 个学科成为首批院级重点专科,至重点专科建设第十个三年规划期(2020—2022 学科晋级三年行动),医院多个学科在全省乃至全国具有影响力。

3. 致和——兴院之本　在 110 年的历史进程中,无论在哪一个时代,医院推动社会和谐的行动始终不息。1952 年,为响应国家号召,医院将爱国卫生运动转为经常性工作;1995 年,医院获评浙江首批"无烟医院"和卫生部、联合国儿童基金会、世界卫生组织联合颁发的"爱婴医院";2019 年,被浙江省公安厅授予 2019 年度"平安单位"……医院倾力构建和谐关系,推动和谐发展。

在 110 年的历史进程中,无论在哪一个时代,医院对职工的关心和关爱永远不止。1950 年,医院成立工筹会。1956 年,由医院 6 名队员为主力组成的"宁波市医卫工会篮球队",在全市工会系统女子篮球比赛中获得第四名,展现出女性医卫工作者的良好精神面貌。1983 年,两户职工家庭遭遇火灾,工会发动全院职工募捐六百多元以及上千斤粮票,帮助这两户职工家庭顺利渡过难关。如今,医院制定疫情一线慰问、援外干部慰问和退休职工结对帮扶等机制，给予职工温暖的关心与支持。除此之外，医院还开展了职工运动会，设置了职工子女暑托班，组织了"医二代体验日"活动，并开设了职工母婴室、心理减压辅导室和12个兴趣协会。医院始终从职工的需求出发，关心着职工的生活点滴。

4. 创新——强院之本　在110年的历史进程中，无论在哪一个时代，医院始终都以创新驱动发展，攀登一座座高峰。1969年，响应国家备战号召，医院自制常用制剂。1973年，医院成为浙江省"炔诺酮庚酸酯"科研临床试验合作单位。如今，院内制剂室已经成为重要的创新研究平台，拥有10余种明星产品，入选了医疗机构中药制剂最佳服务力十佳榜单。除此之外，医院还获批了31个国家临床药品、器械等试验专业基地，成立了全市第一个一期临床病房，并且在临床基础上开展了半个世纪的药物创新研究。

1956年，医院发明了气管滴入架，坚持源自临床并服务临床的理念，开启了技术创新与发明的新时代。1959年，医院"奶浆草治疗腹水"科研课题成为医疗卫生系统九大向国庆十周年献礼的重点科研项目之一。今天，创新已经成为宁波大学附属第一医院的基因，医院实现了全市医疗领域第一项发明专利转化，并保持着全市医疗领域最高的单项转化金额。在中国医院创新转化排行榜中，医院位列全国第21位，在浙江省排名第3位。2023年，医院获得了7项国家自然科学基金，以临床为基础的技术创新研究引领医院与行业发展成为宁波大学附属第一医院职工的共同追求。

二、新时代公立医院党建工作体系建设

2018年，中共中央办公厅印发《关于加强公立医院党的建设工作的意见》，要求全面落实党委领导下的院长负责制，发挥党委"把方向、管大局、做决策、促改革、保落实"的核心领导作用。2021年，国务院办公厅印发《关于推动公立医院高质量发展的意见》，要求持续深化党对公立医院的全

面领导。2022 年，国家卫生健康委办公厅印发《公立医院高质量发展评价指标（试行）》，提出高质量发展的新体系、新趋势、新动力、新效能、新文化。

在中央、省委、市委相继出台关于加强新时代公立医院党的建设的意见，提出要坚持和加强党对公立医院的全面领导的大背景下，医院党委深入贯彻新时代党的建设总要求和新时代党的组织路线，紧扣新形势、新任务、新要求，坚决扛起以高质量党建引领高质量发展的时代责任，以党建之新谋全局之势，探索建立了一整套易推广可复制的新时代公立医院党建工作体系，有力推动党建与业务双融合双促进，为全国公立医院党建引领高质量发展提供了实践经验。

（一）以创新强化党的领导力

1. **探索公立医院新领导体制的先行做法**　2018 年以来，医院党委从顶层设计入手，打开党建工作新局面。在推进新时代公立医院领导体制的调整转型上，医院抓住"决策"与"执行"两大主题，从制度、流程、纪律、信息技术四个关键点集中突破，经过理论研究、实践论证与技术创新，推动形成了党建统领下的专家治院、民主管院体系，建立了四大决策主体权责利清单，发挥出院长办公会、专业委员会、职工代表大会三大主体在"三重一大"事项决策中的分析论证作用，大幅提升了医院的决策水平与管理效率，降低廉政风险，确保举全院之力促改革、保落实，构建出政治权力、行政权力、学术权力彼此独立且相互制衡的决策格局。

医院党委还构建了自下而上的整体监督体系与决策执行监督机制，运用院务党务公开和民主评议等方式，加大对战略决策层和执行层的监督。除此之外，医院推动建立"无'围墙'班子"，取消"院领导接待日"，搭建基于钉钉、内网的职工"问政直通"平台，实施"两代表"任期履职制度，确保职工代表、党代表任期内为选区、支部负责，推动形成全院工作的系统性、民主性、互动性，促进医院从"人治"走向"制度治理"。

2020 年，医院《新时代公立医院决策体系建设的"4321"模式》从全国八百多个参赛案例中脱颖而出,荣获中国医院管理大赛首次开设的"党院共建"主题唯一金奖。

近两年来,医院党委狠抓党建,先后在国家卫生健康委党校主办的公立医院党委书记培训班、浙江省卫生健康委建立健全现代医院管理制度培训班和浙江省卫生系统党务干部培训班上作介绍。此外,医院还被市委组织部树立为全市全行业党建典范,先后有国资系统、交通系统、水利系统、科研机构、体育系统等来院学习党建。

2. 以"医路廉行"的品质践行全面从严治党　2018 年 12 月,医院党委根据"清廉浙江""清廉宁波"的总体部署,深化"清廉医院"建设单元,制定印发了《关于推进清廉医院建设的实施方案》,确定了突出党委对医院工作的全面领导、打造政治坚定务实担当的干部人才队伍、持续深化行业作风建设和纪律建设等十大工作任务。

围绕两个阶段、十大任务,医院党委对全院职工开展网格化监督管理,建立了横向到边、纵向到底的三级网格监督体系;强化了廉洁教育,形成以在线教育、集中教育、个体教育为主要形式的多维度警示教育体系;制定了一批包括采购管理、医用耗材管理、药品使用管理等方面的制度规定,将权力关进了制度的笼子里;促进了医德医风建设,广泛引导干部职工提升服务能力与服务质量。

医院党委始终以自我革新的使命感,深化党内监督、纪检监督、审计监督等监督手段的融合,不断推进清廉医院建设。2021 年,宁波大学附属第一医院数字化应用合同管理的案例荣获了第二届基层清廉建设(浙江)十大经验优胜奖。

3. 践行"四知"精神,打造高素质干部队伍　方向已明确,干部是关键。为全面提升现代医院治理体系与治理能力,培育党建、业务、管理"三强"党务干部,2020 年 8 月 1 日,医院"四知"干部学院正式开班,有 300 余名干部参加了高水平管理课程。

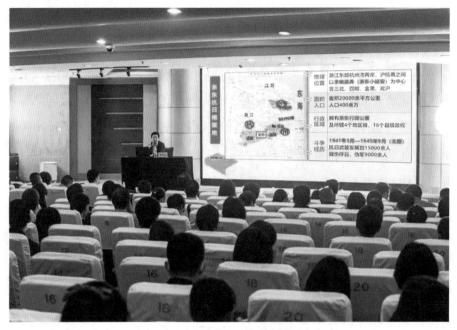

医院举办"四知"干部学院

　　医院党委坚持现代医院治理体系与治理能力建设,关键在"人"的理念。既要选好干部,更要培育好、管理好干部,让临床专家成为"复合型"人才,以讲政治的高度扛起保障民生健康"最后一公里"的重任,这正是医院举办"四知"干部学院的初衷。

　　3年来,医院党委以"四知"干部学院为载体,制定了医院干部队伍长远培养规划和培养措施,先后邀请医院管理专家、党校教授、知名律师等不同领域20余名专家学者,现场授课10余场,累计培训5 000余人次。医院还实施"干部一册管理",落实支部书记的管理权限与待遇,开展书记挂帅打擂、支委履职评比、支部亮绩赛马等活动,激发干部带队伍、促业务的热情。在党建、业务、管理"三强"的激励模式下,医院干部队伍管理综合能力、履职水平得到大幅度提升,为医院高质量运行注入了新动能。

　　4."小"支部建设党建"大"品牌　2021年7月,经过多轮激烈评比,宁波大学附属第一医院所建立的"顺畅呼吸""心连新"等五大基层党建品牌及五个重点培育基层党建品牌脱颖而出。

在支部规范化管理的基础之上,医院开展了"一支部一品牌"建设,用品牌标准来开展工作,用品牌形象来接受监督,用品牌服务来赢得群众,用品牌效应来拓展党建工作。在推进基层党支部品牌建设时,医院始终将党建与学科发展紧密结合,坚持围绕学科发展开展党建,以党建促进学科发展,以党建引领医院发展。

近年来,医院创新覆盖政治属性、标准化规范化维度、引领保障作用、社会示范效益的"四维度"支部考核细则,根据上级党委要求及工作基础,调整各维度权重,使党支部主体责任成为可量化、可转化指标。每项指标均按"标准作业流程",确保规范性与高效率,引导党支部围绕学科、群众所需,持续创新,优化服务。医院还以"锋领指数"360度评价党员,分三条线打分,注重日常工作、重大任务、关键时刻的表现,使党员、医者身份高度融合,对党员专业成长性、发展贡献度、群众满意度进行考察,并且实施党员教育学分制,提高党课到会率、学习参与度,推动创建"学习型医院"。

此外,医院还自主开发、高度集成自有经验体系的智慧党建平台,力求第一时间掌握支部工作动态,做到发现问题、及时提醒、及时纠正。通过督查及考核,把党支部工作引导到医院重点任务和学科发展上来。

在指挥棒的引领下,医院党支部建设取得了喜人成绩。截至2023年底,党员总数占职工总数的40.17%,其中,高知党员在高知群体中占比47.41%,此外还有2个党支部被评为市直机关的模范党支部,党支部的先锋堡垒作用和党员干部的先进性不断得到彰显。

5. "项目式"导出"一盘棋"　自2020年起,医院党委以目标考核优化为指挥棒,借助"攻坚克难"专项行动,在党支部工作中创新引入"项目式"理念,引导支部运用持续质量改进、品管圈等管理思路,围绕医疗能力、群众体验等9个选题集中攻坚,各支部"一项目一方案"获得显著成效,内容涉及拓展一体化诊疗中心,持续优化MDT团队运行机制,增强患者就医获得感等方面。2021年4月,医院举办"项目式工作法"擂台赛决赛,41个在职党支部的68个项目经过两天激烈打擂,最终有10个优质项目"突围"。

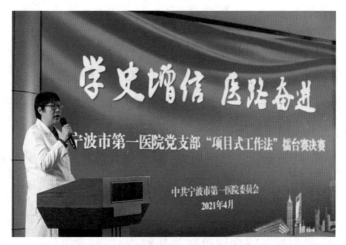

2021 年 4 月，医院举办"项目式工作法"擂台赛决赛

　　医院党委借助"项目式工作法"在二级管理中确立了党支部的"集体领导"角色和"引领学科、保障发展"的功能定位，引导党支部围绕学科建设中的难题，全力支持科主任依法依规行使管理权，为新时代公立医院党支部融入二级管理作出了积极有益的探索。党支部"项目式工作法"代表宁波市卫生系统荣获 2020 年度机关党建工作十佳创新成果。《"项目式"导出"一盘棋"》获评《中国医院杂志》党建引领类经典案例。

（二）以创新激发党的凝聚力

　　1. 从"一颗火种"到"燎原之火"　2017 年 11 月，在党的十九大闭幕之际，医院创建"医路跟党"公众号，成为展现医院党建工作内涵和党员队伍风貌的重要窗口。

　　此后的 6 年多时间里，"医路跟党"逐渐成长为具有医院特色的成熟党建品牌。"医路跟党"宣传窗口成为集理论高度、专业深度、群众温度于一体的党建宣传主阵地，关注度、影响力不断增加，微信公众号阅读量超过 300 万人次，读者遍布 28 个省市。在此基础上，"医路跟党"持续拓展宣传阵地，与"甬派"客户端合作，上线"医路跟党·勇立潮头"专栏，推出《一院青年说》《小支部大能量》《青年医师》等特辑，阅读量超过 500 万。"医路跟党、医心为民"不仅引起院内职工的共情、共鸣，还为区域内百姓所熟知。"医路跟党"获宁波市首届机关优秀党建品牌。

2. 资源共享、多方共赢的党建联盟　2019年1月，医院党委与晴隆县人民医院党委、册亨县人民医院党委签订"医路跟党"党建联盟，这是全省第一个在健康扶贫领域的党建联盟。宁波大学附属第一医院将成熟的党建工作体系引入国家级贫困县医院，并使2家医院的党建工作从全州"倒数"一跃成为省级先进。

依托党建联盟建设，"医路跟党"在推动双下沉两提升、东西部协作等重大战略落地中凝聚了广泛力量，新疆库车市人民医院党建成为全市行业示范，四家全托管基层医院通过医疗、管理、党建深度"同质化"发展成区域医疗的重要力量。

"医路跟党"还延伸联盟范围，借助党建联盟向中国医学科学院血液学研究所输出党建成果，获得全国一流的血液病专科资源与平台输入。通过党建联盟联合红色革命老区、知名本土企业、社会公益组织、政府便民机构等，将优质医疗资源精准地输送至群众身边。

3. 打通健康惠民的"最后一公里"　2021年，医院启动"'医路跟党'献礼建党100周年基层服务年"，深入革命老区、重大工程一线、山区海岛等地，为基层医疗健康事业发展赋能。2022年，医院开启"学习贯彻二十大·'医路跟党'村镇行"活动，扎根基层一线，持续增强医疗健康服务的普惠性和可及性。之后，医院党委制定印发《"支部联村企"健康共促"1+X"活动方案》，充分发挥基层党组织的战斗堡垒作用和先锋模范作用，为基层百姓的健康提供保障。2023年，医院党委以学习贯彻习近平新时代中国特色社会主义思想主题教育为契机，打造"1+X"升级版，创新开展"党委联街镇、支部入村企"活动，为基层提供"定制式"大健康服务，包括专家组团式义诊、名医乡贤工作室进镇、一线产业工人菜单式健康讲座、基层突发重大事件医疗急救通道等，把稳定、优质、便捷的健康服务精准送到老百姓身边。

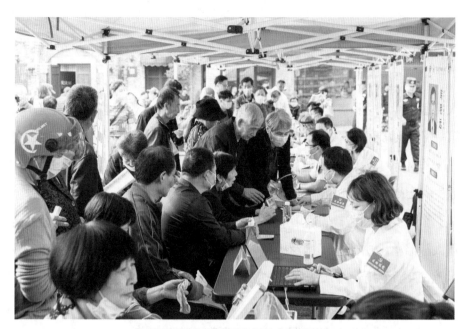

"医路跟党"名医志愿者服务大队义诊中

"医路跟党"名医志愿者服务大队的足迹已遍布全国各地，最远到达贵州山区乃至西藏雪域。"医路跟党"的臂章在重大工程一线、革命老区、深山海岛等地闪耀，已经开展了 100 场大型义诊活动，受益的群众超过 20 万人次。在党建的引领下，医院聚焦群众的急难愁盼问题，推动优质医疗资源下沉，全面助力乡村振兴、维护基层百姓健康，展现了省级区域医疗中心的担当作为。

4. 机制保障，党内关爱显真心　为进一步推动医院特殊困难退休党员帮扶工作走深走实，医院党委发挥党组织工作优势，制定党内关爱制度，并发动建在学科上的党支部运用专业优势开展帮扶结对，切实解决党员老同志的实际困难。

2016 年，宁波大学附属第一医院党委设立党内关爱基金，并制定了管理办法，同时建立了高龄、重病、残疾等特殊关爱对象的筛查准入机制和在职党支部结对特殊关爱对象机制，规范关爱行动准则。在重点关爱退休党员模块，对"年龄大于 85 岁，且长期卧病在床，或失独，或独居"和"长期

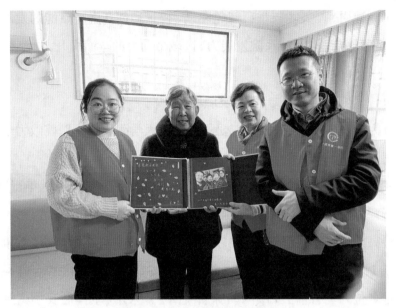

医院"暖阳"医疗义工队结对老人

因重大疾病导致家庭生活有一定困难"两类党员老同志进行结对关爱，由退休党支部进行情况排查和申报。在职党支部结合老党员病情，根据学科特长"一对一"或"二对一"结对，并开展"四个一"关爱，即每月至少联系一次，每季度至少上门一次，重大节日至少慰问一次，定期进行一次服务成效反馈交流。

至今，共有 21 名退休党员被列入重点关爱名单，2023 年，各党支部共开展了 120 余次关爱活动，近 500 名党员参与其中。

三、党建和文化引领医院高质量发展

近年来，宁波大学附属第一医院在党建引领下取得了显著的成绩。医院连续 5 年在全国三级综合性公立医院绩效考核中排名进入前百。2023 年，医院 CMI 指数全省排名第二，三、四级手术数量全省第四。在全省 75 个重点监控病种中，医院 11 个病种位列前三，26 个病种位列前五。通过党建的引领，医院将党的领导融入医院管理的全过程、各方面和各环节，形成了党建引领、人才与学科双轮驱动、智慧和创新融合赋能的发展新格局，推动了医疗服务力、医院发展力、区域带动力的全面提升。

（一）聚焦医疗服务力，奠定发展基础

作为宁波市体量最大的公立医院，宁波大学附属第一医院致力于走高质量发展之路，综合实力在全市持续领先。

在专科能力建设方面，2020年起，医院部署了学科晋级三年行动，分层次培育"业务、服务、队伍"三强学科。目前，医院已建成宁波市最齐全、规格最高的重点学科群，拥有国家临床重点建设专科2个，浙江省重点扶植学科1个，省市共建学科4个，浙东区域专病中心6个。神经外科6个病种排名位列全省前五，颅内动脉瘤夹闭/介入术、垂体瘤及颅内肿瘤手术省内排名前三；心血管内科获批省重点实验室，经导管主动脉瓣置换术、经导管二尖瓣缘对缘钳夹术等技术创新手术例数全省第二；血液科骨髓移植、白血病治疗均排全省第三……此外，作为宁波市唯一一家国家成人罕见病定点救治机构，医院的诊治范围已覆盖37个罕见病种类。

在重大疾病和疑难复杂疾病的诊治能力方面，医院方桥院区启用后，打造了院前院内一体化数字化急救体系，2023年接诊急危重症患者8 000余人。目前，方桥院区单日最高手术量146台。2023年，浙江省DRG质量绩效分析报告显示，反映医院疑难复杂疾病诊治能力的CMI指数这一项，宁波大学附属第一医院位列全省第二，26个病种位列全省前五。

在技术创新方面，医院自行研发的肝胆胰计算机辅助手术系统已成功替代国外引进的软件，在全国20余家大型三甲医院得到应用。在机器人辅助下已成功进行1 557例手术，大幅提升了手术质量。肥厚型心肌病经导管室间隔心肌消融术、大脑中动脉切开取栓治疗急性脑梗死、经右房介入式瓣中瓣植入术为全省首例，神经外科首创的"脑血管病搭桥术中应用实时微观血流动力学热成像技术判断吻合口通畅性"或将改变国际现行标准。

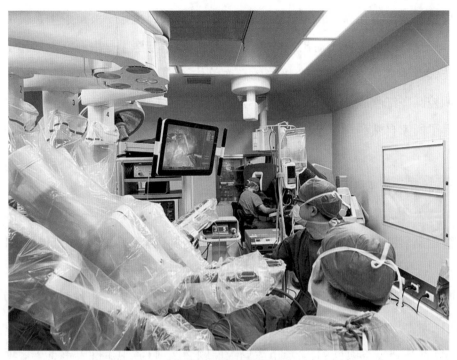

在机器人辅助下进行手术

（二）致力人才引育，提供发展保障

人才兴则医院兴，人才是医院发展的第一资源。作为浙江省重才爱才先进单位，近年来，宁波大学附属第一医院面向全球高薪聘请学科带头人，引进激励高层次人才，开展人才孵化工程、人才展翅工程和人才领雁工程，人才层级和总量均居全市第一。现有国家级人才4人，省级人才17人，市级人才30人，委级人才62人。

在引进人才管玉涛博士的带领下，医院妇科的学科水平在过去3年里突飞猛进，手术量显著提升，2023年医院卵巢恶性肿瘤手术量已位列全市第一；在引进人才吴乃胜教授的带领下，新生儿科多次成功抢救高危极低体重新生儿，屡屡刷新医院成功救治最低出生体重新生儿的"纪录"。

除了引进人才，宁波大学附属第一医院还致力于自主培养人才。通过协议薪酬制、首席专家聘任制等9大人才政策体系打造人才梯队。医院不仅是宁波市卫生系统最早开展博士后培养的单位，也是宁波市卫生系统唯一一家已有两位博士后出站的单位。其中，皇甫宁医生是由浙江大学和宁波大学附属第一医院联合培养的心血管内科博士后，由她牵头的《DHX9调控巨噬细胞脂质摄取和炎症反应促进动脉粥样硬化的机制研究》成功获得了国家自然科学基金青年科学基金。

（三）赋能科研创新，增添发展动力

人才的集聚显著提升了医院的科研创新能力。2023 年 6 月，《中国医院创新转化排行榜（2022）》发布，宁波大学附属第一医院位列全国第 21 位，浙江省第 3 位。7 个学科入围 2022 年度中国医院科技量值排行榜百强。2023 年，医院共获批纵向课题 236 项，其中包括国家自然科学基金 7 项（面上项目 2 项，青年项目 5 项），省部级课题 22 项（省尖兵领雁项目 1 项，省基础公益项目 21 项），市厅局级课题 207 项（省卫生健康重点重大项目 2 项，省中医药管理局共建重点重大项目 2 项，市重大科技攻关计划牵头项目 8 项，市国际合作项目 3 项，市基础公益重点项目 4 项，青年博士项目 2 项等）。

近年来，宁波大学附属第一医院的科研立项总数及质量居宁波市医疗机构首位，医院科研经费总额连年攀升，近年来每年增长率超过 39%。高水平论文不断涌现，尤其在新冠病毒感染等重大传染性疾病、心脑血管疾病以及生物新材料领域形成了医院特色。

以临床试验专业为例，医院从最初获批的 10 个，近三年迅速增加到了 36 个。医院纵向下拨经费总额从 2020 年的 1 048 万元提升至 2023 年的 3 446 万元。呼吸疾病研究重点实验室便是医院不断推动科研创新过程中涌现出的"急先锋"，三年获立项课题 55 项，其中国家自然科学基金 6 项、省部级课题 5 项；发表学术论文 119 篇，其中 SCI 论文 95 篇；获得市级以上科学技术奖 11 项。

浓厚的科研创新氛围极大激发了医护人员发明创新的动力。每年，医

院获批多项发明专利申请，其中大部分来自医护人员在一线工作中的奇思妙想。据统计，宁波大学附属第一医院近三年获得了60项发明专利，2023年，完成医学科技成果转化9项，签约合同总金额751.3万元；承接药物临床试验管理规范（GCP）项目、器械临床试验项目139项，合同总金额5 683.27万元，在全省医疗机构中排名前列。

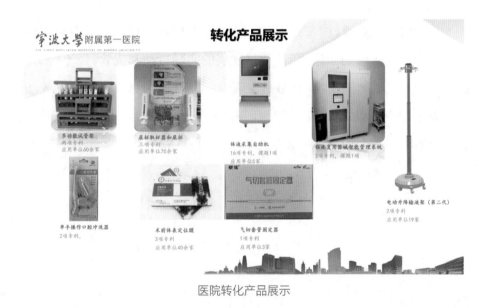

医院转化产品展示

（四）拓展区域影响，延伸发展布局

一家有影响力的省级区域医疗中心必须具备足够的区域带动能力。近年来，宁波大学附属第一医院通过托管卫星医院、建立专科联盟、开展临床培训项目等途径来提升自身的区域带动能力。

目前，医院全面托管4家基层医院、专科托管3家基层医院。2023年，2家全面托管基层医院进入中国乡镇卫生院百强榜，其中龙山分院位列全国第4，宁海分院位列全国第47；龙山分院在2021年浙江省卫生健康委组织的县域医共体建设工作考核中排名全省第一；医院牵头建设5个专科联盟，辐射140多个基层医疗机构。

医院还通过打造各类临床培养基地或项目带动全域医疗队伍能力提升。作为首批国家级住院医师规范化培训基地，医院目前有 621 名医务人员正在接受住院医师规范化培训。通过东西部协作党建联盟、宁波市基层医师能力提高项目、全国老年医学人才培训项目等，医院长期接收来自省内外的基层专业人员。仅 2023 年上半年，接收的基层专业人员数量就高达 975 人。

往昔已展千重锦，明日更进百尺竿。宁波大学附属第一医院将以对人民的赤诚和对生命的敬佑，以高质量发展的实际行动和成效，以不变的为医初心和不灭的医院精神，致敬百十辉煌，凝聚拼搏力量，在健康中国、健康宁波建设中勇毅先行、奋发作为，在高水平建设省级区域医疗中心的新征程上谱写下一个华章！

第十一章

党建引领医院新文化，奋进高质量发展新时代

——河北医科大学第二医院发展纪实

悠悠医史，灼灼其华，巍巍学府，煌煌其著。这是一段波澜壮阔的办医历史，跨越三个世纪，历经百余年，四度搬迁，几易其名，亲历了中国近现代史上的沧桑巨变，见证了新中国的伟大崛起。

百余年间，河北医科大学第二医院栉风沐雨，与祖国同命运，与人民共前行，形成了优良的传统，积淀了深厚的文化，留下无数铭刻祖国现代医学史的动人故事。

一、回溯医院历史，百卌风华正茂历久弥坚

近代中国第一所规模完整的私立西医医院、近代第一所官办西医高等院校的附设诊所、培养出河北省第一位中国工程院院士、中华人民共和国成立以来河北省卫生系统第一个获得国家级科技进步奖……

翻开河北医科大学第二医院的历史，就翻开了河北省近现代医学发展史。无数个第一，承载了医院的百年辉煌，也见证了河北省近现代医学的发展历程。

（一）回溯历史，百卌芳华

在天津博物馆，收藏着一座修建于 1880 年的石碑。碑文题为"新建养病院碑记"，碑首正中镌刻着篆文——博施济众。这正是河北医科大学第二医院萌芽肇兴的历史见证。据《天津通志》记载，这是近代中国第一所规模完整的私立西医医院。翌年，施医养病院（即上文中提到的"新建养病院"）创办医学馆，后更名为直隶公立医学专门学校。

1918 年，直隶公立医学专门学校在古城保定建成附设诊所并开诊施医。

1920 年，附设诊所奉省长令扩建为附属医院，并确定 2 月 28 日为附属医院成立纪念日。

1921 年，直隶公立医学专门学校并入河北大学，附属医院更名为"河北大学（医科）附属医院"。

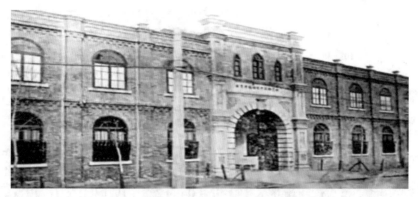

1918年，直隶公立医学专门学校附设诊所大门

1932年，河北大学（医科）改称河北省立医学院，医院更名为"河北省立医学院附属医院"。

1946年医院复诊，1947年迁至天津。

1949年，河北省立医学院（今河北医科大学）更名为"河北医学院"，附属医院同时更名为"河北医学院附属医院"。自此，医院的前途命运与中华人民共和国的成长紧密地联结在一起。

1952年医院迁回保定；1958年，迁至石家庄并更名为"河北医学院第二医院"；1970年，更名为"河北新医大学第二医院"；1979年，恢复"河北医学院第二医院"名称；1995年，更名为"河北医科大学第二医院"。

抚今追昔，感慨万千，百册医局，至精至诚。

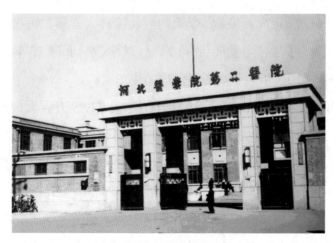

1958年，河北医学院第二医院大门

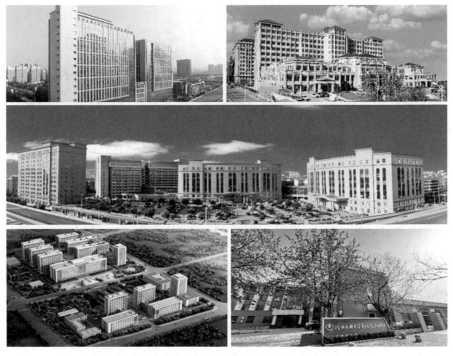

2024 年，河北医科大学第二医院已启用和在建的各院区

（二）奋楫笃行，方兴未艾

历经风雨，屹立百年，致力于大众健康，担负起民族兴亡，成为河北医科大学第二医院百余年传承不变的铮铮风骨和家国情怀。

奋进新时代，迈向新征程，今天的河北医科大学第二医院以"建设高水平研究型综合医院"为发展目标，医疗、教学、科研、管理等各项事业均取得重要突破，医院步入了高质量发展的快车道。

医院开放床位近 5 000 张，2023 年门诊量 239.5 万人次，出院量 17.6 万人次，完成各类手术 7.3 万台。全院职工 5 849 人，其中卫生专业技术人员 5 302 名，正高级职称人员 325 名、副高级职称人员 528 名。现有中国工程院院士 1 人，国医大师、中国中医科学院学部委员 1 人。开设临床医技科室近 120 个，有国家临床重点专科 10 个、国家临床医学研究中心分中心 7 个、教育部重点实验室 1 个，省级临床重点专科 32 个、省级质控中心 15

个、省级医学重点学科26个、省级重点实验室10个、省级研究所4个。

医院综合实力和服务水平全省领先，在三级公立医院绩效考核中连续四年取得"A"以上成绩，先后荣获全国五一劳动奖状，获评首批"全国百姓放心示范医院"、全国卫生计生系统先进集体、全国医药卫生系统创先争优活动先进集体、全国城市医院文化建设先进集体等。

（三）赓续医脉，历久弥坚

春秋时期，秦国名医提出"上医医国，其次疾人，固医官也"，阐释了医者济世救困、守望健康的初心使命。百余年来，一代代河北医科大学第二医院人始终秉持人民至上、生命至上，形成了以"大医精诚"为核心的医院精神，激励、引导后来人始终沿着前辈的足迹砥砺前行。

1. 院标与院徽

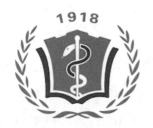

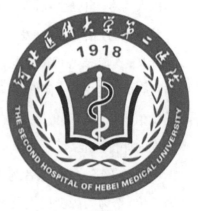

院标　　　　　　　　　　　　　　　院徽

2. 医院精神——大医精诚

"大医精诚"出自唐朝孙思邈所著《备急千金要方》第一卷《论大医精诚》第二篇。医道乃"至精至微之事"，大医必求其精，要有精湛的医术，必须"博极医源，精勤不倦"。医者施治必"无欲无求，先发大慈恻隐之心，誓愿普救含灵之苦"，对待患者必"普同一等，皆如至亲，见彼苦恼，若己有之，一心赴救"，大医必养其德，要有高尚的医德，必须"望之俨然，临事不惑,审谛覃思"。

繁体的"醫"(医)字,描绘的是医生用药酒给受伤的患者诊治的场景。《说文》:"殹,击中声也。"指的是患者饱受病痛的呻吟声。医生施诊首先要有高尚的医德,要有感同身受的悲悯之心,要常怀仁人之心、秉至诚之念、解患者之苦。"酉,酒也",指的是医生施治所用的物品和手段。医生要有精湛的医术,秉承科学精神,强化医能、精进医术。医学是自然科学与人文科学的有机统一,至精至微的医术和至诚至善的医德是医学发展的基本要求,更是患者心中的期盼。每一位河北医科大学第二医院职工都要传承至精至诚、至微至善的优良传统,在不同岗位上弘扬职业精神、精进专业技能、勇攀学术高峰,为提升医院服务能力,保障人民身体健康作出贡献。

3. 医院核心价值观

患者至上,安全第一,提供及时有效服务;

以人为本,自强创新,员工医院共同发展;

珍视生命,恪尽职守,勇于担当社会责任。

释义:医院核心价值观从医院与患者的关系、医院与员工的关系、医院与社会的关系入手,阐明了河北医科大学第二医院所推崇奉行的最为核心的价值观,是医院重大决策的判断依据,是员工行为的根本指南,是规章制度的评价标准。

医院始终坚持"以患者为中心"的服务理念,将患者安全和服务质量放在首位,努力为患者提供及时、高效、安全、便捷的医疗服务。医院坚持"以人民为中心"的发展理念,坚持自立自强、守正创新,弘扬"我靠医院生存,医院靠我发展"的优秀传统,努力营造员工医院共同发展的良好环境。医院秉持"人民至上,生命至上"的崇高理念,坚持公立医院的公益性,积极融入新时代医疗卫生体系建设,勇于担当社会责任,努力保障人民群众的生命安全和身体健康。

二、坚持党建引领，把握高质量发展新方向

河北医科大学第二医院是河北省最早成立党组织的医院之一，始终坚持党对医院各项事业的全面领导，以高质量党建引领医院高质量发展。党的十八大以来，医院党委坚持以习近平新时代中国特色社会主义思想为指导，不断强化党的全面领导，涵养党建新文化，用党的先进的科学理论、坚强的集体领导、敏锐的时代洞察和无私的为民情怀领航医院高质量发展新方向。

（一）坚持党的领导，引领高质量发展新航向

1971 年，河北医科大学第二医院成立党委，实行党委负责制。

2019 年，中共中央办公厅、国家卫生健康委先后印发关于加强公立医院党的建设的指导性文件。医院严格落实党中央国务院、省委、省政府的要求，迅速转变领导体制，开启了党委全面领导下的医院建设发展新征程。

医院制定了《医院章程》，明确了医院实行党委领导下的院长负责制；完善了议事决策制度，形成了党委集体领导和院领导分工负责相结合的领导体系；加强了领导班子建设，进一步凝聚了发展共识；制定了医院"十四五"建设发展规划和 7 个子规划，明确了"建设高水平研究型综合医院"的总体建设发展目标；强化了基层党组织的战斗堡垒作用和医院文化的思想引领作用，全院党员干部职工更加团结奋进。

通过进一步加强党的领导，医院形成了科学、民主、求实、进取的领导文化。坚持专家治院，充分发挥 34 个专家委员会的作用，确保各项工作科学高效。坚持调查研究，严格落实"深、实、细、准、效"的要求，每年开展调研百余次，确保各项决策科学精准、务实高效。坚持放眼全国、争创一流，积极推进国家级区域医疗中心建设，努力建设国家级教学、科研基地，积极承办《中华麻醉学杂志》、公立医院高质量发展交流会等重量级学术期刊、会议，医院的综合实力和社会影响力得到进一步提升。

（二）夯实党建基础，激发高质量发展新动力

1952 年，河北医科大学第二医院成立党支部；1956 年成立党总支；1959 年，按照工作性质在党政科室、内科、外科、妇产科、医技科室设立 5 个支部；1997 年改设为 9 个党总支、30 个党支部和 1 个直属党支部；2013 年，成立东院区，增设东院区党总支。医院基层党组织设置与中心工作紧密结合，在医院的建设发展中发挥了重要作用。

2016 年，医院党委按照"应建尽建、能建尽建"的原则对党支部进行了调整，基本实现了支部建在科室。为了更好地发挥党支部的作用，实行了科主任与支部书记分设，选任科室副主任、护士长或高年资党员担任党支部书记，强化了政治监督，营造了风清气正的发展环境。

2020 年，医院再次进行了基层党组织设置调整，72% 的医疗医技科室单独成立了党支部。为了加强党建与业务深度融合，医院实行"双带头人"机制，科室负责人担任支部书记的比例达 83%。医院构建了党总支、党支部 2 个党建工作量化考核体系，分别对党总支、党支部工作进行量化考核，发挥了考核的"指挥棒"作用，有效提升了党建工作的标准化、规范化和科学化水平。

在基层党组织建设的不断探索和实践中，医院形成了忠诚、担当、务实、创新的组织文化。一名党员就是一面旗帜，一个支部就是一个堡垒，基层党组织、党员对党忠诚、敢于担当，无论是抗洪救灾、抗震救灾、疫情防控一线，还是冬奥医疗保障、精准扶贫、乡村振兴一线，急难险重的任务在哪里，临时党支部就建在哪里，党旗就飘扬在哪里，党员就冲向哪里。

医院扎实做好冬奥医疗保障工作，选派 70 人的医疗团队，牵头负责张家口赛区崇礼冬奥村综合诊所运营，参与崇礼定点医院患者救治工作；先后接诊 957 人次，为 31 个国家和地区的人员提供医疗服务，中国新闻网等媒体先后报道 60 余次。医院荣获"2022 年冬奥会、冬残奥会河北省先进集体"，4 人荣获"2022 年冬奥会、冬残奥会河北省先进个人"，25 人受到省委、省政府记功或嘉奖，23 人被奥组委评为"北京冬奥会和冬残奥会服务

保障先进个人"。

医院消化内科党支部注重工作创新，将党建与患者诊疗、优质服务、教学科研等业务工作深度融合，被评为"全国党建工作样板党支部"培育创建单位和"全省党建工作样板党支部"。呼吸与危重症医学一科党支部坚持以"红心"引领"医心"，打造发展强引擎，推动科室各项工作高质量发展，获评"全国公立医院临床科室标杆党支部"。

（三）涵养廉洁文化，倡导高质量发展新风尚

河北医科大学第二医院建立党支部之初便开展了一系列加强作风建设的工作。1984 年，医院设置纪律检查委员会，加强廉政建设，强化日常监督，在全院营造了良好的氛围。

进入新时代，医院努力构建全面从严治党体系，形成管党治党合力，用管党治党的扎实成效推动医院高质量发展。始终把政治建设摆在首位，旗帜鲜明加强党的领导，严肃党内政治生活，深刻认识"两个确立"的决定性意义，坚决做到"两个维护"。坚持把思想建设作为基础性建设，通过开展党史学习教育、"两学一做"等主题教育，用党的创新理论凝心铸魂。将纪律建设纳入党建总体布局，严格落实"两个责任"，一体推进"三不腐"体系建设，进一步扎紧制度的笼子。坚持党风、作风、行风一起抓，每个支部设纪检委员，每个科室设行风监督员，明确监督责任，将监督融入日常工作。坚持教育为主，奖惩并施，每年召开全面从严治党大会和警示教育大会，以案释纪、以案释法；开设微信"清风学堂"，用漫画解析法律法规；每年开展廉政答题，确保纪律规矩入心入脑。

随着全面从严治党的不断深入，全院形成了务实、为民、清廉、公正的廉政文化。首创了"三封信"制度（即表扬信、提示信、告诫信），建立了标准化回访中心，对住院患者和预约患者进行 100% 的回访。依据患者的回访反馈信息，对患者明确点名表扬的职工发放由党委书记、院长双签字的表扬信；对患者提出的意见、建议，运用随访患者反馈意见核实表进行详

细调查、核实，并根据调查结果酌情发放提示信或告诫信。"三封信"与职工医德考评、晋职晋级、岗位聘用、评优评先直接挂钩。通过"三封信"的督导，医务人员优质服务意识不断提高，医院先后涌现出全国医德标兵、全省医德标兵等先进典型10余名。

医院聘请了行风社会监督员，由媒体记者、人大代表、热心群众等担任，对医院运行进行监督，进一步提升了医院服务水平，提升了患者就医满意度。

三、坚持文化铸魂，激发高质量发展新活力

进入新时代，推动医院高质量发展，文化是重要支点；满足人民群众日益增长的卫生健康需要，文化是重要因素；战胜前进道路上的各种风险挑战，文化是重要力量源泉。河北医科大学第二医院不断加强文化建设，以文立心、以文铸魂，进一步激发推动医院高质量发展的新活力。

（一）文化积蓄历史力量

多少风云激荡，多少风雨兼程，初心与使命、苦难与辉煌，都深深印刻在医院的史册中，激励着一代代后来人为之不懈奋斗。

如今，河北医科大学第二医院已从一个小诊所发展成为全省医疗机构第一方阵的"领头羊"；从仅有2台X线机的医院，发展成为拥有螺旋断层放射治疗系统（TOMO-HD）、X线正电子发射断层扫描仪（PET-CT）、医用直线加速器、3.0T核磁共振等诸多尖端大型诊疗设备，设施完善、诊疗能力突出的大型医疗机构；从仅有内科、外科、妇产科、眼科等科室，发展成为拥有近120个专业科室，强势学科优势突出、多学科齐头并进、医教研协同发展的研究型医院；从年门急诊量不足10万人次，发展成为年门急诊量近300万人次，服务能力和服务水平全省领先的高水平综合医院。

在回顾中积蓄力量，在实践中见证成长。医院积极推进院史馆建设，

向社会公开征集河北医科大学第二医院的历史、文物、故事，目前已征集到文字、影像、实物资料 3 000 余份（件）。开展了探访老专家活动，与院士、国医大师、知名校友、老领导、老专家及亲友"零距离"座谈交流，探访医院历史，寻找医院故事。开展"老专家讲历史"活动，老专家、老教授为学生讲解医院和现代医学发展的历史，激发青年一代投身医疗卫生事业的热情。编撰了《我与河北医大二院的故事作品集》，用 92 个故事从医生、患者、社会等多个视角讲述医院故事、丰富文化内涵。

（二）文化见证初心如磐

自建院之初，人道主义精神和天下为公的情怀便如密码写入了河北医科大学第二医院人的基因序列。

1. **传承家国情怀** 1917 年蒙、晋等地暴发肺鼠疫，疫情很快于 1918 年初扩散至全国。1918 年 1 月，时任直隶公立医学专门学校附设诊所（河北医科大学第二医院前身）副所长的赵翰恩带领 4 名学生到元氏、赞皇等周边地区办理防疫事务，指导患者救治。

1976 年 7 月 28 日，唐山发生强烈地震。灾情发生后，医院党委迅速成立抗震救灾指挥部，先后选派 98 名业务骨干，组成 3 支医疗队奔赴唐山，昼夜不停参与防震棚搭建、伤病员救治、受灾群众安置、重伤员转运等工作，先后救治伤员 20 000 余人，医院接收、救治灾区患者 663 名，有力维护了群众的生命安全。

2003 年，"非典"疫情暴发，医院迅速成立"非典"防治领导小组。在省内率先开设发热门诊、留观隔离病房，接诊发热患者，做到"早发现、早诊断、早隔离、早治疗"。率先开通 24 小时专家热线，为群众提供专业的防病指导。医院先后选派 2 批 103 名医务人员进入隔离区，投入抗击"非典"战斗一线。医院党委被评为"全国防治非典型肺炎工作先进基层党组织"，多个集体和个人受到省部级表彰。

2020 年，新冠疫情席卷华夏大地。医院先后成立了 10 个临时党支部,把红旗插在疫情防控最危险的第一线,充分发挥了党组织和党员的模范带头作用;医院多名专家出任全省疫情防控专家组组长、副组长,指导、参与省内外疫情防控和危重患者救治工作;以最快的速度确诊了河北省首例新冠病毒感染患者,为全省疫情防控工作争取了宝贵时间;不计成本、不论得失,先后两次腾空东院区,为中高风险地区患者提供了及时、有效、安全的医疗服务;在省内率先提出 10 余项院感防控措施,率先提出以基础病为依据的收治理念,为全省疫情防控贡献了"二院智慧";选派专家 1 000 余人次,支援武汉、神农架、新疆、上海、哈尔滨等地以及非洲地区的疫情防控,为全国乃至全世界疫情防控贡献了力量。医院先后有 11 人次受到国家级和省级表彰。

一代代河北医科大学第二医院人始终传承着"至精至诚、为国为民"的伟大家国情怀,在历史的天空中闪耀出一颗颗璀璨的星辰。

2. 坚守为民情怀　1968 年,医院组建了 3 支下乡医疗队赴平山、正定、灵寿三县为农民上门送医送药。次年,医院组建了医疗能力更强的"太行医疗队",从邯郸市涉县出发,沿太行山巡回医疗,北至承德、张家口坝上等地区,历时三年,行程十余万里,诊治患者八万余人,实施"炕头手术"1 430 例,抢救患者 340 人,培训乡村医生 212 人,为太行山革命老区播撒了卫生健康的种子,给当地留下了一支带不走的医疗队,堪称河北医学史上伟大的"长征"。

"心系群众,服务基层,艰苦奋斗,乐于奉献"的太行医疗队精神激励了一代代河北医科大学第二医院人扎根基层、服务群众。医院先后与安国县医院(今安国市医院)、深泽县医院等 8 家县医院和阜平县平阳中心卫生院等 5 个乡镇卫生院建立对口帮扶关系,先后选派 300 余名医疗专家帮扶基层开展新技术新项目,提升医疗服务能力和服务水平。

进入新时代,河北医科大学第二医院"大医精诚、救死扶伤"的医者初心越发闪耀夺目。2017 年,医院全面托管阜平县医院,先后选派十余个专业的 100 余名专家在行政管理、运营体系、医疗技术、质量安全等方面给

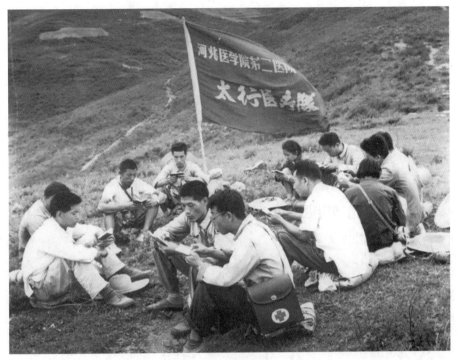

太行医疗队

予全方位指导，开展各类培训 570 余次。通过 5 年的帮扶，阜平县医院先后开展新技术新项目 38 项，转诊患者 424 人次，服务能力和服务水平大幅提高，并于 2021 年顺利通过二级甲等评审。医院先后获得"健康扶贫工作示范单位""河北省工人先锋号"等荣誉称号。

河北医科大学第二医院坚持患者需求导向，不断深化医院医疗服务供给侧结构性改革，不断优化服务流程、提升服务质量、拓展服务方式、丰富服务内容，满足患者多层次、多样化的健康需求。医院积极开展日间诊疗服务，大大降低了患者的时间和费用成本；开设多层次专家门诊，开展多学科诊疗服务，满足患者"一站式"就诊需求；增加助老扶幼、便民惠民措施，方便特殊群体患者就诊，切实增进人民群众健康福祉。

医院与新疆等地建立了良好的长期帮扶关系，2 位院领导先后赴新疆开展帮扶工作。医院先后完成巴州医疗卫生人才培训项目 9 个，累计培训巴州各类卫生人才 57 人。

3. 谱写无疆大爱　1986 年 1 月 24 日，正值北方的"寒冬四九"，一名儿童在结冰的水面上玩耍时不慎落水，河北医科大学第二医院手术室护士王丁辉不惧危险，冰窟救人，成功挽救了落水儿童的生命。全省卫生系统开展了向王丁辉同志学习的活动。

2013 年 7 月，医院妇科副主任医师杜辉远赴西藏阿里地区人民医院援助。两年间，他迎接了 400 多个新生命的安全到来，实施了 200 余例剖宫产手术，指导抢救危重患者 40 多人，完成了阿里地区第一例子宫肌瘤剥除手术、第一例筋膜内子宫切除手术、第一例电视腹腔镜输卵管结扎手术，先后荣获河北省"最美医生"、西藏自治区优秀援藏干部等荣誉称号。

公交车上为了实施心肺复苏抢救昏迷老人，内分泌科护士果断长跪；K1266 次列车上，为了救治因食物中毒昏迷的乘客，医学生挺身而出；游泳馆里，为了抢救溺水男童，心脏超声科医生温柔呼唤……一个个守护生命、救死扶伤的感人故事书写着河北医科大学第二医院人的大爱无疆。

（三）文化弘扬优良传统

"左手始终攥着听诊器的听头"已经成为医院心血管内科、儿科等科室医生的标志性动作，目的就是焐热听诊器的听头，以免冰冷的金属刺激到患者。医院有一组珍贵的照片，记录了这件温馨的小事。这个承载了医务人员对患者无微不至的关怀和爱的"小动作"，无声地传承了近百年，成为每一名医生的必修课。

"同学们，这张图片是我做学生时李春岩院士给我们讲课时的一张幻灯片……"作为河北医科大学最大的教学医院，医教相长一直是河北医科大学第二医院人坚守的信条。1954 年，医院建立神经精神病学教研组，借助当时仅有的 9 张病床开展典型病例的临床教学工作。由于教学资源不足，亲手制作教具、模型、幻灯片成为老师们备课的重要内容。随着信息化水平的不断提高，制作教具已经成为历史，但一个个泛黄的模型、一张张手写的教案、一幅幅精美的图片，承载着老一辈河北医科大学第二医院人的工匠精神，将那份执着、热爱、无私、坚守默默传递给医学殿堂的后来人。

1970年，太行医疗队在田间地头、老乡家中为当地群众宣传防病治病知识。2003年，"非典"肆虐期间，医院举办了"非典"防治知识培训，培训医务人员2 200余人。2017年起，医院开办医学科普节目《名医面对面》，至今共播出100余期，成为医院科普品牌栏目；先后2次与新华网合作，开展《新华大健康》"二院直播周"，总观看量达7 200多万次。同时，医院积极参加《燕赵名医堂》等健康科普节目。传播健康知识，树立健康观念，提高人民群众健康素养，成为河北医科大学第二医院百年来一心为民的优良传统和历史担当。

医学的传承，不仅是技艺的延续和发展，更是思想和文化的传承和创新。一个小小的动作，一句温暖的问候，一件简陋的教具，一点思想的星火，在一代代河北医科大学第二医院人的言传身教中悄然传承，在医院的百年文化中生根发芽，并在时代沃土的滋养下开出绚丽的花。

（四）文化凝聚医院精神

精神，是根植于文化中的思想灵魂，是深厚文化的集中体现，是推动发展和进步的思想动力，更是文化建设的题中之义。

1950年，抗美援朝战争爆发，河北医科大学第二医院即刻组成抗美援朝医疗队实施战地救护。护士司堃范冒着狂风暴雪与支援医疗队奔赴冰天雪地的齐齐哈尔，投入紧张而繁忙的护理工作。梁树今作为第三届赴朝慰问团河北分团副团长在战争结束后入朝慰问，志愿军亲切地称呼他们"祖国的亲人"。

进入转型发展的新时代，"二院精神"更是推动医院高质量发展的不竭动力。医院党委在全院组织开展了轰轰烈烈的医院精神大讨论，凝练了"大医精诚"的医院精神和以"患者至上，安全第一，提供及时有效服务；以人为本，自强创新，员工医院共同发展；珍视生命，恪尽职守，勇于担当社会责任"为主要内容的医院核心价值观,并写入了医院章程。

将"大医精诚"作为医院精神,深刻总结了一代代河北医科大学第二医院人的价值追求和精神内核,在全院引起了广泛共鸣和强烈反响,各基层党组织、各部门、各科室掀起了一个个学习、践行医院精神和医院核心价值观的高潮,进一步激发了全院党员干部职工的凝聚力、向心力、战斗力和执行力。

四、坚持继往开来,奋进高质量发展新时代

(一)精进百年基业,传承历史荣光

1. **精进诊疗技术** 2001 年,心血管内科开展了世界第一例经尺动脉冠心病介入治疗;2023 年,小儿外科实施了世界上年龄最小、体重最轻的幼儿机器人胰十二指肠切除术……

作为河北省历史最悠久、综合实力最强的综合医院,河北医科大学第二医院自建院至今,始终引领全省医疗卫生事业发展。

1960 年,都本洁在国内首次报道嗜酸细胞增多性胸膜炎;1965 年,梁树今在国内首次开展静脉输入甘露醇降眼压;1978 年,张若麟在全国首次描绘出胎儿心电图曲线;1985 年,李振东成功实施国内首例婴儿胸腹联合畸形分离术;1987 年,王长龄开展了全国首例黄斑囊样水肿的研究;1996 年,傅向华实施了首例右室间隔上部起搏和双腔起搏治疗顽固性心肌病心衰、双房右室流出道三腔心脏起搏治疗心房纤颤心衰;2004 年,医院实施了全国首例腹腔镜下小儿右肾胚胎瘤切除术;2023 年,医院实施了全国首例经口内镜下憩室嵴切开术治疗先天性食管憩室合并气管食管瘘;首创了腹腔镜胰十二指肠切除术(LPD)"刘氏胰肠吻合"法、心腔内超声引导下极低射线或零射线房颤导管消融联合左心耳封堵一站式手术……河北医科大学第二医院创造的无数个全国第一,填补了我国医疗卫生领域的多项空白。

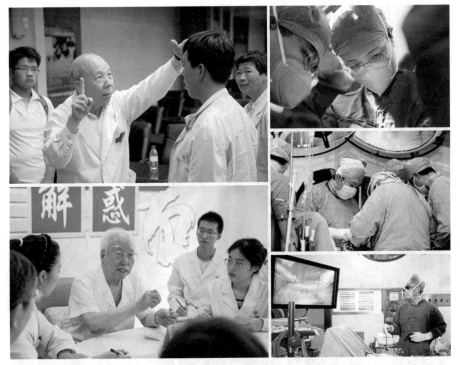

河北医科大学第二医院多项技术填补了国内、省内空白

2. 坚持师道传承　培桃育李，根植于心。在百年相携前行的历程中，河北医科大学严谨奋进的学校文化，潜移默化地影响和塑造着河北医科大学第二医院的精神和核心内涵。

1960 年，营养不良性肝炎暴发，医院积极承担社会责任，开办肝炎业余学校，姚希贤等专家将独创的运用中西医结合等多种方式治疗营养不良性肝炎的方法向全省推广，挽救了许多重症肝炎患者的生命。

1981 年，医院内科学、外科学等 6 个学科获批河北省首批硕士学位授予点。1996 年，医院内科学获批博士培养点，成为全省首个临床医学博士培养点。经过近 30 年的发展，医院现有 15 个博士学位培养点、33 个硕士学位培养点、6 门省级精品课程，建有国内一流的临床技能培训中心，年培训人员 20 000 余人次，为社会输送了大批高水平的医学人才。

马忠厚主导开展的针刺麻醉成效显著，1970 年医院在针刺麻醉下完成了 58 斤巨大卵巢囊肿的切除术，至 1975 年在针刺麻醉下开展了甲状腺次全切、胃大部切除术等手术 3 000 余台，英国代表团专程来医院参观学习针刺麻醉手术。

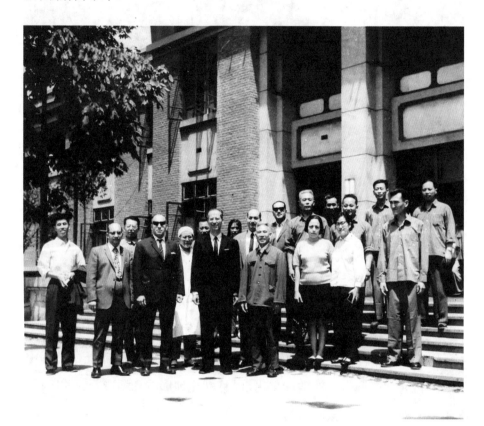

英国代表团来院参观学习针刺麻醉手术

医院消化病专家姚希贤教授坚持中西医结合，主张"辨病与辨证相结合"，在慢性肝炎、肝纤维化、消化道溃疡、急性重症胰腺炎等的中西医结合治疗方面作出了重要贡献。他在 2022 年当选国医大师、中国中医科学院学部委员。

3. 勇攀科技高峰　1980 年，梁树今、廖菊生等人发表的《眼底荧光血管造影研究》荣获卫生部甲级科研成果奖，并出版了我国第一部《眼底荧光血管造影释义》。

1995 年，李秀珍、宋祥鑫等人参与的中国产科生理常数研究荣获国家科学技术进步奖三等奖。

1996 年，李春岩团队在国际上首先发现、报道并命名吉兰－巴雷综合征的新亚型，证实了空肠弯曲菌是急性运动性轴索型神经病的病因之一，荣获国家科学技术进步奖二等奖。这是中华人民共和国成立以来河北省卫生系统第一个国家科学技术进步奖，也是全国神经病学专业的第一个国家科学技术进步奖。

2007 年，张祥建团队关于脑出血后脑损伤机制与临床治疗新策略的应用的研究，在全国 5 000 多家大中型医院广泛应用，救治了大量基底节区中等量脑出血的患者。该研究荣获国家科学技术进步奖二等奖。

2020 年，新冠疫情袭来，医院医学影像科在全世界最先提出新型冠状病毒感染可能引起肺血管炎和心肺功能紊乱，消化内科《新型冠状病毒感染潜在粪口传播途径及消化道疾病的综合防控》获河北省科学技术进步奖一等奖，呼吸与危重症医学一科《新型冠状病毒快速检测方法的研发与临床流行病学研究》获河北省科学技术进步奖二等奖。

据统计，医院荣获河北省科学技术进步奖一等奖 11 项、二等奖 18 项、三等奖 32 项，完成成果转化 13 项，医院科技创新和成果转化能力全省领先。

4. **续写名院华章** 近年来，河北医科大学第二医院 10 余人次荣获全国优秀共产党员、全国五一劳动奖章、全国三八红旗手等国家级荣誉称号。医院党建工作被国家卫生健康委评为"2023 年度党建引领公立医院高质量发展优秀典型案例"。妇产科主任受邀参加第 20 届世界儿科和青少年妇科大会并作主题发言，展现了医院小儿青少年妇科专业国际先进、国内领先的学术水平。医院与美国、日本、印度等国家的医疗机构搭建了良好的沟通交流平台，其国际影响力得到了进一步提升。

为落实党的二十大关于优质医疗资源均衡布局的要求，满足人民群众日益增长的健康需求，河北医科大学第二医院加快推进院区建设，院本部、鹿泉院区、北院区、上庄院区正在运行，正定院区正在建设。院本部是以急危重症救治为主要特色的综合性院区，服务全省乃至周边省市群众；

鹿泉院区是以"大健康"为建设理念，以健康管理、综合诊疗、保健康复为特色，保障人民群众全生命周期健康的综合性院区，主要服务于河北省西部及周边省市患者；正定院区目前科研楼和重大疫情防控基地基本完工，北区一期综合楼和儿科医疗中心楼主体完工，刚获批的国家重大传染病防治基地项目和省级妇产中心项目力争年内开工建设，正定院区建成后将成为医院面积最大、功能最全、承载能力最强的主体院区。如今，医院"一院多区"的布局初步形成，承载能力更加强大，服务能力不断提升，医院发展迎来展翅腾飞的新时代。

（二）立足新时代，迎接新未来

进入新时代，习近平总书记先后提出建设健康中国战略和构建人类卫生健康共同体伟大构想，为中国式现代化医疗卫生事业发展指明了方向。河北医科大学第二医院进一步加强党委的全面领导，坚持"以人民为中心"，推动各项事业高质量发展。

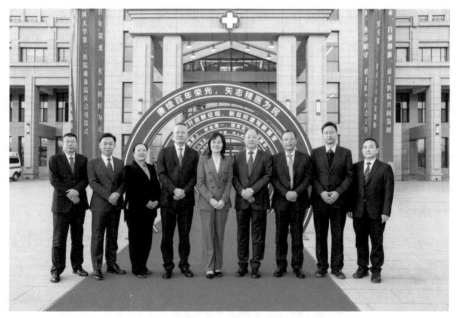

2024 年 3 月，鹿泉院区开诊

1. 坚持党建引领 坚持党建引领、文化铸魂，以高质量党建引领高质量发展，以文化凝聚奋进新时代的磅礴力量。

一是将医院文化融入高质量发展。 医院党委紧紧围绕文化建设主线，将医院文化与高质量发展深度融合，从顶层设计上发挥医院文化凝心铸魂的重要作用，为医院建设发展指明方向。医院党委将文化建设写入医院"十四五"建设发展规划和医院"十四五"党的建设规划，作为医院高质量发展的重要内容，与党建、医疗、教学、科研、管理等工作同谋划、同部署、同落实，将文化建设、党的建设和业务工作深度融合，推动医院高质量发展。医院坚持传承红色血脉，在石家庄西部开设鹿泉院区，服务平山、阜平等老区群众；开设正定院区，走好新时代赶考路，助力新区发展。

二是将医院文化融入思想教育。 近年来，医院先后开展群众路线教育、"不忘初心、牢记使命"党史学习教育、学习贯彻习近平新时代中国特色社会主义思想等一系列主题教育，组织党务干部和党员赴古田、井冈山、延安、西柏坡等地开展专题培训。实施"三个老师"协同育人，每个班级设名誉班主任、学业导师和辅导员，分别由院领导、学科带头人和经验丰富的辅导员担任，将思想教育、文化育人和学业指导有机融合，培养理想信念坚定、专业能力突出、综合素质优秀的医学人才。在医院党委的领导下，医院将文化建设与党的政治建设、学生培养等有机结合，进一步坚定理想信念，树牢为民初心，担当健康使命，为推动医院高质量发展提供坚强的思想保证。

三是将医院文化融入实际工作。 坚持以患者需求为导向，不断深化医院医疗服务供给侧改革。积极推行日间医疗，日间手术、日间放化疗为患者大大降低了时间和费用成本；开设特需门诊、知名专家门诊，为患者提供更为优质的诊疗服务；开设夜间口腔门诊，方便上班族和学生就诊；增加适老化服务，方便老年患者就诊；改善硬件环境，提高急危重症患者救治能力，改善患者就医体验。

坚持建设职工满意的医院，开办书画摄影展、读书会、音乐会、文娱比赛丰富职工业余生活；开办暑期子女托管班，解除职工后顾之忧；举办亲子悦读会、烘焙课，增进亲子感情；举办职工"一日捐"，帮助贫困和患病职工，为职工营造暖心、舒心、顺心的工作生活环境。

2. **坚持学科为根** 高水平的学科建设是医院高质量发展的核心和根本，医院坚持以学科建设为根本，制定了"十四五"期间学科建设发展规划，站位全局、整体谋划，明确了"学科结构更加合理，学科特色更加鲜明，学科优势更为突出，医院学科建设水平整体提升"的目标，统筹推进医院学科建设。

一是夯实建设基础抓管理。建立科学的学科评价体系，从人才队伍建设、科研与教学、医疗服务能力与水平、医疗质量等多个方面对各学科进行量化考核评价，进一步提升学科建设的科学化、规范化水平。根据考核结果，实施学科分级分类管理。在政策倾向、支持力度等方面按照学科级别给予不同程度的支持。同时按照类别的不同，在学科发展方向、目标设定等方面予以个性化指导。通过学科分级分类管理，进一步提高学科建设发展效能。实行学科动态管理，三年为一个建设周期，以周期考核结果为依据，对学科实施动态管理，形成能上能下的动态调整机制，进一步强化学科建设发展的目标责任制，充分发挥学科带头人、知名专家、业务骨干的主观能动性，推动学科高质量发展。

二是围绕重点学科强优势。紧紧围绕国家级和省级重点学科，突出强势学科优势，努力建设特色鲜明、综合实力强劲的学科体系。医院神经内科开设 8 个亚专业，建有临床神经病学省部共建教育部重点实验室和 2 个省级重点实验室、河北省心脑血管病研究所、河北省心脑血管病防治协同创新中心，在疾病的诊疗、基础研究等方面均处在国内先进行列。眼科开设 10 余个亚专业，建有河北省眼病防治研究中心，是教育部首批硕士学位授予点，河北省最早获得博士学位授予权的教学单位。急诊科立足急性中毒救治特色，聚焦疑难复杂急症，打造特色鲜明、综合救治能力突出的急诊急救平台，建有国家化学中毒救治基地、河北省急诊质量管理与控制中心，急性中毒救治能力达到国际领先水平，在 ECMO、心肺脑血管急症、创伤和重症救治等方面省内领先。医院呼吸与危重症医学、麻醉、影像、检验、病理、消化、血液、生殖医学、罕见病等大批优势专业取得了长足的发展，综合实力不断提升，稳居全省领先地位。

三是着眼急危重症上水平。立足医院定位，积极推进急危重症和疑难复杂疾病诊疗能力提升。进一步完善急危重症患者诊疗流程，加快专科收治速度，释放急诊接诊能力，为更多患者提供及时有效的高水平诊疗服务。积极推进多学科诊疗，开设多学科专家联合门诊 55 个，住院 MDT 小组 26 个，为患者提供一站式服务。持续发展器官移植、骨髓移植等高精尖技术，2023 年完成肾移植 127 例、骨髓移植 84 例。进一步加强新技术、新项目、新药物推广，年均引进新技术新项目 50 余项，积极推进布罗索尤单抗、伊奈利珠单抗等药物在省内推广，为罕见病患者带来生的希望。

3. **坚持质量为先**　质量是医疗卫生服务的生命线，是医院高质量发展的前提。医院坚持质量为先，努力为人民群众提供安全、优质、高效的医疗卫生服务。

一是立足医疗质量夯基础。加强临床专科建设，以建设国家级、省级医学重点专科为抓手，以心脑血管、呼吸危重症、急诊等医院强势特色专科为基础，打造优势学科群；以疾病分类为基础，发展特色亚专业；以疑难复杂疾病为突破口，推动交叉融合学科发展，努力取得优势突出、特色鲜明、综合实力雄厚的专科建设成效。加强诊疗中心建设，持续推进胸痛中心、卒中中心、静脉血栓栓塞（VTE）防治中心、肿瘤会诊中心、产前诊断中心、危重孕产妇与新生儿救治中心、创伤中心等多中心建设，优化服务流程，提升诊疗水平，为患者提供高质量、一站式诊疗服务。加强医疗质量管理，积极推进质控中心建设，医院建有省级质控中心 15 个，占全省质控中心总数的 40%；牵头制定了河北省卫生健康领域现行地方标准 16 项，占全省总数的 36.4%，引领了全省医疗质量提升。

二是立足管理质量提效能。以全面提升绩效考核成绩为抓手，进一步提升管理能力和管理水平,加快实现"三个转变、三个提高",推进医院各项工作高质量发展。医院成立了绩效管理领导小组、运营管理领导小组和工作专班,加强医院绩效和运营管理。积极实行管理 MDT,由医务、医保、财务、病案、信息、医学装备等相关专业人员组建管理 MDT 团队,针对医院财务状况、收支结构、运营效率、绩效管理模式等进行深入分析研究,发现医院运营和管理弱项,进一步提升医院管理效能。同时,帮助各科室分析财务报告、病种结构、运营效率、病案首页等,指导科室树立科学运营理念,进一步改善科室运营状况,为学科发展攒足后劲。

4. **坚持科技赋能** 科技创新是医院高质量发展的强大动力,河北医科大学第二医院坚持"科技强院"的发展思想,以"突出重点、突破难点、创新亮点"为原则,积极推进科技创新,赋能医院高质量发展。

一是加强科研平台建设。医院在正定院区专门建有科研楼,建筑面积2.8 万平方米,设有中心实验室、各专科实验室、实验动物中心等,为科研工作提供了良好的硬件条件。以建设重点实验室、研究中心为抓手,不断提升实验平台建设水平,医院现有国家级临床医学研究中心河北省分中心6 个(占全省 43%)、省级临床医学研究中心 9 个(占全省 39%)、省级国际科技合作基地 2 个、省级协同创新中心 1 个、外国院士工作站 1 个、省临床研究质量评价和促进中心 2 个(占全省 33%)、教育部重点实验室 1 个、省级重点实验室 10 个、省级研究所 4 个。

二是加强人才队伍建设。实行专、兼职科研人才引进机制,制定了《鼓励引进国内外兼职科研人才的暂行规定》和《临床科室专职科研人员兼科研助理管理暂行办法》,鼓励临床科室引进国内外专兼职科研人才。吸引了来自美国哈佛大学附属麻省总医院、中国科学院等国内外知名大学和医院的 28 名国内外科研人才与 20 个临床科室达成合作。聘请 18 名国内外高水平科学家为医院战略科学家、特聘教授、兼职科研人才,指导医院科研工作。同时引进专职科研人员、实验技术人员 30 余名,专职参与科研工作。医院科研能力进一步提升。

　　三是优化科研环境。创新学术带头人团队管理模式,培育项目负责人(PI)制特色科研团队,充分发挥科研创新团队的创造性。营造相对宽松的科研环境,形成鼓励创新、宽容失败的创新文化,在人员、资金等方面给予优质项目优厚的培育政策,为科研项目提质增量提供充足的空间。制定积极的科研激励政策,年均投入1 400余万元,用于科技创新与成果转化。

　　四是加强临床医学科技创新。以临床需求为导向,打破现有的专业及学科界限,促进多学科交叉融合、医工融合、医理融合、基础和临床融合,深入推进协同创新,鼓励基础性、突破性、实用性研究,以科技创新成果推动临床诊疗能力提升。推动基础研究和应用研究相互促进,建立科技成果转化项目库,完善配套政策及利益共享机制,大幅提高科技成果的孵化转化成效。

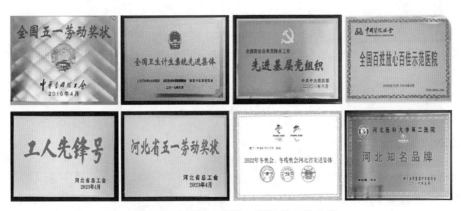

近年来河北医科大学第二医院获得的荣誉

　　百年风华正茂,百年历久弥坚。今天的河北医科大学第二医院,党的全面领导更加坚强有力,深厚的医院文化得到创造性转化和创新性发展,绽放出新的时代光彩、展现出新的蓬勃生机,医院党委的凝聚力、向心力,医院文化的影响力、感召力均显著提升,全院党员干部职工的文化自信明显增强、精神面貌更加奋发昂扬。

　　在新的赶考路上,河北医科大学第二医院将以习近平新时代中国特色社会主义思想为指导,坚持党的领导,增强精神力量,深植文化根脉,更好地担负起新时代的新使命，不断满足人民群众日益增长的卫生健康需求。坚持党建引领、文化铸魂，奋进高质量发展新未来，服务健康中国、健康河北建设，为以中国式现代化全面推进强国建设、民族复兴作出新的更大的贡献。

第十二章

医者仁心，患者安心

——兰州大学第二医院扎根西部，书写时代
答卷

兰州大学第二医院(简称"兰大二院")建于 1928 年,是一所集医疗、急救、教学、科研、预防、保健、康复于一体的大型综合性三级甲等医院,也是"全国百姓放心百佳示范医院",连续五年在国家公立医院绩效考核中位列"A+"等级。

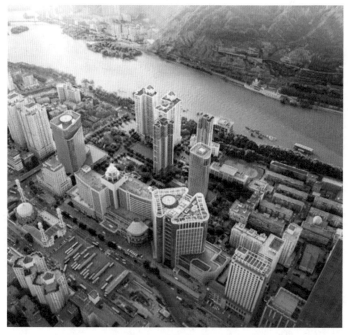

兰州大学第二医院鸟瞰规划图

兰州大学第二医院顺利通过甘肃省三级医院等级评审、国家电子病历系统应用水平五级评审。获评国家卫生健康委、国家中医药管理局"2020—2021 年度公立医疗机构经济管理年活动优秀单位";甘肃省总工会"2022年甘肃省五一劳动奖状"等。获得国家卫生健康委医政司、健康报社颁发的"2020 年度改善医疗服务示范医院"荣誉称号。获得国家卫生健康委颁发的"2018—2020 年改善医疗服务先进典型医院""全国改善医疗服务宣传报道优秀医院"。获得国家卫生健康委医政司 2020 年度颁发的"对口帮扶－医院能力再提升"优秀案例优秀单位实践案例奖。获评"全国肺栓塞和深静脉血栓形成防治能力建设项目血栓防治中心优秀单位"。

一、医院文化新传篇

九十余年栉风沐雨，九十余年筚路蓝缕，兰大二院在漫长的历史变革和长期的医学发展中，走过的是艰辛，磨炼的是精神，养成的是文化。兰大二院将以文化铸就近百年风华，以党建引领未来创新发展，为西北、为中国医疗卫生事业作出重要贡献。

（一）开启医疗先锋：甘肃贫瘠大地上的首家公立西式医院

1. 扎根西北 1928 年 9 月 24 日，兰大二院的前身——兰州中山医院在时代的浪潮中诞生。这家位于南关街的医院，是兰州地区开设最早的具有资质的公立西式医院，有外科、皮肤科、眼科、耳鼻喉科 4 个科室，病床 50 张。谢刚杰是兰州中山医院的创始人和首任院长，他毕业于国立北平医学院，早年留学于日本冈山医科大学，医术精湛，为人谦和善良，深得百姓爱戴。医院自诞生之日起，就个性鲜明，为"赤贫无力者免收医药各费"。

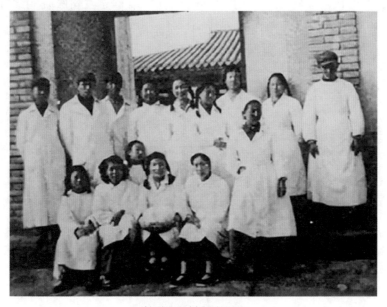

谢刚杰及其医疗团队

1932 年,甘肃省政府令,兰州中山医院作为正在建设的医学专修科学生的实习医院,被归并甘肃学院。11 月,甘肃学院派员前来接收,此时医院有各类大小医疗器械 429 件,月门诊接诊数 600 余人次,住院患者 40 余人。"兰州中山医院"更名为"甘肃学院附属中山医院"。1935 年,甘肃省立兰州医院在萃英门成立,这是萃英门内第一次出现医院,也是从这个时候开始,兰大二院在此地扎根。1936 年,甘肃省政府令,将"甘肃学院附属中山医院"归并于"甘肃省立兰州医院",这意味着"甘肃学院附属中山医院"完成了它的使命。

在战火纷飞的 1939 年,兰州遭日军空袭,医院部分病床被炸毁。医院颠沛流离,历经艰辛,辗转迁徙到距城中心十公里的安宁十里店设立分院,但仍收治救护炸伤患者,行医救病于抗日烽火中,是兰州人民信赖的"战地医院"。

1948 年 4 月 1 日,当时的中央人民政府教育部批准建立国立兰州大学医学院附设医院,院址在萃英门内。医院改修已有的平房,用于放置 100 张病床,其余空间作为员工宿舍,并拟另建门诊楼一幢,此后,医院的发展慢慢步入正轨。同年 12 月,在萃英门原有甘肃省立兰州医院门诊部的基础上,新的门诊部成立。1949 年 4 月,医院成立了住院部,设立了病房和

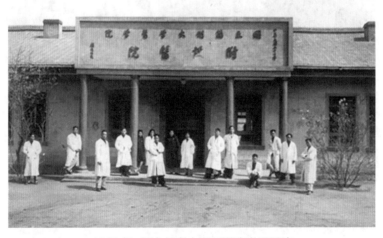

1948 年,国立兰州大学医学院附设医院

手术室。1949年夏天，"国立兰州大学医学院附设医院"正式建成，首任院长为杨英福，时有病床32张，医护人员23人，后勤行政24人。医生有杨英福、唐家琛、刘铭锐、张令翔、王致和、冯守诚、毛经韦等19人。

2. **蓬勃发展** 1949年8月26日，兰州解放。中华人民共和国成立后，国立兰州大学医学院随同国立兰州大学一起取消"国立"字号，成为"兰州大学医学院"，"兰州大学医学院附设医院"也正式诞生，并得到进一步发展。杨英福继续担任院长至1954年9月1日。1953年3月，国家进行高等学校院系调整，中央高教部、卫生部联合发出通知，兰州大学医学院从兰州大学分出独立建院，定名为"兰州医学院"。经过一年多的筹备，1954年9月1日，兰州医学院建院，迁入兰州市东岗西路新址，谭道先任党委书记兼院长。与此同时，兰州大学医学院附设医院改为"兰州医学院附设医院"。

随同兰州医学院本部的建设，"兰州医学院第一附属医院"也于1954年在本部旁开始建设，并于1957年建成，杨英福任院长，史成礼为医务干事。萃英门原址的兰州医学院附设医院（兰大二院前身）在1959年4月19日完成改造工程，更名为"兰州医学院第二附属医院"。医院体制健全，人员均是原"兰州医学院附设医院"的医务人员，此时医院有正规病床318张，简易病床120张，职工382人。

1961年，附属医院将医疗工作转向农村；1969年1月2日，兰州医学院第二附属医院隶属关系转移到兰州市政府。1970年2月25日，兰州医学院第二附属医院更名为"兰州市综合医院"；1971年4月9日，恢复原名，隶属关系转回兰州医学院。

伴随着新中国的成长，兰大二院矢志不渝守卫人民健康，屡次创造第一：

20世纪50年代，毕业于美国芝加哥大学的中国胃镜之父杨英福教授开展了国内第一例胃镜检查术；

20世纪60年代，性学专家史成礼在全国首次采用埋入缝合法进行包皮手术缝合改良，并开展首例人工直肠代膀胱手术；

20 世纪 70 年代，毕业于美国哥伦比亚大学的早期流行病学科奠基人乔树民研制了抗癌新药——顺铂，在国内首先应用于临床；

20 世纪 90 年代，泌尿研究所教授迟斌元，在国内第一个研制成功止血新药——猪凝血酶，在临床广泛应用于消化道出血的治疗……

2004 年 11 月 18 日，经教育部和甘肃省人民政府批准，兰州医学院并入兰州大学。同时，兰州医学院第二附属医院也整体并入兰州大学，更名为兰州大学第二医院，"兰大二院"正式诞生。

（二）历久弥新的兰大二院文化

1. 文化名片——至公堂：甘肃文脉、实业及医疗发祥地　在兰大二院院区中心，一座朱漆、彩绘、全木结构的古老建筑，接受了近 150 年风雨洗礼。这就是当年享誉全国的清代甘肃贡院的中心建筑——至公堂。它历经百余年的沧桑，见证着兰州这座城市和兰大二院的历史变迁和发展壮大。

甘肃贡院是陕甘总督左宗棠在公元 1875 年主持修建的。百余年间，甘肃贡院作为西北人文荟萃的摇篮，见证了甘肃近代文化、教育、农业、工业、医学的发展壮大。

贡院最中心的建筑就是至公堂，正门匾额为当时的陕甘总督左宗棠亲笔所书，"至公"出自《吕氏春秋·去私》："舜有九子，不与其子而授禹，至公也。"表示科举制度极为公正，这也正是后来兰大二院人"至公"精神的血脉基因。

甘肃贡院落成后的 30 年里，有 600 多名举子在此成名。1905 年，科举制度废止，甘肃贡院失去其功能及作用。1928 年，甘肃督办将此地改为"萃英门"，一时间，新兴的学校和工业、医学机构等如雨后春笋般应运而生，甘肃制造局、甘肃劝工厂、甘肃造币厂先后设立；农林学堂、法政学堂、矿业学堂等一大批新式学校从贡院旧址上破土而出，其中就有今天的兰州大学（原甘肃公立法政专门学校），兰州大学第二医院几经转隶更名，也在此诞生、发展、壮大。

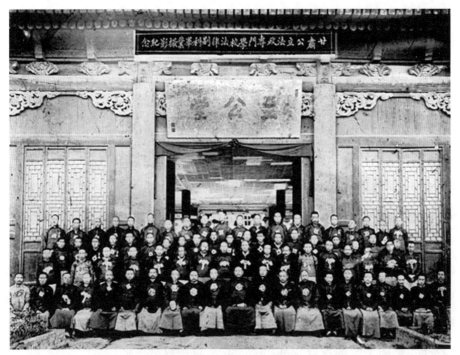

甘肃公立法政专门学校(今兰州大学)师生在至公堂门前合影

2018 年，兰大二院 90 年院庆期间，经教育部和省文物局批复，至公堂及另一座古建筑观成堂完成修缮。

至公堂作为兰州大学和兰大二院的发源地，是一片精神的遗址，是一个文化的载体，更是一个时代的见证。如今的兰大二院医护人员佩戴的院徽中有至公堂的图案，院歌和院训都有着与至公堂不可分割的历史渊源。为了将至公文化传承和发扬下去，学校和医院将认识了解至公堂作为兰州大学、兰大二院新员工入职和兰州大学第二临床医学院新生入院的第一课；医院还将其作为对外交流的窗口，邀请医院所举办各种学术活动的嘉宾参观，通过题词、作画等形式，扩大至公堂及兰大二院的影响力，使兰大二院的至公文化走出甘肃省，走出国门。

百年风云变幻，至公堂历久弥新，见证了兰大二院的成长和中国医学事业的巨变，也昭示了兰大二院人炽热的救世初心。它传承着甘肃大地的百余年人文精神，藏在闹市深处，守候在兰州城市巨变的中心。

2. 文化名人：从家国情怀到"国内之首"　兰大二院人有着与生俱来的家国情怀、赤子之心，虽处偏远之地，但"公医"文化理念须臾不可弃。

（1）胃镜之父杨英福：杨英福是中国的"胃镜之父"。1930年，杨英福考取上海沪江大学医学先修科，1932年考取上海医学院。1946年，杨英福被刚刚成立的国立兰州大学医学院聘为副教授，同年，他取得了到美国留学进修的资格。杨英福选择极负盛名的芝加哥大学医学院进修胃肠病学，并选定时任美国胃肠病学协会主席的Walter L.Palmer为导师。在Palmer教授的悉心指导下，杨英福学习了二战以后国际胃肠病学的最新知识，特别钻研了胃镜检查技术。1948年的冬天，他完成了留学进修任务。Palmer教授对他的勤奋好学非常欣赏，想留他当助手，并允诺将为其家人办理移民。"我是中国人，是政府公派出来的留学生，应该为中国人民服务。"杨英福谢绝了导师的好意，毅然回国。回国时，杨英福倾其所有，加上导师的资助，带回了国内首台wolf-schindler半屈式胃镜。

1948年底，杨英福乘货轮从纽约出发，经巴拿马运河于1949年1月回国。当时他为节省路费，途中谋得了一份临时船医的工作。在海上颠簸的两个月里，杨英福恪尽职守的工作态度和精湛的医术赢得了船长赏识。船长曾有意推荐其在轮船公司任职，同时承诺，"有很好的薪资待遇，并可移民美国"。但他再度毅然谢绝。许多亲友都劝杨英福回国后去更好的环境工作，浙江大学医学院院长王季五教授力邀他到浙江大学任教授，可杨英福再三谢绝了各方面的挽留和邀请。就这样，杨英福回到当时荒凉贫穷的大西

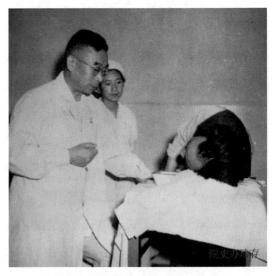

"胃镜之父"杨英福为患者做胃镜检查

北兰州。1949年夏，他临危受命，就任兰州大学医学院教授兼附设医院院长，带领医院员工迎来了兰州解放。

1950年10月22日，杨英福教授用留学归国带回的国内首台wolf-schindler半屈式胃镜，在王永铭医师协助下，开展了全国第一例胃镜检查术，揭开我国胃肠道疾病检查及诊断技术的新篇章。

（2）性学泰斗史成礼：史成礼是中国当代著名性学家、人口学家、性医学专家。1986年，他在兰州开设全国第一家性科学咨询门诊，因研究"敦煌性文化"而扬名海内外，是当之无愧的"性学泰斗"，他还是中国人避孕套尺寸的提供者。

在国际著名医学家施锡恩教授的影响下，史成礼选择了性科学研究，在那个谈性色变、噤若寒蝉的年代，这是非常大胆的。史成礼于1953年被送到北京大学附属医院跟吴阶平教授学泌尿外科，在此期间，他着手翻译英国医学家劳恩的《泌尿生殖系外科手术图解》。1954年，从北京进修回来的史成礼，在兰州医学院第二附属医院泌尿科门诊发现数例男性性功能障碍患者，于是他转而进行性学和计划生育研究，因手边无资料，便翻译了国外相关专业著作，从此醉心于性学研究，且成就卓著。

史成礼一生创造了中国性学界的多个"第一"：1954年，他在全国第一个采用埋入缝合法进行包皮手术缝合改良；1958年，他在国内第一个做人工直肠代膀胱手术；1962年，他发表《阴茎正常值研究》，第一个为中国男科学研究提供男性阴茎体积的准确数据；1964年，他又在国内第一个全面系统地介绍避孕套，最早把性科学引入我国计划生育领域并取得令人瞩目的成就。1986年离休后，他在全国第一个挂起了性科学咨询门诊的牌子；他的诸多著述颇具开拓意义，如《中国计划生育活动史》《性科学咨询》《避孕套史话》《节育博览》《性知识咨询》《性科学辑要》《敦煌性文化》《性科学基础》等。史成礼教授还有一个宝贵的头衔——"开敦煌性文化之先河者"，这是敦煌学家史苇湘和段文杰给他的高度评价。2006年，史成礼获得世界华人重大学术成果突出贡献奖。

在兰大二院精神的感召下，"江山代有才人出"。兰大二院的文化精髓是"敢为天下先"的决心勇气；是"新栽杨柳三千里，引得春风渡玉关"的坚韧不拔。正因拥有这种源远流长、一脉相承的精神文化，兰大二院人与民族共存亡，与国家共命运，与百姓同甘苦。

3. 文化立心：大道至公一百年，砥柱人间是此峰　九十多年前，西医东植，根植华夏，兰大二院应运而生。建院伊始，便自觉提出"赤贫无力者免收医药各费"，以公益担当为魂。九十多年来，一代代兰大二院人始终努力坚守和践行初心。

(1) 百年坚守公心："厚德精医、博学笃行"是兰大二院的院训，从历史烽烟中走向新时代，这份精神传承被每个兰大二院人牢牢坚守。自中华人民共和国成立以来，兰大二院始终坚持社会主义办院方针、始终践行"关爱生命、奉献社会"的愿景，坚持聚焦人民健康福祉。

自 2008 年 3 月开始，兰大二院接诊的婴幼儿泌尿系统结石患儿例数异常增多，大部分患儿合并有肾积水和肾功能不全的症状。凭着临床经验及职业敏感度，时任兰大二院副院长的岳中瑾在全国范围内率先向卫生部上报了这一情况。经调查，这些患儿大多食用了某品牌的问题奶粉。8 月 28 日，卫生部专家在兰大二院调查时，岳中瑾建议："卫生行政部门能否会同工商部门尽快查封问题奶粉，做质检工作，尽快采取措施。"就这样，岳中瑾凭借着高超的医技和"仁爱"精神，成功阻止了更多婴幼儿受问题奶粉的毒害，挽救了更多生命和家庭。

在历次突发公共卫生事件、自然灾害等应急救援和健康扶贫、支边援外工作中，兰大二院总是积极响应党的号召，冲锋在前，第一时间出现在最危险、人民最需要的地方。医院在玉树地震、舟曲泥石流、甲型 H1N1 流感等重大自然灾害和突发公共卫生事件的医疗救援中发挥了重要作用。

(2) 百年凝练精神：兰大二院步履坚实地走过了 90 余年，虽历经数次更名，但坚定的脚步依然执着前行，文明的传承总是绵延不息。为体现医院浓郁的人文气息及鲜明的历史文化特色，兰大二院党政领导班子集思广益，凝聚 90 余年历史精髓，围绕"敬佑生命、救死扶伤、甘于奉献、大爱无疆"的崇高职业精神，形成特有的核心价值体系。

院训："厚德精医、博学笃行"；院歌：《放飞理想》；院徽：由兰州大学第二医院中英文、至公堂图案、红心图案、和平鸽图案、红心十字图案组成；宗旨："关爱生命、奉献社会"；愿景："提供高效优质的医疗服务，搭建高水平的科研平台，培养高素质的医学人才，创建国内一流的大学医院"；精神："自强不息、追求卓越"；核心价值观："尊重、关爱、真诚、奉献"；目标："创建患者满意、职工满意的新时代一流研究型大学医院"。

二、党建与党务机制创新

2021 年 6 月，国务院办公厅印发《关于推动公立医院高质量发展的意见》，强调坚持和加强党对公立医院的全面领导，其中包括全面执行和落实党委领导下的院长负责制，加强公立医院领导班子和干部人才队伍建设，全面提升公立医院党组织和党员队伍建设质量，落实公立医院党建工作责任。2022 年 6 月，国家卫生健康委办公厅、国家中医药管理局办公室印发了《公立医院高质量发展评价指标（试行）》，将"党建引领"作为公立医院高质量发展评价的五个一级指标之一，其中设立了党委领导下的院长负责制落实情况、党组织和党员队伍建设情况、党建工作责任落实情况三个二级指标。其余四个一级指标分别是：能力提升、结构优化、创新增效、文化聚力。结合兰大二院近几年的党建工作实践，党建引领公立医院高质量发展主要体现在三个方面。

（一）党委领导是关键

2018 年 6 月，中共中央办公厅印发《关于加强公立医院党的建设工作的意见》。医院党委发挥把方向、管大局、作决策、促改革、保落实的领导作用，院长在医院党委领导下，全面负责医院医疗、教学、科研、行政管理工作。兰大二院根据兰州大学党委的统一部署和 2019 年 4 月下发的《兰州大学附属医院党的建设工作实施办法》，建立党委领导下的院长负责制的体制机制，引领医院高质量发展。

兰大二院党委全面深入学习贯彻新时代党的建设总要求和新时代党的组织路线，树立大抓基层鲜明导向，突出强化基层党组织政治功能和组织功能，推动全面从严治党向基层延伸、向纵深发展，有力保障全院团结一致、健康发展。

科学合理设置基层党组织，严密管理党的组织体系，选优配强党务干部。医院党委按照按章设置、尊重实际、专业接近、分布相邻、便于管理的原则，调整设置基层党组织，实现党的工作全覆盖。在医院党委层面，积极配合兰州大学党委选配好党政领导干部、党委委员和机关党政后勤系统部门负责人，规范和精简部门内设机构和人员，选优配强管理干部。在党总支和党支部层面，医院党委重视抓好换届选举工作，严格人选把关，按照"双带头人"条件，选强配齐基层党组织负责人，根据工作需要及时成立临时党支部。目前，医院"双带头人"党总支书记覆盖率达到 100%，临床医技科室"双带头人"党支部书记覆盖率接近 95%。

严格党的组织生活制度，不断加强党员教育监督管理，持续提升基层党组织的政治功能和组织功能。在医院党委层面，认真抓好党委理论学习中心组的学习和民主生活会的召开，严肃开展党内集中学习教育，落实领导干部双重组织生活制度，举办党务干部培训班。认真组织开展先进基层党组织、优秀共产党员和党务工作者评选表彰工作和年度先进集体、先进个人评选表彰工作。基层党组织各项工作制度得到较好执行，政治功能和组织功能得到较好发挥。

高度重视并做好发展党员工作，加强对医疗专家、学科带头人和优秀青年医教研人员的政治引领和政治吸纳。医院党委制定《中共兰州大学第二医院委员会发展党员工作细则》，坚持把政治标准放在首位，推动落实院党委委员联系党支部、联系职工入党积极分子、联系发展对象制度，结合发展党员工作深化"双培养"机制，办好职工入党积极分子培训班，采取制作张贴发展党员宣传海报等一系列措施，下功夫做好发展党员工作，不断提高党员发展质量。职工党员比例由2017年的28%提高到2022年的34%，近三年来发展职工党员239名，一批医疗专家、学科带头人和优秀青年医教研人员光荣入党，为党建引领医院高质量发展注入了新鲜血液，提升了活力。

推动各基层党组织和广大党员创先争优，有力发挥战斗堡垒作用和先锋模范作用。在抗疫时，医院各级党组织和广大党员引领全院上下冲锋在前、拼搏奉献，为甘肃省和受援省市疫情防控工作做出了突出贡献，多次受到上级表彰。在日常工作中，广大党员积极践行卫生健康工作者的崇高职业精神，勇挑重担、担当作为，推动医教研防等各项工作取得优异成绩。多个党支部创新开展工作，积极申报成为全国和省级、校级样板支部。2021年，医院党委组织开展"学史力行•红色医联"行动，运用陇原红色资源，将党史学习教育与医联体建设紧密结合起来，更好地造福当地百姓。在医院党委组织领导下，基层党组织"我为群众办实事"实践活动不断涌现，如"凝党员挚信，汇医者志愿——医疗卫生服务进社区志愿服务项目"、党员先锋队"手拉手"急救知识进校园活动、近视防控进校园宣讲科普活动等，都取得了良好效果。

（二）基层党建是基础

兰大二院制定实施"知在讲考学、行在医教研"基层党建行动计划，组织开好基层党建工作例会，每月下发基层党组织重点工作安排，利用"甘肃党建"平台督促基层党组织规范开展组织生活，每半年对基层党组织的组织生活进行检查，有效推动基层党组织落实"三会一课"制度和主题党日活动要求。近3年，医院各党总支、党支部书记、委员讲党课790余次，开展主题党日活动2 370余次。积极落实基层党组织领导基层治理要求，党支部参与本部门、本科室重大问题决策，对人才等重要工作进行政治把关,开展职工思想政治道德鉴定工作,落实医德、师德一票否决制。认真组织开展先进基层党组织、优秀共产党员和党务工作者评选表彰工作和年度先进集体、先进个人评选表彰工作。基层党组织各项工作制度得到较好执行,政治功能和组织功能得到较好发挥。

强化各级党组织党建工作主体责任和党组织书记第一责任人责任。医院党委精心制定年度党建工作要点和重要工作方案,明确工作内容、责任部门、责任领导、完成时限,建立专题督促协调会议制度,出台《兰州大学第二医院党委落实全面从严治党主体责任清单》,围绕部署抓责任落实和工作落实。扎实开展中央巡视延伸调研等问题整改工作,强化党委书记整改工作第一责任人责任和班子其他成员"一岗双责",健全协调调度、整改销号、日常监督、整章建制等整改工作机制。其中,关于发挥党委领导作用问题、全面从严治党问题、医院坚持公益性和负债经营问题、轻教育教学问题、医德医风和重点领域廉洁风险问题、清收欠款问题等方面的整改取得显著成效,受到学校党委的肯定。认真开展基层党组织书记抓基层党建述职评议考核工作,每年选取 1/3 党总支书记进行现场述职,其他党总支选派 1 名党支部书记现场述职,每四年做到基层党组织书记述职评议考核全覆盖一次。激励、督促、指导基层党组织委员会成员做好本职工作,指导党支部制定好年度工作计划,每月制定下发基层党组织重点工作安排指导意见,建立党建工作例会制度,强化对基层党组织委员会的督促指导和培训。

（三）文化铸魂是核心

文化内在于人的一切活动中,深层次地影响、制约、左右人的行为方式。医院文化具有导向、约束、凝聚、激励、辐射、调适等功能,能够发挥整合职工价值取向、提升医院绩效水平、完善医院组织结构、塑造医疗服务品牌的作用。在此意义上,党建引领医院文化建设,塑造高质量的医院文化,特别是铸造医院的精神文化和灵魂,是党建引领医院高质量发展的核心。近几年来，兰大二院在强化患者需求导向、着力建设有本院特色的文化体系、深切关心关爱医务人员基础上，以学习贯彻习近平新时代中国特色社会主义思想为主线，以基层党建工作为抓手，就打造医院高质量发展新文化进行了新的探索。

医院精心制定和积极落实全面从严治党工作要点，强化医德医风、师德师风建设，努力把全面从严治党要求贯彻落实到管党治党、治院办学各领域、各方面、各环节。持续加强医院党建工作，推动全面从严治党向基层延伸，必将使医院呈现出鲜明的党建文化与廉洁文化特征。有针对性地加强党建文化和廉洁文化建设，也是医院文化建设的重要主题。医院从精神文化、行为文化、伦理文化、环境文化等层面，注意凸显党建文化和廉洁文化元素，助力打造风清气正的内部生态和群众满意的医院形象。

文化自信，是更基础、更广泛、更深厚的自信，是更基本、更深沉、更持久的力量。伴随着新时代党的建设深入推进，兰大二院必将形成功能强大的党建引领下的高质量发展新文化。

三、党建与业务融合发展，加速构建内涵式学科发展体系

近年来，兰大二院在院党委领导下，以学科建设为核心，不断健全优化医院学科建设机制，瞄准学科方向、学科层次、学科评估、人才方阵、质量管理、教学改革、科技创新、文化内涵等视角，全面推动构建内涵式学科发展体系。

（一）学科为基，构建多线程学科体系

1. **优化学科布局**　在党建引领下，兰大二院进一步优化了学科设置和布局，细化了亚专业方向，加强了学科带头人培养，强化了学科内涵发展。已建成48个临床医技科室和256个分化亚专业方向。通过参考国

考、第五轮学科评估、主流排行榜、第三方评价等客观评价指标,医院建立了学科综合能力评价体系,以 4 个一级指标、11 个二级指标进行学科数据量化评价,积极推动学科的分层分类建设,实施了"一科一策"发展计划。针对院内专科竞争力较强、相对贡献较大和具有发展潜力的科室,医院加大了支持力度,以 5 个国家临床重点专科为引领、3 个国家临床重点专科建设项目为补充,进一步提升了学科差异化发展竞争力。

2. 凝练学科方向 在党建引领下,医院进一步加强肿瘤、心脑血管、神经系统、呼吸系统、消化系统、妇产、急危重症等重大疾病相关学科能力建设,重点支持心内科、神经内科、呼吸内科、胸外科、骨科、妇产科、儿科、重症医学科等科室积极开展 MDT、快速康复、中西医结合等新诊疗模式,支持检验科、医学影像科等平台学科积极推进检查结果互认。提升肝脏、肾脏、心脏、肺脏、皮肤、角膜等的移植水平,抢占未来发展机遇制高点。聚焦西部地区高发的消化道肿瘤、泌尿系统肿瘤、骨性关节炎、白血病、神经系统疾病以及突发重大传染病、罕见病、心脑血管疾病等重大疾病,瞄准精准医学影像、人工智能、介入超声、3D 打印等,以有效解决医学科学领域的"卡脖子"问题为目标,完善科研项目全流程管理、强化科研项目中期考核和进展监督、细化科研项目结题验收标准。

（二）人才为先,激发人才队伍建设动力

1. 建设人才梯队 在党建引领下建立完善人才"稳、培、引"工作机制,有针对性、有重点地培养、孵育人才,建设人才梯队。培养学科带头人进入省级领军人才梯队,培养后备青年人才补充进入厅级人才、校级人才梯队,做好人才梯队的分层孵育。打造由首席专家、亚学科带头人、亚学科后备人才、优秀青年人才、优秀护理人才组成的"人才方阵",目前已聘任首席专家 24 人、亚学科带头人 191 人、亚学科后备人才 66 人、优秀青年人才 20 人、优秀护理人才 47 人。"十三五"以来,新增享受国务院政府特殊津贴专家 3 人、全国老中医药专家 1 人、省级优秀专家 1 人、甘肃省领军

人才 8 人、甘肃省拔尖领军人才 2 人、陇原青年英才 3 人、兰州大学"萃英学者"9 人，柔性引进 20 人（兼职教授）。近五年，医院引进全职高层次人才共 11 人。

2. 规范人才管理　坚持人才分层分类评价原则，遵循专业特点和人才成长的规律，合理设置评价标准，突出品德能力、业绩导向，注重临床工作质量指标，破除"五唯"倾向，做到人尽其才、才尽其用。完善职称管理制度，畅通专业技术职称及教学职称晋升渠道，使人才职称结构更加合理。把博士培养作为主要目标，鼓励优秀青年职工接受再教育，重点培养具有发展潜力的专业技术人才，吸引在职培养博士回院工作，形成医院卫生人才中坚力量，保障人才可持续发展。

（三）教学为翼，构建医教协同育人机制

1. 强化导师队伍　建立导师队伍"准入 – 考核 – 培育"机制。严格导师准入条件，对申请研究生导师资格者按要求进行审核、考核并组织进行院内答辩，除学术科研能力外注重政治审查和师德师风考察，符合条件者提交学位评定分委员会。制定研究生指导教师年度绩效考核体系，根据研究生培养的目标要求、过程管理和质量管理要求，以学生培养情况对研究生指导教师进行考核，考核结果作为评定研究生优秀导师及研究生招生指标分配的重要依据。开展"萃英研究生指导教师"培育计划，硕士生导师培育对象可获得 5 万元教学科研经费资助，博士生导师培育对象可获得 15 万元经费资助。通过"萃英研究生指导教师"培育计划为学院储备导师队伍后备人才，促进学科发展。

2. 打造教学团队　积极申报兰州大学医学教育创新发展项目。目前，卓越师资团队建设项目申报 21 项，最终立项 20 项，通过项目建设逐步形成以学术带头人为中心、以骨干教师为生力军，以青年教师为后备军的高质量教师队伍。成立兰州大学教师发展分中心，通过观摩活动、外出培训、参观交流、工作坊、专题讲座、专项实训、在线培训等多种方

式,培养一批教学水平高、教学经验丰富、教学热情高、综合素质高的优秀师资队伍。连续举办六届教育教学大会暨暑期教师培训,邀请国内医学教育专家,通过理论授课、实地指导、座谈交流,更新教学理念,提高教师教学水平,进一步推动了医学教育教学改革。2018年医院建设"萃英生物医学研究中心"科研平台,中心下设六大生物医学科技平台,包括生物成像研究平台、蛋白质研究平台、生物样本与分子病理研究平台、实验动物研究平台(兰大二院实验动物中心)、基因研究平台、免疫治疗与转化医学研究平台,搭建学科交叉融合和协同创新的大型科技资源共享服务平台,促进教师团队进行高水平科研,从而有效支撑高质量教学工作。

(四)科研为重,筑牢全链条科研主阵地

1. 加强平台建设　积极对接国家战略需求,瞄准世界科技前沿技术,聚焦西部高发疾病发病机制、新药创制及微生物研究等领域开展转化医学研究,力争将萃英生物医学研究中心打造成国家级科研平台。整合医院省级重点实验室、省级临床医学研究中心、萃英生物医学研究中心,大力开展关键核心技术攻关,鼓励跨学科交叉研究,产出高水平科研论文,促进成果转化及推广应用,提升科技创新支撑能力。持续推进科研平台建设,对获批国家级项目、获得省部级奖项、取得发明专利及转化的科室进行重点孵育。

2. 培育科研成果　医院聚焦国家医学领域重大战略需求,准确把握国家调控方向,深入挖掘潜力项目,引导有重要价值科研产出,培育高质量科研成果,大力推动基础研究和原始创新,高水平研究成果不断涌现,已连续六年获得甘肃医学科技奖一等奖。自2019年以来,骨科夏亚一教授的"流体力学在调控骨细胞生理机能方面的关键蛋白信号转导机制研究"、放射影像科周俊林教授的"能谱CT的临床应用及技术创新"、超声医学中心聂芳教授的"超声造影对早期肿瘤精准诊断与治疗的推广应用"及

神经内科王满侠教授的"多发性硬化免疫调控机制关键技术创新与临床应用"均获得甘肃省科技进步奖一等奖，医学科研创新能力持续增强。焦作义教授团队在国际顶尖胃肠和肝病学领域杂志 *Gastroenterology* 上发表了原创性研究论著，其后基于临床样本优势，发现了靶向 Wnt/β-catenin 信号通路治疗胃癌新靶点 UBE2T，并研发了治疗进展期胃癌的高效低毒潜在抑制剂 M435-1279。上述成果于 2021 年发表于 *Nature Communications* 与 *Oncogene*。焦作义教授团队持续聚焦肿瘤治疗转化领域，开展了一系列基础和临床研究，为临床诊疗提供了新的治疗靶点和研究思路。医院不断完善科研成果转化管理机制，体现以市场和经济需要为导向的科研成果发展方向，将科研成果转化列入职称评聘、科技评奖、年终评优、人才推荐等评价体系中，充分调动职工从事应用研究、进行科技成果转化的积极性。

四、党建引领医院高质量发展

公立医院，尤其是大型三甲综合医院，在医疗服务体系中扮演主要角色，由于医疗资源集中、诊疗量大，长期处于医学研究、技术创新、人才培养的领先地位，在急危重症和疑难疾病诊疗方面发挥着重要作用，也是重大疫情防控和紧急医疗救援的主力军。随着《关于推动公立医院高质量发展的意见》的发布，公立医院需要优化资源布局，加速转型升级，实现从"量的积累"到"质的提升"，以高标准、高水平、高质量满足人民群众日益增长的健康需求。兰大二院以党建引领为核心，根据新时代卫生健康工作方针政策，聚焦"三个转变、三个提高"，与国家战略和地方经济社会发展需求相结合，积极探索医院高质量发展的新路径。

（一）立足资源优势，谋定发展方向

医院党政班子高度重视，聚焦医、教、研、管、防等核心业务，以建立

健全现代医院管理制度为目标，深入分析医院迈入新发展阶段面临的新机遇、新挑战，深度结合国家卫生与健康、高等教育工作方针和国家公立医院改革发展的重大决策部署，编制完成了医院《"十四五"事业发展规划》；紧密结合医院发展需求，凝练提出了"通过强学科、强创新、强管理、强服务，实现新跨越"的"四强一新"战略举措及"到2025年，医院办院质量和在国内的地位跃上新台阶，整体实力达到国内一流大学医院水平"的发展目标，构建医院高质量发展新格局。

（二）落实医改任务，蓄积发展势能

在党建引领下，充分发挥三级公立医院绩效考核工作组的作用，统筹部署、协调绩效考核相关工作，并多次召开分析会议，对比指标与均值，找出差距。兰大二院全国三级公立医院绩效考核结果连续四年位列"A+"等级，成为甘肃首家获此殊荣的医院；成功通过甘肃省三级医院等级评审，展现出卓越的绩效表现。根据国家卫生健康委最新发布的评审标准和实施细则，建立医疗质量指标数据库，为精细化管理提供了数据基础和管理抓手。医院以"以评促建""评建结合"的理念，促进资源配置、质量安全、服务效率全面提升。荣获"新甘肃最具满意度三甲医院"称号，进一步彰显了医院在服务质量方面的卓越表现。认真分析公立医院综合改革项目的绩效评价指标，形成了《关于推动公立医院高质量发展的自评报告》，并将CMI值、手术占比等重点指标作为监控对象，以提高医院核心竞争力。

（三）聚焦提质增效，推进精益管理

1. **落实现代医院管理制度** 修订完成《兰州大学第二医院章程》，进一步构建权责明晰、管理科学、治理完善、运行高效、监督有力的制度体系，使医院内部治理机构和运行机制有章可循、有据可依，助力医院向高质量、内涵式发展迈进；制定《规章制度管理办法》，持续开展规章制度

"废、改、立、留"，确保各项制度与上级部门关于医疗卫生事业的具体要求和章程相统一。

2. **以"互联网＋"推进智慧医院建设**　医院顺利通过国家电子病历系统应用水平五级评审，为全省首家；电子病历应用水平步入国家高级别医疗机构行列；自主研发、上线运行并优化改造信息系统百余个，全面推行无纸化办公，提升科室业务效率和全流程管理水平；作为甘肃省首批互联网医院之一，不断优化互联网诊疗流程，实现了"诊疗信息提醒、医生图文问诊、医生端在线自主排班、线上电子签名、在线开立医嘱、在线检查设备预约、合理用药审方、缴费提醒、药品线上邮寄、自助退费、号源整合、线下护理服务"等功能。目前共上线 44 个学科，730 名正、副主任医师和高年资主治医师出诊，与全省 16 家地市级医院建立了友好合作关系。2022 年，入选国家远程医疗与互联网医学中心、健康界发布的"第一届互联网医院实践优秀案例百强"名单，为省内唯一；上线运行医用耗材管理系统，实现医用耗材供应链精细化管理，做到高、低值耗材院内全流程可追溯，减少医务人员非专业性质工作的时间，让利于患者。

3. **以改善患者就医体验为抓手，不断优化诊疗流程**　作为国内首家实现"病区自助结算"服务的医院，让患者"一站式"办结出入院手续，减少了排队缴费的等待时间；大力提倡"人停设备不停、周末工作不停转"，采取升级速检方法、缩短报告时间等方式，提高医技平台工作效率；多元管理、促进周转，不断降低门急诊、住院、手术、检查、检验等工作流程烦琐程度；积极开展日间诊疗业务，目前已有 12 个病区、46 个病种开展日间手术，提高了床位使用率；发挥放射影像、超声医学两个省级质控中心的作用，制定省级标准，同质化推进检查结果互认工作，减少了患者因检查检验等待的时间；推出午间和晚间"延时门诊"，全天接诊时长超过 12 个小时，有效引导患者错峰就诊，满足多样化诊疗需求；提供"无假日"体检服务，开展全过程健康管理、特色健康管理服务项目，加快从"健康体检"到"健康管理"转变。

4. 坚守初心使命，积极履行社会公益责任　按照国家、省委、省政府及省卫生健康委关于三级医院对口帮扶的相关要求，兰大二院每年根据受援医院人才培养、学科建设、业务发展等情况，结合派驻人员专业特色，因地制宜制定适应性帮扶计划、开展医疗帮扶工作并开展了多项当地"首例"手术和新技术，逐步实现"小病不出乡，大病不出县，疑难危重再转诊"和"资金下沉、专家下沉、患者下沉"的目标，进一步解决了贫困地区人口"看病难、看病贵"的实际问题，让广大人民群众受益。2023年，遴选95人组成帮扶医疗队，前往11家受援医院开展为期1年的医疗帮扶工作；每年承担"省两会""兰洽会""党代会"等多个大型会议的医疗保障任务。突发公共卫生事件发生后，第一时间启动医疗救援应急处置预案并组织医护人员参与救治，为群众筑牢"健康防线"。

5. 以"院院一体"机制为契机，深化医教协同发展　近年来，随着医学体制改革的不断深化，医院落实立德树人根本任务、五育并举工作要求，形成了"思想育人、科研育人、实践育人"的特色教学思路和本硕博完整的医学人才培养体系；制定《2023年教育教学工作计划》，实施"医学教育提升行动"，以提高医学生学位授予率、升学率和就业率为重点，推进医学教育创新发展；拓宽思路，打造医学特色人才培养模式。积极开展"医"带"医"路"三走进"工作，形成"三全育人"工作格局。凝练出以思想人文"铸魂工程"、综合素质"拓展工程"、专业精神"培养工程"和志愿精神"传承工程"为内容的医学生综合素质培养提升计划。目前在校生3 162人，教授、副教授、讲师及助教907人，研究生导师183人。医院自主投入近亿元，搭建了萃英临床技能教学中心、萃英生物医学研究中心、国家级住院医师规范化培训基地等公共教学基地和科研平台。并在医学教育改革发展中取得了部分成效：入选首批国际临床技能培训示范中心。

一代代先辈们薪火相传，从最初兰州中山医院的"举步维艰，艰苦奋斗"凝练出现在"自强不息，追求卓越"的精神，在悠久的历史长河中，兰大二院为西北地区乃至全国培养出大批医学精英，各个学科都产生了一批有影响力的专业人才。多年来全院干部职工解放思想，锐意进取，扎实工作，奋力拼搏，使机制创新和制度建设、医疗质量和医疗服务、人才队伍和学科建设、科研水平和教学质量、后勤保障等各项工作都取得长足进步，为新时期医院实现跨越式发展夯实了基础。

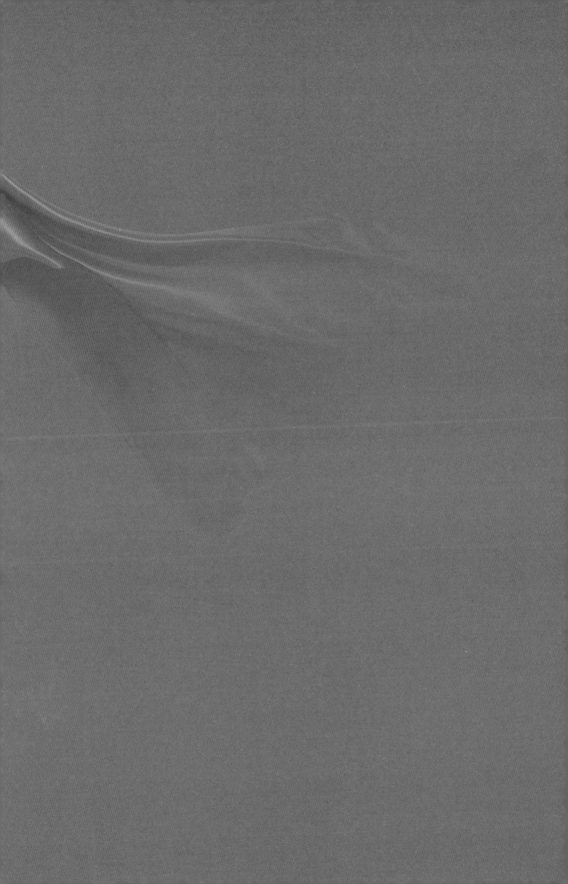

第十三章

九十余载公心著春秋，新征程上五德谱华章

——浙江省中医院高质量发展之路

浙江省中医院前身是成立于 1931 年的浙江省立医院。经过 90 余年的发展，医院积淀了深厚的文化底蕴，走出了一条独特的公立医院发展之路，已成为全国较早获评现代化综合性三级甲等医院和国内中医医疗服务系统中的头部医院之一，也是浙江省内综合实力最强的医院之一。当前，医院已成为首批国家中医临床研究基地、首批国家重大疑难疾病诊疗中心、首批国家中医区域诊疗中心、首批国家重点建设中医医院、首批国家中医疫病防治基地，同时还承担国家卫生健康重大战略任务、国家区域医疗中心输出医院建设任务，入选国家医学中心培育单位。作为浙江中医药大学附属第一医院，医院还承担医学生从本科到博士以及规范化培训的教学任务和大量科研工作。

九十余年来，医院始终坚守"公医院"的理想与信念，践行"精诚合作成就卓越团队，仁和济世呵护人类健康"的核心价值观，形成了颇具特色的"五德精神"，并以党建为引领，全力推进一流现代化综合性中医医院建设。

一、举医为公，在战火中锻铸医魂传承医脉

九十多年前，摘掉"东亚病夫"称号，实现"强国强种"愿望，是当时国民的普遍心声。然而那时的"之江大地"，几乎没有一所像样的公立医院，即使有医院，也不过是寥寥的私立诊所或者教会医院。可以说，公益性质的公共卫生服务能力几乎没有，甚至就连刚刚起步的医疗卫生事业，也面临裁撤的困境。在这样的背景下，如何破局，是摆在当时的一个难题。淞沪会战爆发后，杭州面临沦陷风险，刚刚进入正轨的医院又该何去何从；战火纷飞，医院几度被打散，又当如何"浴火重生"，服务抗战；从废止中医，到振兴发展中医中药，响应伟大号召，改组为"中医医院"的历史转变；改革春风拂过钱塘两岸，医院在市场经济中的蝶变与发展；新世纪，一院多区模式，在新时代新征程中扬帆起航，劈波斩浪……九十余年风雨沧桑，医院的变迁见证了浙江公共医疗卫生事业的发展，举医为公的"公心

文化"传承不息，成为激励当代、启迪后人的力量之源。

（一）湖山歌起，战火铸魂

1929 年初夏，留学德国归来的陈万里先生担任民国浙江省民政厅新设立的第五科科长，主管当时全省的卫生行政工作。在他领导下，浙江省立卫生实验所、省立传染病院和省立助产学校相继于西子湖畔建立。这些机构建立后迅速发展壮大，并成为当时全国领先的公共卫生事业相关的医教研机构。正是在陈万里及其团队的努力下，浙江现代公共卫生事业得以起步和发展。

"快快病夫耻雪，昂昂千里驹行"。就像 1929 年西湖博览会卫生馆留声机中所唱的歌词一样，人们期待着这些公立的公共卫生机构为浙江群众带来更大的福祉。1931 年夏，面对变化的时局和困难，当时省政府考虑将这三个机构进行裁撤。陈万里排除万难，将省立卫生实验所、省立传染病院和省立助产学校进行合并，组建了浙江省立医院（浙江省中医院的前身），医院的发展从一开始就注入了医教研的基因。

建院之初，陈万里提出了"公医院"的理念——公医院应该是一个由一群具有医学理想、仁爱廉洁的医疗团队组成的比较纯粹的医疗机构。在担任院长期间，他努力实践并不断丰富完善这一理念，带领医院进入了最初的发展黄金时期。

1937 年 11 月，日寇在杭州湾金山卫登陆，杭州面临战火威胁，医院决定随省政府南迁，坚持为抗战服务。其间，日寇的炮火虽使省立医院原有设备损失殆尽，人员星散，但面对烽火中人民的苦难，省立医院的人员一次次在战火中重新凝聚，不断浴火重生。特别是在抗战进入僵持阶段，有一段南迁亲历者冯仲辉的记录，让我们切身体会到了当时的艰辛和先辈的坚韧：

不料开诊不及二月，于五月中金兰突起，同人均抱大无畏之精神，不受威胁，照常工作；卒以风声日紧，于是月十八日起始停诊。尽一日夜之时间，摒挡一切，于十九日离永赴松阳，再转云和。

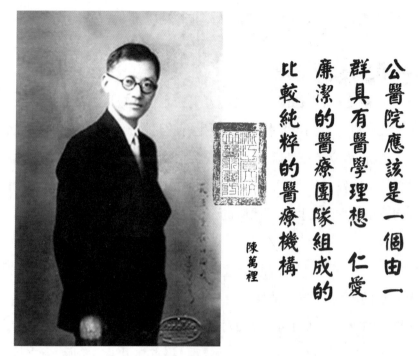

公醫院應該是一個由一群具有醫學理想　仁愛廉潔的醫療團隊組成的比較純粹的醫療機構

陳萬裡

首任院长陈万里先生提出"公医院"理念

医院撤至云和后，修理龙母宫为临时诊所，开设未几月，因时局又紧张，又迁云和之温溪，及景宁之外舍。正重振旗鼓之际，时局忽复变化，乃更迁景宁东部之东坑。租借民房，经相当之装修门诊部，整半月余，为局势好转，总之是时在景宁城中，避难之群众，患致死之烂脚病及痢疾者甚多（其间，日寇使用生物武器导致鼠疫横行），各方连电促医院速回景宁，于是遂迁回景宁，借县卫生院开诊。旋以该院逼仄，不敷应用，该院新厦，因款绌停工，由医院资助，始告完成。

医院遂借以充作院址，于三十二年（1943年）春迁入，同时奉令分一部分员工携带药品器械等至云和应诊。云和无屋可当拨院址，以复兴路省府东首空地建成一屋，作为分院，于四月一日开诊。就诊者日众，院宇狭隘，不堪发展，由省府拨天后宫全部屋交院用，由院大为装修始成为院门诊部，于十二月中迁入。增调人员，充实内容，分院改为总院，而景宁之总院改为分院。

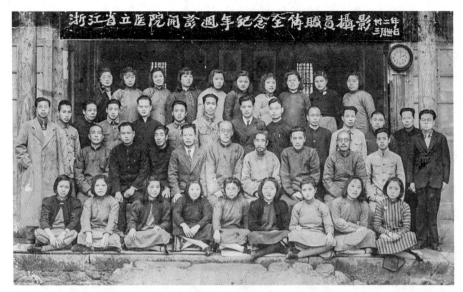

1942年，浙江省立医院在战火中于丽水景宁重新开诊，图为开诊一周年时全院合影纪念，第二排右四为亲历者冯仲辉

　　同年夏，奉令兼办传染病部，乃勘定县城西七里许之后山地方旧景福寺遗址，修葺为传染病部，九月起开始收容传染病患者……龙冲失守，时局紧张，总院奉令于卅三年（1944年）六月中后撤至瑞安之大峃，而分院仍在景宁未移……卅三年十一月二十一日，盛前院长辞职照准，省令毛咸继任。斯时大局渐趋稳定，该院复由大峃迁回景宁，合并应诊。至三十四年（1945年）一月，奉令易名为浙江省立第一医院。

　　从字里行间，我们看到了历经波折，数易其址，但医院始终未被艰难和困苦所磨灭，相反在此过程中不断壮大，并在抗战中一分为三，胜利后分迁各地，服务全省医疗卫生事业发展。其中位于景宁的省立医院改为省立第一医院并迁回杭州，又更名为省立杭州医院，即今天的浙江省中医院；在云和的省立医院分院部改为省立第二医院，即后来的省立嘉兴医院，今天的湖州市中心医院；在大峃的省立医院分院部改为省立第三医院，即后来的省立绍兴医院，今天的绍兴市人民医院。

　　1949年春天，国民党大势已去，然而社会上却有许多谣言丑化中国共产党。省立杭州医院作为当时杭州最好的医院,员工们的心态直接影响着整个杭州的医疗界。在老院长陈礼节教授带领下,医院毅然作出决定:"永远站在共产党这边,保护医院,迎接解放!"他用各种方法做好医务人员的思想工作,一次次谈心,一次次抚慰,一次次保证……终于,医院没有一名工作人员离开。另一方面,他组织大家保护医院,严防敌特破坏。1949 年5 月杭州解放后,陈礼节马上组织医院的医护人员,对前线战场上送下来的伤病员进行抢救。解放军南下时,陈礼节号召医院十几名医护人员组成医疗队,与他们同去。抗美援朝时期,医院又派遣 20 余人赴朝鲜战场,支援前线,救治伤员,并在朝鲜战场上书写了一系列"医疗奇迹"。

从 1931 年建院到抗美援朝,医院在战火中铸就了"举医为公"的不朽灵魂。

(二)改组转型,中西并重

1956 年,毛泽东主席提出"把中医中药的知识和西医西药的知识结合起来,创造中国统一的新医学新药学"的重要指示。同年,杭州市基本实现社会主义改造。为响应毛主席的号召,医院在 8 月引进了 33 位省内中医中药名家,浙江省中医院正式挂牌成立,开始了在综合性医院基础上发展中医药事业的历程。

改组之后,医院在原有人员中进行中医政策方针的宣传教育,坚持"不扰乱原来组织,在原来组织的基础上建设中医院"的原则。同时,全院组织了系统的"西学中,中学西"行动。得益于医院中西医并举并重的发展模式,中西医相互学习与结合,医院迅速发展。

如今,医院仍坚持"融汇中西医学,贯通传统现代"的办院理念,"坚持中西医并重,传承发展中医药事业",实现中医、西医融合发展。近 70 年来,在对精湛医疗技术的执着追求和对患者的人文关爱的指引下,医院不仅形成了叶氏内科、魏氏内科、杨氏内科、何氏内科、余氏外科、裘氏妇科、宣氏儿科、金氏针灸、罗氏伤科、柏氏眼科这具有鲜明中医特色的十大学术流派，也取得了许多全省乃至全国领先的技术与成果，谱写了一曲曲奋进的赞歌，走出了一条护卫生命、追求卓越的发展之路。

（三）改革开放，跨越发展

1978 年，改革的春风吹遍神州大地。9 月 26 日，医院党委下达了关于开展"优良服务行动"的号召，吹响了医院跨越式发展的号角。一系列行之有效的制度得到恢复和优化，一系列改善服务的措施被提出，全院所有人的工作迅速"绷紧了发条"。发展成果也迅速显现，医院的"三尖杉"研究获得了全国科技大会奖，科研的种子经历了寒冬，再次破土而出，全院医教研热情再一次高涨。

1980 年，为响应中共中央〔1978〕56 号文件和卫生部、教育部《关于加强高等中医教育工作的意见》精神，医院在建制上划给浙江中医学院（今浙江中医药大学），并成为其附属医院。同时，由医院承担了浙江省人民医院的筹建任务。1984 年，浙江省人民医院建成开放，随后医院又承担了浙江省第二中医院的筹建任务，即今天的浙江省立同德医院。

改革开放给全国带来了新希望，经济开发区的涌现更是为人们带来了亮丽的色彩。20 世纪 90 年代，杭州东面的土地渐渐热闹起来，道路、厂房、居民区、学校……但最重要的配套设施之一——医院，却始终未能满足社会经济发展需求。2001 年 5 月，医院主动承接社会经济发展需求，入驻杭州经济技术开发区（今钱塘区），接管原弱小的开发区医院，在全国率先开启"一院两区"发展格局，推进大科制管理的模式，迅速在杭州东部形成了"预防、保健、医疗、康复、计划生育、健康教育"六位一体的服务体系，为开发区的建设与发展保驾护航。

2007 年，习近平总书记在浙江工作期间为医院争创国家中医临床研究基地作出批示，为医院牵头成立的全国第一家省级名中医研究院发来贺信。在不断努力下，医院如今已发展成为国内中医医疗服务系统和浙江省综合实力最强的医院之一。

如今，在党建引领下，医院正以高质量发展为目标，大步迈向新征程：目前，已拥有六个院区——湖滨院区、钱塘院区、西溪院区和正在建设的富阳院区、莫干山院区、秀洲院区，核定床位4 600张；同时，拥有国家临床重点专科5个，国家中医药重点专科14个，国家中医药重点学科9个，全国及省级名中医传承工作室60余个；拥有特色鲜明的中医十大学术流派，在钱塘两岸产生深远影响。医院在科研方面取得了丰硕成果，先后获得了国家科学技术进步奖二等奖、浙江省科学技术进步奖一等奖、中华中医药学会科学技术奖一等奖等一系列高级别奖项。在数字化改革驱动下，建设完成中医智慧大脑管理系统并不断升级进化，医院全面迈入高质量发展的新赛道。

二、党建引领，构建高质量发展"四心"体系

政治问题，无论在哪个时代，都是最根本的大问题，是需要严谨和严肃对待的。坚持并落实党委领导下的院长负责制，需要形成规范的党建工作与行政工作机制，党政班子要清醒地认识自身的政治属性，始终保持清醒的头脑，做出正确的决策，同时增强政治意识、政治觉悟。作为浙江省最早成立的省级公立医院，浙江省中医院始终秉承"公医院"办院理念，牢固树立"抓党建就是抓发展，抓好党建就是促进发展"的理念，积极打造以"四心向党""公心铸魂"为核心的特色党建文化体系，引领和推动医院各项事业全面发展。

（一）突出政治引领"铸同心"

医院不断强化思想政治引领，把党的政治建设贯穿医院建设发展全过程。实施各级党组织"第一议题"制度，切实将上级决策部署贯彻到推动医院发展的各个环节。研究、贯彻、落实习近平总书记对医院申报国家中医临床研究基地和成立浙江省名中医研究院作出的重要指示批示精神。

近年来,召开医院党代会,确定总体目标和发展方向;召开"砥砺奋进九十载,凝心聚力向百年"中医药传承创新发展峰会,引领医院高质量发展起好步,谱新篇。

(二)加强党的建设"促中心"

医院严格贯彻落实党委领导下的院长负责制,建立健全议事规则和决策程序,制订《章程》并成立发展委员会,把党的领导融入医院治理全过程。确立三纵三横理论学习体系,探索建立"去时空化"学习模式,把学政治、学理论、学政策、学法规、学专业有机融合。聚焦思想政治、意识形态、党风廉政和安全稳定,围绕医院改革、中医药事业发展、学科建设、人才培养和干部管理等组建一系列工作专班,明确重点任务,实现以党建引领,推动中心工作快速发展。

(三)提升服务能力"保公心"

医院建院之初,首任院长陈万里就提出"举医为公"理念。近年来,医院以"公心"铸春秋,凝练"精诚、仁和"院训,形成"精诚合作成就卓越团队,仁和济世呵护人类健康"的核心价值观和"爱心、责任心、将心比心"服务理念。在疫情防控、公立医院改革、"最多跑一次"改革、"双下沉,两提升"工程以及支边、援非等方面积极作为,广受好评。在第四届党代会上,提出了"以患者为中心,以员工为核心"的要求,医院行政查房反馈问题会提交党委会研究并落实,做到件件有回应,事事有着落。结合党史学习教育、建党百年系列活动、学习贯彻习近平新时代中国特色社会主义思想主题教育,不断完善就医流程,发挥特色优势,提高综合能力和服务水平,进一步提升群众获得感。

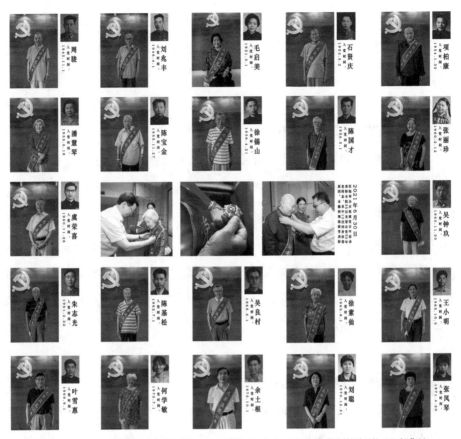

2021 年，在庆祝中国共产党成立 100 周年大会上，医院为"光荣在党 50 年"的
老同志留影并颁发纪念勋章

（四）创新基层党建"明重心"

　　医院各党支部充分发挥战斗堡垒和先锋模范作用，才能更好地激发每一位员工干事创业的热情，点燃奋斗的激情。近年来，医院围绕重点工作，扎实开展了"重走南迁之路，探寻医声记忆，医路奋力追梦""公立医院党建巩固提升年""攻坚提质增效行动"等"党建 +"主题实践活动，通过集体志愿服务、以文化人、服务流程改造等形式，进一步增强党支部组织力和凝聚力。同时，健全和完善党支部参与科室重大事项决策的机制并加以实施，为医院建设发展贡献集体智慧和力量。

三、文化铸魂，强化在管理实践中彰显公心文化

医院文化是医院的灵魂和动力源泉，是长期形成的特定价值观、风格、传统、习惯及与此相关联的运营观念和行为方式等。医院需要在发展中不断经营、总结、完善和传播文化，使其成为促进医院发展、职工成长和社会认可的无形动力。近年来，医院又提炼了"五德精神"，指引医院围绕创新筑高峰、传承增自信、发展扩体量、服务暖民心、文化聚合力五大主题开展各项工作，为医院科学、和谐、健康、快速、高质量发展奠定了坚实的文化基础。

（一）内以仁心践医道，外以公心塑品牌

浙江省中医院以"公医院"理念为根，坚持"外示公心，内修医道"，着力打造"公心文化"。经过历代职工的努力，医院锻造并不断锤炼举医为公的灵魂，凝练"精诚、仁和"院训，不断丰富"精诚合作成就卓越团队，仁和济世呵护人类健康"的核心价值观，践行"融汇中西医学，贯通传统现代"的办院理念和"爱心、责任心，将心比心"的服务理念，强化"六廉"廉政文化体系。

1. 以廉养心，丰富廉政教育活动，促使廉政意识深入人心　通过开展"立足岗位做贡献　建设省中我争先"等一系列主题活动，用实际行动践行大医精诚的理想和信念。开展"仁和清风"廉政品牌建设。全面推进"廉政教育进科室进心灵"行动，深入各个科室开展廉政宣讲和廉政查房，严格执行九项准则要求，构建清廉医院，实现廉政教育入脑入心。

2. 以文化人，通过文化活动，凝聚干事创业热情　从 2014 年开始，每年举办"省中春晚"，并成为品牌文化活动，展示职工积极向上的精神风貌；开展年度十大"优秀员工、优秀团队"评选，激发全院员工和科室创先争优的斗志；每年开展"主题院庆"活动，向全社会分享发展喜悦，增强发展自信；积极开展科普，建立仁和大讲堂、成立健康教育学院等，既惠及患者，也惠及同行。

3. 以诚聚力，践行医院核心价值观，打造卓越团队　业务方面，累计组建 MDT 协作团队 10 余个，开创近 40 个联合定制 MDT，针对疑难重症和科研难点开展联合攻关，疑难重症诊疗取得突破性提升。在内部管理方面，推进项目制、专班化管理，强化部门联动，形成干事创业合力。

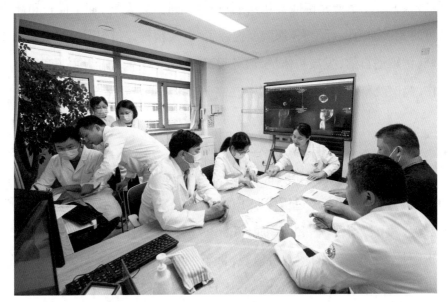

开设联合定制 MDT，为疑难重症患者提供一站式诊疗服务

4. 以行践心，举办大型公益活动，回馈广大群众　每年举办迎院庆全院专家义诊、帮你约名医、护"胃"行动、医联体膏方节和中医药嘉年华等活动，深度参与中医中药中国行，全面展示中医药文化魅力。积极组织全院各党支部送健康进社区、进工厂、进高校活动，平均每年开展下基层送健康超过 300 余次，服务群众超过 3 000 人次。

5. 以道会友，定期举行专业分享会，促进共同进步　打造"仁和论坛"学术交流品牌，每年定期举办医院管理、临床各学科学术论坛，邀请院士、国医大师等顶级专家分享学术思想；举办手术工匠坊、新技术研讨会、专题培训班等活动，通过全网、全程直播，分享浙江省中医院的技术和经验。与医联体单位共同努力，促进技术与管理交流，推进同步发展。

6. 以言传善，抓住重点和亮点事件，向社会展示"闪光言行"　时刻突出正能量宣传引导，如2023年医院以"乌梅汤"传播热点为突破口，着力推进中医药助力美好生活理念，相关话题登上全网热搜并持续霸榜，获得国家主流媒体大力支持，掀起全国中医药养生保健热潮，实现"互联网＋中医药"服务模式领跑全国；围绕亚运会策划跨界融合宣传，向世界充分展示中医药智慧与魅力，有力提升以浙江省中医院为首的"浙派中医"影响力，实现宣传能力迈上新台阶，内外宣综合实力进入国内同类型医院与省内医疗服务体系头部医院序列，实现医院品牌与业务双赢。

（二）充实公心文化内涵，凝聚医院发展动力

将"精诚合作成就卓越团队，仁和济世呵护人类健康"的核心价值观与"融汇中西医学，贯通传统现代"的办院理念与"爱心、责任心、将心比心"的服务理念，进行进一步升华与凝练，形成源于"公医院"理念，又高于"公医院"理念的"公心文化"体系。医院加强组织体系建设，特别是强化党支部战斗堡垒作用，将文化理念层层传递到每一个员工；积极组织开展各种形式的义诊及科普宣传活动，实现公心文化理念深入人心。

（三）强化行为规范体系，彰显省中精神风貌

坚持与时俱进每年修订《员工手册》，大力弘扬《医德医风行为规范》，推进医德医风量化考核，坚决打击不正之风，落实《医院中医药文化特定礼仪规范》普及与培训，突出典型人物与典型团队引导作用，持续改进评优评先工作，突出导向作用。近10年来，遴选出优秀员工100人次，优秀团队50个，起到良好的示范作用。同时，实现精神与物质双重激励，如对战"疫"英雄、见义勇为人员进行立体式的宣传与表彰，并在职称晋升、职务升迁中有所倾斜，充分发挥医院文化的熏陶作用。

（四）凸显文化识别体系，丰富医院文化载体

收集医院历史资料，建设医院院史陈列馆，并定期对外开放；编撰院

史著作《公心著春秋》和医院核心价值观丛书《医声》；加强医院宣传平台搭建，形成立体式宣传渠道，强化医院文化建设；丰富职工文化活动，争创精品文化品牌。同时，推进中医药"出海行动"，落实中医药海外中心建设，承担与纳米比亚鲸湾医院对口合作项目任务，接收海外学生和进修医师，传播中医药文化。

（五）突出中医药特色优势，提高中医院竞争力

医院以浙派中医内涵建设与推广为契机，进一步梳理医院中医十大学术流派，全面加强浙江省名中医研究院建设，推进实体化运用，优化名老中医药专家学术经验活态传承机制，打造浙派中医"群师带群徒"的传承模式，省名中医研究院的研究员先后有 3 人当选国医大师，7 人次当选全国名中医。加强优势单病种研究推广中心、"治未病"中心和浙江省中医临床研究基地建设，为弘扬和传承中医药文化搭建了强有力的平台。

四、精神赋能，将"五德精神"内化在高质量发展中

医院的高质量发展，得益于党建引领、党政同心，也得益于精神赋能。90 余年来，浙江省中医院形成了"五德精神"，即举医为公的木德担当精

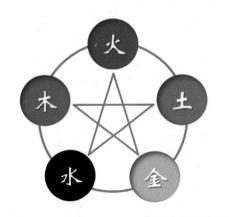

举医为公的木德担当精神
百折不挠的火德奋斗精神
厚德载物的土德包容精神
精益求精的金德创新精神
仁心无私的水德奉献精神

木生火，坚忍不拔；火生土，中西并蓄；
土生金，锐意进取；金生水，善利万物；
水生木，生生不息！

浙江省中医院"五德精神"与五行逻辑

神、百折不挠的火德奋斗精神、厚德载物的土德包容精神、精益求精的金德创新精神、仁心无私的水德奉献精神。"五德精神"为当前医院高质量发展注入了源源不断的精神动能。

（一）举医为公，践行木德精神

木德精神源自医院建院之初"公医院"的理念和实践，担起民族"强国强种"的迫切愿望。医院不断完善"外示公心，内修医道"的"公心文化"体系。建院以来，特别是1956年医院改组为中医院后，始终坚持中医药事业发展的办院方向，不断增强合力聚人心，锐意创新提效能，砥砺奋进办实事。当前，医院正全力创建国家医学中心（中医类）这一"国之重器"，着力打造高水平、引领性、研究型的一流现代化综合性中医院。坚持以人民健康为中心、以员工发展为核心，强学科、重服务、精管理、树品牌，在创建一流中医药大学的进程中彰显名院担当，在浙江省建设共同富裕示范区、健康中国省域示范区、中医药综合改革示范区的大场景中贡献名院力量。

（二）公益有我，接续火德精神

医院在建院早期，经历了战火纷飞的年代。以战火铸医魂，湖畔建院、服务抗战、支持解放、抗美援朝、巡回医疗、对口支援、防治"非典"、抗震救灾、防治甲流、防控禽流感……医院发展与浙江医疗卫生事业发展紧密交织在一起，火德精神也是不屈的奋斗精神。

2020年初，新冠疫情袭来，医院积极响应号召，不仅驰援国内各地，也承担国家任务，出征支援意大利……浙江省中医院人不负重托，夜以继日地奋战在抗疫主战场，圆满完成疫情防控各项医疗救治任务。"最是风雨见初心，危难时刻显担当"，在"五德精神"指引下，浙江省中医院人用坚守践行"大医精诚"的医学诺言。抗疫期间，5个院内制剂获得省药监局备案号，临床效果良好；研制了一系列"省中1号方"，为全省疫情防控筑起中医防线。针对疫情防控政策调整，医院组织高祥福等名老中医药专家迅速研制"防－治－康"系列汤剂,同时优化互联网医院并打通医保支付,为省内外广大群众战胜病毒作出贡献。

（三）廉洁养心,涵养水德精神

"水善利万物而不争",这正是医者这一职业的写照,也正如医院裘氏妇科创始人裘笑梅老先生在晚年给自己和晚辈的一句勉励之言"一身正气,两袖清风,三餐温饱,四大皆空"。医院充分发挥水德奉献精神的教育和引导作用。一方面,凝练"仁和清风"文化品牌体系,在思想上筑牢廉政防线。在"善、能、敬、正、法、辩"六廉文化的基础上,凝练医院廉政品牌体系。建好促廉文化阵地,统筹廉洁文化阵地建设,通过串点成线形成"廉行省中"廉洁文化地图;丰富廉洁文化产品供给,研创廉政文化作品,形成系列清廉海报、廉政书画等廉洁文化艺术,制作警示教育片等拓展廉洁文化浸润空间,增强廉洁文化影响力和渗透力。另一方面,出台行为规范并纳入考核,在制度上拉起廉政警戒线。大力开展"廉政查房"活动,强化警示教育,用好用活身边人、身边事;用好任职谈话、日常谈话、提醒谈话、诫勉谈话,抓早抓小,防微杜渐;建立干部廉洁档案,编印干部履责风险提示清单,抓实医德医风考核,突出导向作用,使廉洁意识入脑入心。同时,落实岗位职责层层监督到人,在行动上守住廉政底线。制定领导班子《党风廉政建设和四责协同责任清单》,科室部门牢抓目标责任"党风廉政建设三级承诺书",将党风廉政和行风建设责任层层分解、落实到人。坚持围绕中心、服务大局,对人财物重点领域开展专项监督和整治,斩断医疗购销和服务领域腐败利益链,着力构建"亲""清"医商关系。动态调整小微权力清单,选优配强网格化监督员队伍,打通公权力监督"最后一公里",助力"清廉省中"建设持续走深走实。

（四）赤诚聚力,精进金德精神

在90余年的发展历史中,无论面临怎样的困境,浙江省中医院的职工都没有摒弃锐意进取的决心，越是艰难，越是奋发。

1. **坚持人才兴院，完善人才梯队建设**　医院以"人才强院战略"为中心，围绕一院六区整体发展战略目标和重点建设任务，聚焦中医药传承创新发展和"双一流"学科群建设，落实多院区人才储备，不断优化学科队伍结构。目前卫技人员占全院总人数 86%，床位与卫技人员比达 1/1.25 以上，临床科室主任均具有高级职称，正高比例达 90%；配备高级卫生技术人员的医技科室占比 93%。

2. **创新师承模式，推动学术经验继承**　2007 年 2 月，医院成立全国首家省级名中医研究院。十几年来，医院一大批中医药专家入选国家中医药继承工作指导老师，开创"群师带群徒模式"，打破了师门间的壁垒，使学生能博采众长，融会贯通，不断提高诊治疾病的能力。同时采用师徒共诊模式，提高师承学习的效率和效果，促进继承人成长，为医院中医药事业的发展奠定了人才基础。

3. **突出学科建设，推动高质量发展**　坚持"优化结构、突出质量、强化特色，补齐短板"原则，以提升疗效和服务能力为核心，按照"高峰、重点、扶持、培育"四个层次定位，梳理分析学科现状，明确目标定位和发展路径，凝练技术特色，树立学科品牌，提升学科整体实力。高度重视外科学科发展。推进学科群建设的深度和广度，着力打造具有中心化整合能力的优势学科群，并采取措施加快亚专科、专病建设。

4. **坚持科教兴院，提升科研水平**　医院制定了一系列科研激励措施，并将科研能力作为职称评审的重要方面进行考量。近五年来，医院科研工作硕果累累，获得国家级科研项目 100 余项，省部级科研项目 200 余项，如国家自然科学基金重点项目、浙江省基础公益项目等，浙江省科技厅"尖兵""领雁"研发攻关计划项目取得突破并实现井喷式增长。先后获得了国家科学技术进步奖二等奖、浙江省科学技术进步奖一等奖、中华中医药学会科学技术奖一等奖等 40 项各级奖项。医院全力推进科研成果转化，2023 年全年院内制剂、名老中医经验方、专利等科技成果转化取得重大突破,转化金额达 3 100 万元,位居浙江省公立医院榜首;科研综合能力稳居全省医疗系统和全国中医药系统前列。

5. **突出专业能力,凝结教学成果**　打造中医学、临床医学、医学影像学、医学影像技术和中医骨伤科学 5 个本科专业,中医学、临床医学成为国家一流本科专业建设点,医学影像学、医学影像技术和中医骨伤科学入选省级一流本科专业建设点。教师先后获国家级高校青年教师教学类竞赛一系列高级别奖项。毕业生中医执业医师考试通过率连续五年位列全国第一,在校学生荣获中国大学生医学技术技能大赛中医学专业赛道总决赛金奖。在中医学专业学业水平测试中,学生基本知识通过率和《中医内科学》掌握率均位居全国第一,在校研究生累计发表 SCI 论文持续量质齐增,最高影响因子 33.752。医院以省内第一名的优异成绩获批国家住院医师规范化培训重点专业基地和全国中医全科规范化培训重点专业基地。

6. **聚焦人民需求,提供优质护理服务**　医院作为国家临床重点专科护理学建设单位、国家中医药管理局重点专科培育项目单位,认真实施国家下发的 52 个病种中医护理方案,并修订院内中医护理方案 9 个,将中医护理方案纳入信息化管理,体现辨证施护,定期优化及总结,形成符合医院实际的中医护理方案 61 个。积极推广中医适宜技术的临床应用,开设基于"中医特色疗法"的中医护理门诊,制定技术操作规程和实施方案,中医护理操作人次逐年递增,年服务突破 100 万人次。近五年,举办中医类国家级及省级护理继续教育项目 30 余次,课题立项近百项,获科学技术奖12 项,获得多项国家发明专利、国家作品登记证书、国家外观设计专利和近 150 项国家实用新型专利。

（五）开放包容,承载土德精神

医院名为"中医院",实际上是一所中医、西医、中西医结合兼容并包的综合性医院,医疗团队也由中医、西医、中西医结合三支医疗力量组合而成,像大地一样包容开放、虚怀若谷是医院的品德,也是浙江省中医院人的格局与胸怀。

1. **坚持以道会友，做实医联体，促进"双下沉、两提升"**　依托浙江省中医院牵头成立的第一个覆盖全省的医联体，重点强化安吉、浦江、秀洲、奉化、南浔、开化等地的合作办医帮扶工作。以与安吉县中医院合作为例，医院与当地政府共同创建成立"浙北腔镜中心"及"浙北心脑血管病中心"，创建分级诊疗"快车道"，实行双向转诊，建立省中医院专家紧急求援即时到位机制。2018—2023 年，浙江省中医院安吉分院的业务量增长达 40%；总诊疗人次增长达 30%。骨伤科入选浙江省"十三五"中医药重点专科建设项目，并成为安吉县"最具影响力学科"；乳腺科、泌尿科、心血管科、眼科入选湖州市中医药重点专科医学重点学科建设项目。在浙江省"双下沉、两提升"工作评估中双方连续多年均获优秀。在国家二级公立中医院绩效考核中，安吉县中医院排名全省第一。可以说，浙江省中医院帮助该院从一家面临"转制"的二级医院实现"华丽转身"，并顺利通过三级乙等医院评审。又如医院帮扶开化县中医院，帮助该院成为全省 26 个山区海岛相对贫困县的医院中首个达到三乙水平的县级中医院。同时，医院还主动承担全省中医医疗系统领头羊单位责任，开展山海协作，圆满完成"援疆、援藏、援青、援黔"任务。

2. **建设区域医疗中心，打造医学高峰**　以消化、心血管、神内、呼吸、骨伤、血液、肿瘤 7 个学科为主体申报国家区域医疗中心，并成为浙江省唯一入选国家区域医疗中心建设输出医院的中医院。在优质医疗资源短缺地区打造一批以高水平医院为依托的"互联网＋医疗健康"协作平台，形成一批以区域医疗中心为核心的专科联盟。在浙江省中医药管理局统筹下，浙江省中医院牵头制定中医心血管疾病防治中心、中医疫病防治基地、中医适宜技术推广中心等 14 个省级中医药重点专科建设方案，并以这些学科为基础打造浙江省中医区域医疗中心。同时，医院依托"浙江省骨坏死关节病诊治中心""浙江省重点科技创新团队中西医结合骨关节病研究中心""脊柱侧弯防治中心"等一系列专科专病中心，成立专科联盟，不断提升基层医院疾病诊疗能力,推进中医标准化建设。

3. **强化国际交流,擦亮中医药金名片**　医院每年接收30多个国家和地区的200余名进修生,先后与30多个国家和地区的医疗、科研、教学机构建立长期的战略合作,已成为外国进修生在我国的重要临床进修基地,确立了在省内留学生培训基地中的重要地位。医院大力推动中医药文化在国际上的传播和发展,承担一带一路"中国－以色列中医药中心"建设任务,在国际舞台上打造了一张靓丽的中医药名片。连续五年入选国家中医药管理局"中国－以色列中医药中心"的国际合作专项,为以色列的人才培养和队伍建设提供了有力支持,推动了《以色列针灸法议案》的通过,并在中草药使用方面取得当地卫生管理部门认可,此项目也在国际上形成较高影响力。医院积极打造国际合作办医样板,中非对口医院合作机制建设项目"浙江省中医院－纳米比亚鲸湾医院"于2023年11月正式签约。

五、双融双促,突出党建与医院文化向初心

一个优秀的医院,必定有一套优秀的管理方法;而一个卓越的医院,必定有其卓越的文化。但是反过来却未必,这中间的原因便是"人的问题",而加强党的建设,恰恰是解决好"人的问题"的最有力武器,实现党建与文化的双融,可促进党建进一步提升引领能力,促进文化建设更加具有凝聚力、向心力、感染力与传播力。

（一）弘扬中医药文化,重塑文化自信

浙江省中医院前有令人肃然起敬的历史文化,现有省内最强大的中医药人才队伍,未来有一院五区的宏伟蓝图。尽管在高质量发展方面还有很长的路要走,但这并非自身不够优秀,而是与最顶尖的兄弟医院相比,需要不断努力。回首浙江省中医院人往日的峥嵘岁月,找回自信,不仅是浙江省中医院人自身的任务,也是凝聚人心,推动更好发展的内心力量。重

塑文化自信，除了厚重的历史底蕴，医院更有足以自傲的底气——中医药文化。

2023年，医院立足中医药传统文化，以亚运盛会为契机，充分向世界展示中医药文化智慧与魅力，有力提升文化自信。围绕"迎接亚运、保障亚运、传递亚运精神"三个阶段，医院做好"氛围营造、亮点展示、文化传播"三篇文章，跨界融合中医药与体育、中医药与亚运会、中医药与文化自信。医院为亚组委编写《杭州第19届亚运会传统中医药手册》，受到了亚组委官方的高度认可和参加亚运会各界人士的肯定。医院大力推广中医药文化体验，建成中医药博物馆并向公众开放，《人民日报》、中央电视台等一系列主流媒体开展系列报道和推广，"中医热"迅速升温。通过传播中医药特色优势技术在国际级裁判身上的使用体验，"征服"了许多国内外媒体记者的心，将浙派中医服务亚运会相关话题推向高潮。组织中医药专家团队走进亚运会主媒体中心，依托央媒等主流新媒体平台进行宣传，打造一系列网络爆款，使中医药成为亚运会赛场内外的亮丽风景线。

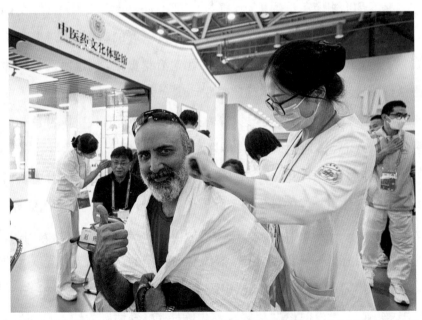

2023年亚运会期间，浙江省中医院医护团队在亚运会主媒体中心开展中医药技术体验活动，受到国外媒体热烈好评

（二）坚持党建引领，不断丰富文化内涵

党的指导思想随着时代发展不断丰富与完善，从马克思列宁主义、毛泽东思想到习近平新时代中国特色社会主义思想，一脉相承又与时俱进。医院文化也应如此，医院文化的内核是"公"，延伸出了"精诚合作成就卓越团队，仁和济世呵护人类健康"等核心价值观与服务理念。这与21世纪前二十年的发展是相吻合的，但是时代在变化，需要对其不断加以发展和丰富。特别是要注意结合新时代中国式现代化、健康中国、重要窗口建设等特点，不断加以深化。当前，医院又结合新时代党建工作要求，进一步凝练了"五德精神"，并成为赋能各项工作的重要精神动力。

1. **纵深推进全面从严治党**　坚持党要管党、全面从严治党，坚持标本兼治，以"清廉省中"建设为抓手，强化党风廉政建设和反腐败工作的针对性和实效性。注重把握政策、标本兼治，扎实推进医药领域腐败问题集中整治工作，驰而不息正风肃纪，全面深化落实"九项准则"。加强统筹协调、多措并举，不断提升清廉医院建设颗粒度、饱满度，大力推进清廉科室创建。坚守责任担当、沟通配合，抓好"三医"联动改革专项审计，明确任务，采取措施，促进反馈问题整改落实。坚持以严的基调，推进监督执纪问责，深入实践"四种形态"，压紧压实管党治党责任，制定落实党风廉政提醒谈话制度，增强纪检和审计监督联动耦合力。

2. **加强宣传思想文化建设**　着力推动习近平新时代中国特色社会主义思想入脑入心、落地生根，为宣传思想工作铸魂立心。把学习、宣传、贯彻习近平新时代中国特色社会主义思想作为宣传思想工作的首要政治任务。医院特别注重把党的理论与实际工作相结合，学习思想，融入业务，实现学懂做实，常学常用。党的二十大报告中指出，要传承创新发展中医药，为实现这一目标，进一步争取年轻群体对中医药的认可与支持至关重要。

近年来，医院积极策划打造"中医药助力年轻人美好生活"相关话题，以"中医药茶饮""夜门诊""年轻人养生晚趴局"等话题为切入点，持续登上全网热搜榜，特别是"中医药茶饮"相关话题，一方面直接带火了浙江省

中医院互联网医院，实现"互联网＋中医药"服务模式的极大普及，使其成为全国互联网医院的头部医院；另一方面在全社会掀起了中医药茶饮养生热潮，甚至对于中医药产业的发展起到了很好的助力作用。随着中医药文化自信的提升，中医药认可度也不断强化，医院宣传能力迈上新台阶。特别是自媒体平台建设进入高速发展阶段，连续产生"10万＋"阅读推送文章，自媒体传播影响力进入全国中医医疗机构和全省卫生健康系统前列。

3. 加强统战群团各项工作　群团组织是医院党建工作的重要组成部分和工作对象，医院积极推进青年文明号创建工作，血液科医护团队、药学团队获批2022—2023年度浙江省卫生健康系统五星级省级青年文明号集体。成立职工服务中心，为职工提供各种服务，充分发挥工会的桥梁纽带作用。开设职工子女夏令营，与属地街道联合组织建设儿童暑托班，为部分职工解决暑期幼儿托管的后顾之忧。举办退休人员书画社，不断丰富离退休职工文体娱乐活动。开展岗位建功活动，医院荣获2023年浙江省五一劳动奖状，一个团支部获"全国五四红旗团支部"荣誉称号。

（三）主动寓教于乐，创新文化载体

文化的意义在于教育、引导和凝聚人心，而文化的力量在于有效传播，使之产生更强的感染力、感召力。文化传播的表现形式不断多样化，需要紧跟时代，大胆创新。比如通过新颖有趣的形式传递医院文化，特别是要突破固有的文字、图片等形式，努力寻求易于传播、春风化雨的柔性表现形式。

医院持续收集建院及发展过程中的历史资料，建成医院院史陈列馆，并定期对外开放，同时积极推进数字化院史馆建设，实现传播面的扩大与提升。在国内首创由医院自编、自导、自演的大型话剧《医声》《医路》并向全社会进行公益演出。配强宣传队伍，将宣传部门设置为独立一级部门，形成立体式、全覆盖的宣传网，促进医院党建和文化品牌打造。面向全球征集医院标识、升级医院视觉识别系统。强化职工文化活动，"省中春晚"

形成文化活动品牌，组建一系列职工社团，邀请专业人士进行指导和带领，如医院摄影协会拥有多名国家高级摄影师和省级及以上摄影家协会会员，既在行业内获得较高艺术成就，也为医院重大活动宣传报道提供有力支持。同时，医院积极承担中医药文化对外传播和交流的重要任务，开展中医药海外中心建设，接收大批海外学生和进修医师，医院出品的《中医无界》短视频荣获国家中医药管理局中医药文化海外推广优秀短视频案例一等奖。

（四）清正文化之风

发展离不开文化的促进作用，落后也必然有不良文化的反作用。要深入调研、分析医院文化（管理文化、执业文化、廉政文化、团队文化、进阶文化等）的各种现象，抽丝剥茧，制定有针对性的改进计划，持续开展PDCA（计划、实施、检查、行动）循环。加强行为规范教育，完善考核机制，弘扬"医者六廉"文化，党政干部带头以身作则，形成清正廉洁之风。强化廉洁教育与引导，根据医院历史典型人物，以古文形式撰写"医者六廉"并纳入新员工培训。

廉者，广兼也，众人之利广而兼之，《周礼·天官》："一曰廉善，二曰廉能，三曰廉敬，四曰廉正，五曰廉法，六曰廉辩。"医者之廉，亦在此矣。

"善"者，仁也。医者之廉必先发乎人心之善，而至于危患之疾。医者之善必持性初之纯，视富贵贫贱，长幼妍蚩，怨亲善友，华夷愚智，皆如至亲。昔日骨科前贤罗振玉有言：为医者，当怀割股之心也。金玉之言，医者之廉善，熠熠生辉。

"能"者，能力也。医者之能在于精诚之术，非读书识字则不能医，非格物穷理则不能医，非通权达变更不能医。医者之能难哉！省病诊疾，至意深心；详察形候，纤毫勿失；处判针药，无得参差；审谛覃思，临事不惑，皆赖大医之能也。含灵性命相托，无能即是不仁。叶老熙春，一代名医，誉满杏林，仁术不传嫡悌，惟授能人。

"敬"者，敬畏、敬业之谓也。医者之事，生死之事也，而生死之事至大矣。故为医者，须秉敬畏之心。医无小事，凡为医者，性存温雅，志必谦恭，动须礼节，举乃和柔，无自妄尊，不可矫饰，稍有不慎，即有祸至。又岂能不敬业之？昔日医院有先贤亲尝毒剂，已己身练插管。问今朝，廉敬者，更需健行。

"正"，正直、正派也。夫医者，正命之人也！古人云："己之不正，何以正人？"谋私贪利，文过饰非，阿谀奉承，阳奉阴违，不正至极，决不可行医。老子曰：人行阳德，人自报之；人行阴德，鬼神报之，冥运于道，未有诬也。故医者襟怀坦荡，光明磊落，众人仰之。向时，杨老继荪，适诊要员，窃以布票相赠，杨虽急需，终不私受。夫正者行医，朝野一致，不为利回，不为义疚！

"法"者，社稷法度之标尺也。不以规矩无以成方圆，作有序，序可控，控中法，则医事阳光。庄子曰：木直中绳，輮以为轮，其曲中规。虽有槁暴，不复挺者，輮使之然也。直为曲物，终难复挺，人亦如此。故医者须明道德以固本，重修养以安魂，知廉耻以净心，去贪欲以守节。

"辨"者，亦辩也。万物有阴阳，世事有是非。不辨阴阳，则混混沌沌；不明是非，则浑浑噩噩。夫己之昏昏而使人之昭昭，可乎？医者须明哲，医道乃自然科学与社会科学之统一，以仁术探生命之奥秘，筑健康之完美；以仁心育人类之善良，促社会之和谐，推动社会之进步。

医院以"医者六廉"为医院文化的重要组成部分，提出医者执业规范，开展匠心医生、匠行医生、温馨护士评选，选树正面典型，以身边榜样教育身边人员。

（五）加强文化管理

医院文化是医院高质量发展的精神内核与动力，也是医院的核心竞争力。建设并管理好符合新时代卫生健康特征的医院新文化，提升医院文化水平，真正实现文化建院、文化训院和文化强院的目标，这不仅需要全院上下的共同参与，也需要专业管理人员进行更好的顶层设计与具体落实、执行。让专业的人做专业的活，让专业的人管专业的事，全院已逐步达成了这样的共识。

在加强文化管理方面，成立医院文化建设领导小组，由医院党委书记任组长，院长与分管党建与文化工作的副书记担任副组长，定期召开文化建设专题会议，加强顶层设计。在党建工作预算中设立文化建设专项经费，并不断加大投入，保证稳定、充足的财力支持。由党政综合办牵头，各党务部门分条块推进党建工作与文化建设融合，形成文化管理体系，努力摆脱经验式、粗放式管理，积极探索制度化文化管理途径，并在实践中不断朝着个性化、人文化的文化管理迈进。党委会每年定期对医院文化管理进行研究，重点就文化建设中的不足进行反思、剖析并提出改进方案，着力提升管理水平和能力。

六、展望未来，围绕六个关键词建设中医医院标杆

"路漫漫其修远兮，吾将上下而求索"。新时代新征程上，医院党委已经绘就发展蓝图，全院上下将勠力同心，贯彻新时代医院发展理念，围绕思想、传承、创新、发展、服务、目标六个关键词，坚持党建引领，清正廉洁，开放包容聚合力；守正为本，润育桃李，传承医道续华章；勇立潮头，锐意进取，攻坚克难图创新；博学精研，提质增效，数字赋能促发展；厚德载物，仁和济世，精诚服务暖人心；中西协同，融会贯通，卓越至善创典范。统筹六大院区发展，大踏步向建成现代化综合性研究型中医医院的目标迈进。

第十四章

奋楫扬帆蓄势起，向高向强向未来

——福建医科大学附属第一医院的时代答卷

福建医科大学附属第一医院（简称"附一"）创建于 1937 年，坐落在风景秀美的海滨历史文化名城——福州，是福建省首家公立西医医院。历经抗战的硝烟，告别动荡的岁月，百折不挠的附一人秉承"践行立德树人，守护生命安全，推动医学进步，促进人民健康"的使命，将医院建设成为福建省集医疗、教学、科研于一体的大型综合性三级甲等医院。医院综合实力雄厚，是福建省高水平医院，并被国家发展改革委、国家卫生健康委确定为首批全国疑难病症诊治能力提升工程项目医院和全国罕见病诊疗协作网福建省牵头单位。

在高质量党建的引领下，附一交出了一张又一张高质量、可持续发展的时代答卷。经过几代附一人的不懈努力，医院已从"茶亭街上冒出来的乡下卫生院"，发展成为具有 3 个院区 1 个分院、多个国家临床医学研究分中心挂靠的现代化大医院，并与复旦大学附属华山医院合作共建全国首批 10 家国家区域医疗中心建设项目之一——复旦大学附属华山医院福建医院、福建医科大学附属第一医院（滨海院区），形成了"一院多区、一体多翼、协同发展"的办医格局。在国家卫生健康委公布的三级公立医院绩效考核名单中，医院连续 5 年荣获"A＋"，分别位居全国第 37 名、第 44 名、第 42 名、第 42 名、第 32 名。

一、医院历史与文化传承

（一）院史回溯

从战火初创、和平建设、落入低谷到跨越腾飞，医院历经 1 次撤销建制、6 次迁移、12 次更名，披荆斩棘、励精图治，终换得沧桑巨变。这一路，着实历经坎坷；这一切，着实来之不易。

1. **历经曲折，艰苦创院** 1937 年的中国，战火纷飞，民不聊生。这一年，被誉为"万金油大王""报业巨子"的爱国侨领胡文虎先生慷慨出资帮助筹建福建省立医学专科学校附设省立医院（附一前身），福建省第一所公立西医医院由此诞生。

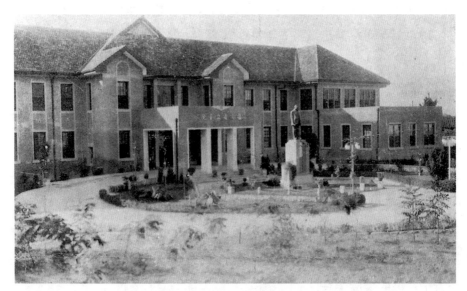

福建省立医学专科学校附设省立医院(附一前身)院貌

1938 年初，战事焦灼，医院受命迁往沙县，1938 年 10 月正式在沙县开诊，福州留下部分人员和设备改设分诊所。

1939 年 6 月，医院位于福州的分诊所迁至南平，并成立南平分院；同年 8 月，医院更名为"福建省立医学院附设省立医院"。

1944 年，医院大楼毁于日军炮火。

1945 年，抗战胜利，医院得以回迁福州吉祥山旧址。面对残垣断壁，附一人重整旗鼓，重建家园。很快，医院恢复开诊。

2. **迎来新生，联合发展**　一唱雄鸡天下白。1949 年，新中国成立，百废待兴，附一人以主人翁的姿态掀起建设医院的热潮。

1950 年 2 月，医院奉令与福州医师公会合组医院合并，成立"福州市合组医院"。到了 1966 年，医院发展成为省内一流强院，迎来了第二次高峰。

3. **拨乱反正，恢复发展**　然而，好景不长。1969 年，由于历史原因，医院一夜之间被撤销建制，全体人员被下放闽西、闽北 8 个县。

广大下放的医护人员没有被挫折打倒，始终不灭救死扶伤的热情，挑着医药箱过河,到偏远的乡村打着手电筒为老百姓看病、送医送药到田间地头。在时代的风浪里,附一人心中始终有个火种,映照前行的路。

1971年,随着福建医科大学在泉州复办,散作满天星的附一人在泉州聚成一团火,积极筹办、建设附属医院,附一希望之火重新点燃;1973年初,医院被正式命名为"福建医科大学附属第一医院",恢复原建制;1984年,医院奉命在茶亭街新址重建,10月,医院从泉州迁回福州;1985年5月1日,附一正式在茶亭街挂牌开诊。

4. **励精图治,创造辉煌** 在党的领导、先贤指引、领导关怀、全院共同努力下,1995年,医院被国家卫生部授予"三级甲等医院"铭牌,成为福建省首批3家三级甲等医院之一;2004年2月,医院耳鼻喉科专家易自翔教授获得2003年度国家科学技术进步奖二等奖,这也是福建省医药界迄今为止获得的最高荣誉。

2005年,医院成建制接收福建炼化石油有限公司职工医院,成立闽南医院;2011年,成建制接收福建省皮肤病性病防治院,成立皮肤病性病分院。

5. **迈入盛世,跨越腾飞** 迈入新时代,附一人开拓进取、勇于创新。2021年,附一携手复旦大学附属华山医院共同打造国家区域医疗中心建设项目——复旦大学附属华山医院福建医院、福建医科大学附属第一医院(滨海院区)(简称"滨海院区")。滨海院区高起点开诊,山海合作、共谱新章的动人画卷徐徐展开。紧接着,同年12月,奥体院区开诊,健康福建建设又添附一篇章。闽南医院开启医联体、医共体双轮驱动、良性发展的2.0版"府院共建"新模式……至此,医院"一院多区、一体多翼、协同发展"的办医格局已然形成,"自省自信、忠诚担当"的附一人团结一心,共同推动医院全速前进。

新时代,医院立足实际、谋篇未来,"六五四三二一"战略布局、"三大愿景"应新形势而生,党建引领、文化助推,医疗、教学、科研、管理各项事业全面推进、蓬勃发展。

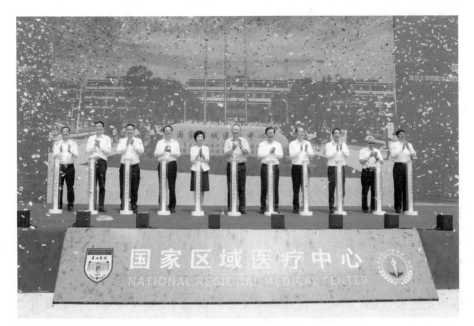

2021年5月1日，滨海院区正式开诊

奋楫扬帆蓄势起，乘风破浪正当时。当前，医院紧紧跟着党踏上实现第二个百年奋斗目标新的赶考路，坚守"人民至上、生命至上"的理念，用党建引领高质量发展，发挥三甲公立医院龙头带动作用，以"建成国家区域医疗中心样板""全国有影响力的高水平研究型医院""实现'梦想附一'"为主要目标，同心携手，奋楫前行，惟敬高瞻，惟敬致远，念院之大者以为敬，惟向高向强以行远，心怀家国，放眼世界，征程再启，共谱新篇！

（二）特色文化与传承

"文化是一个国家、一个民族的灵魂。文化兴国运兴，文化强民族强。"

附一树立"大健康、大卫生"理念，立足医院历史传统和办医特色，深入挖掘医院深厚历史底蕴，厚植文化土壤，全力推动医院文化的创造性转化、创新性发展，提振全院精、气、神，为医院发展提供坚强的思想保证、强大的精神力量、丰润的道德滋养。

1. 赓续传承：一脉相承的附一文化　附一积淀了深厚的人文历史底

蕴,逐步搭建起附一文化体系的基本框架。

早期,医院确定了附一院训;随后,附一院徽、附一愿景、附一精神、附一院歌《让梦想成真》、附一使命、附一誓言、附一品格、附一志向相继诞生。这些都是一代又一代附一人传承、凝练的文化精髓。

2. 创新实践:推动特色文化创造性转化、创新性发展

(1)凝练以"敬"为核心的医院文化体系:站在全新的历史起点,附一以更高的站位、更强的决心、更务实的行动,逐步形成具有鲜明特色的文化大观。

2021年5月1日,滨海院区开诊,医院迎来发展新阶段,"附一愿景"也随之丰富、充实:办成国家区域医疗中心样板、建成全国有影响力的高水平研究型医院、实现"梦想附一"。在此基础上,医院凝练出核心文化体系的灵魂——"敬"。

至此,以"敬"为灵魂的附一核心文化体系形成,并衍生出"敬"的核心内涵:二十二"敬",包括"敬天、敬地、敬人、敬法、敬则、敬己"等。

作为"敬"文化的实体,2022年7月1日,医院"敬远楼"正式建成揭幕。敬远楼是附一人的文化殿堂与精神家园,它交汇着附一的历史与未来,集中体现了附一文化的传承与创新。

(2)凝聚文化共识:2022年,在党建引领下,医院开展了历史上首次全院性的文化大讨论,凝全院之识、集全院之智、聚全院之情,形成医院文化共识,并将成果转化为实体化的《文化共识蓝皮书》,作为全体附一人的行动指南与行为准则,促进全院干部职工形成共识、行动一致。

(3)独创管理文化:医院独创凝练管理文化精髓的"两个十问",即"干部十问""职工十问",持续激发党员干部和医务人员的思想自觉,促进科学管理和廉洁自律。

(4)完善文化制度:医院编制完成《福建医科大学附属第一医院文化建设与管理办法》,进一步加强文化建设与管理的体系化、制度化;成立医院文化建设与管理领导小组,为医院文化高质量发展提供坚实制度保障。

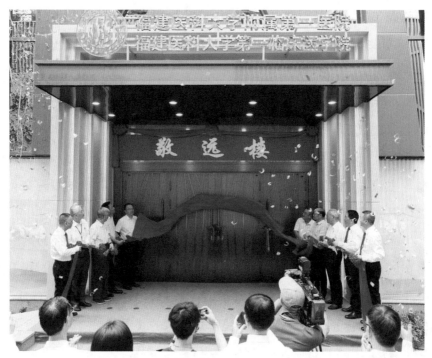

敬远楼揭幕

（5）构建具有附一特色的文化模块：在以"敬"为灵魂的核心文化体系基础上，医院构建了具有附一特色的十二大"文化模块"，包括党建文化、廉洁文化、职业文化、价值文化、管理文化、榜样文化、幸福文化、科室文化、服务文化、学术文化、品牌文化、创新文化，旨在将抽象的文化概念具象化为一个个可操作、可执行的文化模块，搭建医院发展坚实的文化基础。

（6）探索国家区域医疗中心文化融合样板：滨海院区由复旦大学附属华山医院与附一合作共建，两院都有着深厚的文化积淀，山海并进融合发展，两院文化不断传承、融合、丰富、创新，打造出独具特色的"华福"文化，架起两院文化共通共融的新桥梁。

视觉设计融合文化基因。完成全套、全院区兼具美观和实用性的导视系统规划设计，充分融合两家医院的代表颜色"附一蓝"和"华山红"，规范医院品牌形象，增强两院员工的归属感。

特色活动厚植"华福"气质。倾力打造"诗乐·华福之夜"，在滨海院区开诊两周年的关键历史节点，进一步涵育华福特色文化；精心筹划"医路光影•遇见华福"职工摄影展，从艺术层面展现两院员工积极向上的精神风貌与艺术涵养，为华福文化建设再添精彩一笔。

3. 文化建设成效　附一特色文化传承与创新各项工作齐头并进，工作内涵深、层级高、有特色、有活力，职工归属感、自豪感不断增强，满意度不断提升；文化建设成果获得新华社、健康报、学习强国平台、福建新闻联播等主流、权威媒体报道，塑造附一品牌成效显著，在全国医院文化建设领域树立起"附一标杆"，创立了附一文化口碑与品牌。

生命至上，人民至上，医院的文化建设，最终落脚点在人民。附一始终坚持以人民健康为中心，发展真正有益于民众的医院文化，通过提升院区文化氛围、改善患者就诊体验等举措，为群众提供安全、舒适、优质、高效的医疗卫生服务，进一步增强人民群众就医的获得感。

二、党建与党务机制创新

附一把党建工作的独特优势转化为医院新一轮高质量发展的优势，并结合医院实际工作提出"一二三四五"的党建发展战略，即突出加强政治引领、抓党建促发展这"一条主线"，建强党员队伍和干部人才队伍"两支队伍"，抓住组织建设、文化建设、作风建设"三个关键"，团建、工建、统战、离退休工作同频共振"四项同步"，促进医疗、教学、科研、管理、文化"五位一体"全面提升。

（一）坚持守正出新，推进战略创新

医院党委充分发挥把方向、管大局、作决策、促改革、保落实的领导作用，为高质量建设现代化医院提供红色引擎。

突出一条主线，切实加强医院党的领导。坚持党委领导下的院长负责制，将党建工作写入医院章程，把党的领导融入现代医院管理全过程。完善党务机构设置,推进"双带头人"培养,首创党建与发展"附一论坛",截至2024年初已连续5年开展"党建引领,机制创新,推进医院治理现代化"专题调研,以党建引领为高质量发展凝智聚力。

建强两支队伍,党员、干部人才双轮驱动。发挥先锋模范作用,把党员培育成骨干,把骨干发展成党员。弘扬志愿服务精神,借助"党员志愿服务八闽行"、党建联盟,将省级医疗资源送到老区人民家门口。坚持党管干部,制定"干部十问""职工十问",举办新提任干部"管理赋能训练营",打造忠诚干净有担当的干部队伍。坚持党管人才,实施海纳百川人才战略,为高质量发展提供人才支持。

抓住三个关键,组织夯基、文化赋能、纪律聚力。以组织建设夯实战斗堡垒。选优配强支委队伍,印发《科务会工作制度》,实行支部积分制管理,推进支部标准化、规范化建设。在福建省公立医院中建成首个政治生活馆(廉政教育基地),打造党建联谊、互融互促的"党建会客厅"。

以文化路径推进精神塑造。推行文化与发展战略融合,实施"文化点睛"工程,深度挖掘建院87周年文化内核,打造核心文化体系。建设院史馆、医院文化长廊,在全省开先河举办"附一文化节"。凝练"慕容慎行精神",组织全省巡回报告会。全院亮徽上岗,展示附一精气神。

以廉洁教育营造清风正气。压实全面从严治党主体责任,落实党风廉政及行风建设,加强廉政风险点排查。加强廉洁文化建设,拓宽形式载体,打造"五廉工程"、多维廉洁教育平台,让廉医廉政教育更加入脑入心。

(二)坚持一融双促,推进理念创新

医院坚持以系统思维推动党建与业务深度融合,实现党建工作和业务工作目标同向、部署同步、工作同力。

一是在目标上深度融合。把握正确政治方向,坚持人民至上、生命至上,建设让党放心、让群众满意的现代化医院。坚持党建与业务深度融合,"围绕中心抓党建、抓好党建促发展",以党建工作推动业务工作开展,以业务工作成效检验党建工作成果。

二是在机制上深度融合。树立"一盘棋"的思想，科学规划、合理布局，联动推进、良性互促，构建统分结合、协调高效的工作机制。加强统筹谋划，把党建工作纳入医院中长期发展规划和年度重点工作安排，落实"双带头人培养"，支部书记由内设机构中的党员担任，促进支部和科室工作齐抓共管。

三是在方法上深度融合。贯彻新发展理念，坚持实事求是，树立科学思维，保持战略定力，突出问题导向，重视调查研究，确保工作实效。加强思政工作，激发党员干部内生动力和工作激情。

四是在载体上深度融合。严格落实"第一议题"制度，把理论学习与医院建设紧密结合。党建与业务阵地共建、资源共享，建成福建省首家医院管理研究所，用活"三会一课"、主题党日，创新志愿服务，开展"我为医院做贡献"等活动，发动广大党员干部助力健康中国、健康福建建设。

（三）坚持提纲挈领，推进机制创新

一是以规范管理为基础，开展标准化建设。支部建在科室上，保证了医院中心工作开展到哪里，党组织就设置到哪里，党的工作就延伸到哪里，党组织的战斗堡垒作用就发挥到哪里。编印《党支部工作制度与实务汇编》，将建设"党建附一""法治附一""文化附一""幸福附一"等目标融入主题党日活动中。

二是以破解难题为关键，实施项目化管理。按照"重点工作项目化、项目任务责任化、责任目标具体化"要求开展工作。针对发展中的重点、难点、热点问题，设置年度重点项目和年度学科发展指标，定部门、定事项、定目标、定责任、定时限，提升科室创新力、执行力。

三是以培育特色为目标，做好品牌化塑造。将品牌概念引入党建工作，推广先进经验，发挥示范作用。创建"样板支部""双带头人工作室"，开展党建调研、支部立项工作等系列活动，推动党建工作成果转化。获评

全国首批公立医院党建示范医院，入选全国党建工作样板支部 1 个，省级
党建工作样板支部 5 个，省级双带头工作室 1 个，党建案例入选福建省新
时代党建工作品牌，多项党建文化成果获得省级及以上表彰，形成品牌。

（四）工建团建齐发力，画好发展同心圆

医院坚持实行四个同步，"党、工、群、团"共助力，做好统战群团工作，
党建带团建、促工建，让团结奋进的附一精神形成最大合力。

医院党委持续加强和改进对工会的领导，保持和增强政治性、先进
性、群众性，创新活动方式与工作方法，让职工群众真正感受到工会是"职
工之家"，工会干部是最可信赖的"娘家人"，把工会组织建设得更加充满
活力、更加坚强有力。建设医生休息室，让医护人员在高强度工作间隙得
到放松；建设职工妈妈小屋，为特殊时期的女职工提供私密、干净、舒适、
安全的哺乳休憩场所；实施员工帮助计划（EAP）管理模式，建设职工心理
测评室、情绪宣泄室及音乐放松室，开展职工心理健康测评和团体辅导，
加强职工心理关爱支持；举办职工子女暑托班，解决暑期孩子"看护难"问
题；开设"意见与建议"平台，丰富职工民主参与形式，畅通职工民主参与
渠道，使民主管理方式更加生动活泼。认真倾听职工意见和建议，发挥桥
梁和纽带作用，及时向院党委、行政部门反映职工呼声，解决职工难题。
凝聚人心、化解矛盾、增进感情，激发动力，教育引导职工增强主人翁意
识，组织动员广大职工成为医院高质量发展的支持者、参与者和推动者。

医院团委坚持以党建带团建、以团建促党建原则，全面夯实团建基
础，切实发挥广大青年生力军作用，在新征程中继续书写青春荣光。努力
培养社会主义建设者和接班人，源源不断为党输送健康有活力的新鲜血
液，做到 28 周岁以下青年入党 100% 通过团组织推优。以党支部架构为
基础，进行团支部设置调整，试行 35 周岁以下的在职党支部委员兼任团支
部书记，打通党团互通的关键节点。延伸团组织活动触角，党员先行、团
员跟进，党团联合外出开展活动，提升了服务群众水平，为医院高质量发

展添砖加瓦。聚焦青年职工实际需求,组织成立了租房、跳蚤市场、带娃、养宠物、种植等"附一青年"系列微信群,为青年办实事解难题。积极组织富有青年特色、深受年轻人欢迎的团建活动,开展剧本杀、趣味打卡、公益集市等活动,主动带领青年走出去,深受广大青年欢迎。强化学生组织建设,成立了医院学生会、研究生会,为医院团学工作谱写新篇章。

三、党建与业务融合发展

（一）党建引领医疗管理

医院始终坚持人民至上、生命至上,深入推进医疗工作能力建设,深化转方式、转作风,积极探索医疗工作领域创新,加快医疗卫生服务体系建设,坚持"统筹规划、夯实基础、优质高效"思路,加强科学化、精细化、规范化、智慧化管理能力建设。

1. **临床医疗服务能力提升**　医院承担国家脑血管及神经系统疑难病症诊治能力提升工程,在省内牵头组建国家级罕见病诊疗协作网,是 11 个省级质控中心的挂靠单位。作为福建省首家高级卒中中心,福建省神经系统疾病医疗质量控制中心牵头单位、福建省脑血管病专科联盟主席单位,医院积极实施慢性病综合防控战略,强化慢性病筛查与防治工作,引领省内各级医疗机构,协同推进卒中患者安全管理与干预全覆盖。

医院始终坚持医疗技术科学化管理,推动新技术、新项目与肝移植、眼角膜移植等技术有序开展,定期开展技术评比,激励临床技术实现产能转换;与福建医科大学孟超肝胆医院器官获取组织（OPO）紧密配合,积极开展人体器官捐献与肝移植业务;作为福建省眼库,医院积极开展眼角膜捐献与移植工作,建立健全全流程质控与分析工作机制,以降低等待者失明率、提高受者术后治愈率,并提升角膜分配与共享的公平性。

2. **门急诊医疗服务能力提升**　医院积极创新门诊管理模式,不断丰富门诊服务内涵。结合医院学科优势与专家资源开设"专病特色门诊"与各类"多学科联合诊疗门诊（MDT）"，实施精准医疗，提供一站式服务，提升医院诊疗服务吸引力。

医院积极推进急救医学中心建设，搭建海、陆、空三位一体综合性急诊救护平台，急救医疗服务设施设备先进、技术实力雄厚，全面覆盖急诊抢救室、急诊重症监护室（EICU）、急诊病房、急诊观察室、急诊手术室、急诊超声、急诊 CT 等诊疗环节；根据学科特色，齐头并进、协同发展"急诊创伤中心""卒中中心""胸痛中心""危重孕产妇救治中心"和"危重新生儿救治中心"五大中心，以急救信息系统网络为平台，畅通急诊绿色通道，急危重症患者急诊急救能力居省内前列。

3. 医疗质量与医疗安全管理水平日趋成熟　医院作为福建省医院协会医务管理分会主委单位，深耕医疗质量与安全管理工作，在省内独创"医疗质量与医疗安全积分制"管理模式，在传承与创新"医疗质量与医疗安全季"活动基础上，夯实十八项医疗质量核心管理制度，在省内首创《医疗质量与医疗安全管理"白皮书"》，多维诠释医疗安全管理与控制情况，为医院决策提供循证依据，不断提升管理科学化与精细化水平，并形成长效工作机制。

（1）有的放矢，积极探索医疗质量管理新形式：院内电子病历无纸化、结构化建设成熟，结合重点医疗环节实现闭环管理与信息可追溯，构建全程实时智能化质控管理网络；创新管理模式，实现手术分级授权动态管理；通过国家 VTE 评审，牵头成立福建省 VTE 联盟，积极推进院内静脉血栓评估与防治工作；规范临床路径管理，分析疾病变异记录，协助提升临床工作效率；通过运用疾病诊断相关分组（DRGs）开展住院医疗服务评价，并积极推进日间手术与择期住院服务，多措并举降低院科两级的平均住院日。

（2）创新医疗争议处置与风险转移管理机制：医院受福建省卫生健康委委托，代表其开展省属医院医疗责任险购买的竞争性谈判，牵头组建医疗责任险理赔网络，负责日常实施与监督工作，对内强化医疗安全不良事件网络直报工作，对外联合福州市医患纠纷调解与处置委员会、福州市公安局、福州市政法委等综治部门，依法依规做好"双保险，一调解"工作，科学预防与处置医疗争议，转移医疗风险，积极化解医患矛盾。

4. 改善各项医疗服务，提升群众就医体验 医院围绕五项基本制度与十项工作计划积极落实国家改善医疗服务行动计划，相关案例与个人频获国家级、华东区金奖与人民群众满意的医务工作者等荣誉；作为国家首批日间手术试点单位，不断提高日间手术占择期手术比例；大力推行择日住院管理模式，利用信息化管理手段，为患者提供"一站式一体化"院前服务，优化患者各项入院前准备，改善就医体验；作为省内首批互联网医疗试点医院，初步完成互联网医院信息平台建设，试点相关多发病、常见病、慢性病等诊疗需求较大的病种开通互联网门诊，以图文咨询、在线复诊续方等信息化手段，保障患者足不出户、送药到家。

5. 强化公共卫生服务能力，切实履行社会责任与担当 医院承建福建省紧急医学救援队（三队），并与兄弟医院共建福建省突发中毒处置队、核和辐射卫生应急救援队等，积极参与省内外紧急救援行动，具备"召之即来，来之即战，战则能胜"的海陆空三位一体化紧急医学救援能力，居省内领先水平。

医院积极履行对口帮扶职责，定期选派学科骨干前往省内外受援医院开展医疗扶贫、对口帮扶工作，强化健康扶贫力度，支持中西部贫困地区医疗卫生事业建设，保障贫困人口健康。

（二）党建引领学科建设

中共中央办公厅在 2018 年印发《关于加强公立医院党的建设工作的意见》明确，公立医院实行"党委领导下的院长负责制"，把"把方向、管大局、作决策、促改革、保落实"作为公立医院党委发挥作用的五个大方面来抓，指出了公立医院党建工作的方向，就是要在高质量发展的同时必须统筹好"方向"和"建设"的关系，也就是学科建设的发展必须确保党建的全程引领作用。

1. **学科建设发挥党建的引领作用**　在学科建设上,附一根据三个院区的学科特色和发展定位,确立"不同院区不同学科发展布局建设"的构想,医院党委推动发展战略分解,提出"分层与对标建设""协同创新建设""学科群建设""特色化建设""可持续发展""智慧医疗建设"六大学科建设战略。在确定各院区学科布局后,制定差异化发展策略,推动茶亭院区"创双高"项目建设、滨海院区 4 大学科群、有特色的高水平诊疗中心和临床支撑学科建设,以及奥体院区"大专科、小综合"的特色化专科医院建设的落实落地。

2. **党建引领助推学科高质量发展**　医院将学科建设作为自身未来发展的重中之重,并列入"一把手"工程项目,党委书记挂帅医院发展,党委班子发挥引领作用,以高质量发展为统揽,以科学规划为引领,以建成有影响力的高水平研究型医院为愿景,以办成国家区域医疗中心样板为蓝图,结合国家三级公立医院绩效考核及院长绩效考核指标要求,依据医院各个学科现状及未来发展定位,综合分析发展优势和存在短板,制定分层分科发展目标,形成有利于学科发展的竞争与激励机制和学术学科生态,为进一步推动"学科强院""学科兴院"赋能。

3. **突出公立医院公益性**　附一创建"线上 + 线下"和"上延 + 下延"双循环模式,一是积极推动互联网诊疗平台建设,着力打造"X 大模块",构建一体化的医疗服务新模式,不断增强人民就医获得感、体验感和幸福感;二是推动"党建 + 业务"医联体工作落地落实,通过巡回医疗、对口帮扶、成立紧密型 / 协作型医联体、组建专科联盟、建立专家工作站等方式,将优质医疗资源下延基层,为基层留下一支"带不走的医疗队",并建立"家门口的三甲医院",推行"国家区域医疗中心医联体直通车",创新设置"医联体转诊中心",按照患者需求 100% 落实医联体单位的转诊预约需求,为转诊住院患者提供床位预约 24 小时热线电话,医生通过电话评估病情,一站式办理入院,实现"拎包入住",为患者提供更优质、便捷的医疗服务,助力打造"基层首诊、双向转诊、急慢分治、上下联动"的良好就医格局。

（三）党建引领人才培养

附一在实施"人才强院"战略过程中，坚持发挥党管人才制度优势，在做好人才引、育、用、留的同时，形成整体协同、层次分明、动态平衡的人才发展体系，为全面推进高水平医院建设提供人才保证和智力支持。

1. 医院人才培养

（1）坚持党管人才原则，营造优质人才生态环境：附一以党管人才为中心原则，发挥党的核心引领作用，强化"一把手"抓"第一资源"的责任意识，把人才工作纳入党委工作的重要议事日程，运用政策扶持、奖励驱动、待遇优先等激励措施，营造优质人才生态环境，激发人才干事创业积极性。

（2）突出党聚人才导向，打造人才集聚"强磁场"：打造多种方式协同并用的引才格局、三位一体的引才安居体系和"1＋N＋N"人才服务体系，以精准举措、优质服务暖才留才。截至 2024 年初已引进 35 名福建省医疗卫生类引进生、2 支福建省柔性引进医疗卫生高层次人才团队以及众多博士；2023 年 6 月聘有名誉教授 1 人、特聘教授 36 人、互聘高级专家 8 人。

（3）强化党兴人才机制，树立人才使用"风向标"：实施卓越人才发展战略、中青年人才国际化培养计划，构建进阶式人才成长模式，全面释放人才活力，截至 2024 年初已累计 20 人入选医院"卓越人才工程"、25 人入选"中青年人才国际化培养计划"。2022 年以来，医院新增国家卫生健康突出贡献中青年专家 2 人、福建省特级后备人才 1 人、百千万人才工程省级人选 1 人、福建省卫生健康突出贡献中青年专家 1 人、福建省名中医 1人、福建省高层次人才 28 人、"闽江学者奖励计划"特聘教授 2 人，2 人入选福建省卫生健康中青年领军人才研修培养项目。

（4）落实党育人才作用，建立人才赋能"加油站"：打造"新员工→1 年资以上员工→新提任管理干部→中层管理干部"阶梯式培训体系，依托福建省首家医院管理研究所"福建医科大学附属第一医院医院管理研究所"，打造新入职行政人员规范化培训体系、行政人员岗位胜任力积分制体系，实现管理人才培训的理论、实践、制度三重创新，建立青年人才持续涌现、卓越成长的培养机制,为人才提供再培训、再学习、再提高的机会。

实践证明,医院坚持党管人才,发挥党建引领作用,有利于建立合理的人才梯队、促进医院人才结构优化升级,实现人才发展动态平衡,激活医院发展内生动力,实现人才集聚价值最大化。

2. 医学人才培养　教育是党之大计,国之大计。作为福建医科大学的附属医院,附一同时肩负教育职责。在院党委的领导下,医院紧紧围绕立德树人根本任务,抓住学生成长的"拔节孕穗期",培育五术并举的医学人才。

(1)思想引领,文化浸润,激发担当作为:青年最需要精心引导和栽培。医院党委书记、纪委书记带头给学生讲党课、倡廉洁,落实"三会一课",开展"四史"学习,铸魂增智,正风促干。创立"福医附一教育处"微信公众号,与医院及学校宣传平台相辅相成,开展理论政策宣传、师生先进事迹报道、师生意见收集等,打造组织青年、宣传青年、凝聚青年、服务青年的文化宣传平台。开设春苗讲堂和研学讲堂,开展助盲导诊等志愿服务活动,鼓励学生将专业学习与时代之需相结合,敢于担当、奋发有为。博士生"三下乡"医疗志愿服务项目获第十六届"挑战杯"福建省大学生课外学术科技作品"红色专项"活动三等奖。

(2)师德垂范,管理聚力,培育济世良医:医院常态化开展师德教育,师德教育"全员参与"、师德考核"全面执行"、考核结果运用"一票否决",筑牢师德底线。出台《教师管理办法》,规范教研室成员的准入、教师培养与发展、考核及奖惩等,提高教师岗位胜任力,多人次获得省级"最美教师""优秀教师"等荣誉。建立"学生 – 班干 – 辅导员 + 教学管理人员 + 导师"多维思政教育和管理联动机制,落实导师第一责任人制度,常态化走访调研学生学习生活环境,组织主题教育讲座、经验分享等,了解思想动态,解决实际困难,做好学生的知心人和引路人。

(3)多措并举,改革创新,深耕课程建设:课程建设是引领临床教学内涵发展的重要手段。医院加强课程设计,明确课程育人的价值目标、挖掘课程内容的德育目标,持续推动课程建设。2020年以来,获评国家级一流本科课程1门,省级一流课程7门,省级思政示范课程3门,获评福建省高校课程思政教育联盟优秀教学案例1项。深化医教研融合,以教学研究促进教学理念更新、教学方法改革、教学能力提升。注重成果凝练,组织教研室总结教学经验,2020年以来,获评省级教学成果奖4项(含特等奖2项),总结出版课程思政案例集1部,《临床医学技能操作教程》视听教材获中华医学会教育技术优秀成果奖二等奖。

3. 护理人才培养 医院贯彻党的二十大精神,全面落实中央人才工作会议精神,始终坚持以高质量党建引领人才强院,充分发挥各方面人才的资源效益,实现选才、育才、用才三位一体、相辅相成的资源闭环路径,全面实施附一"科技兴院,学科驱动"战略,不断推动人才资源可持续发展,促进人才竞争力稳步提升。

(1)坚持"科技驱动",优化为党选才策略:强化党建引领与人才赋能相结合,优化管理人员考评方案,激发临床科研人才创新思维。完善三级管理架构,新增护理管理者30人,护理部专员3人;组织多院区一体化培训,增强护理管理团队的岗位胜任力,优化护士长积分制考评,促进考评机制科学化;先后引进护理研究生24人,调配院内有硕士学位的护士及在读专硕研究生组建智库团队,推进院内科研项目的落地实施与具体开展,反哺临床。

(2)坚持"环境培优",壮大为党育才动能:筹办"附一护理云校",与福建医科大学护理学院联合申报"福建省产教融合研究生联合培养基地",实现培训过程信息化管理;新增福建医科大学护理学院学系副主任1人、副教授1人、硕士研究生导师2人,中华护理学会专委会成员28人,福建省护理学会专委会成员41人;自2021年起,选派1544名护士外出学习,新增专科护士117人,组建14个专科护士小组;重点支持医院护理课题,共完成31项一般项目、11项重点项目立项。

(3)坚持"思路创新",强化为党用才机制:依托全省首家护理综合门诊，为患者提供深静脉治疗、伤口治疗等十余项专科护理服务，仅 2022 年护理综合门诊总门诊量便达 3 万余人次，院内外各类专科护理会诊 270 余人次，收到锦旗及感谢信 22 份；通过"专科护士基层行"活动，为基层医疗卫生机构提供专科护理培训及指导；组建院内护理硕士团队，开设护理科研门诊，借鉴门诊预约就诊的模式运行，为院内护理人员、实习生、进修生解决临床护理科研问题，自开诊以来，出诊护理专家 28 人次，就诊 141 人次，访问量超过 5 000 人次。

（四）党建引领科研创新

近年来，随着全面从严治党不断走深走实，党的领导在医院科研创新建设中的作用持续强化，党建引领科研创新的内涵不断扩展。

1. **党建引领科研创新发展方向**　医院把党的路线、方针、政策落实到科研工作中，围绕"健康中国"战略，以解决患者疑难重症的关键技术问题的基础与应用研究为导向，充分发挥优势学科带动辐射作用，凝练研究方向，集聚力量进行科技攻关，坚决打赢医学难题攻坚战。近年来，医院在神经系统遗传性疾病、肝病、肾损伤、关节感染、脑血管疾病及肿瘤等诊断治疗领域取得较好的研究成果，并在国际权威杂志发表高质量论文，获得一些成果奖。

2. **党建引领科研创新发展目标**　在党建引领下，医院坚持"科技兴院"战略，结合医院的实际，将"建成全国有影响力的高水平研究型医院"作为医院的愿景，制定了"十四五"科研发展目标，把科研创新作为实现医院高质量发展重中之重的工作来抓。通过聚焦人才培养与交流，加大科研投入，加强高水平科研支撑平台建设，完善科研驱动机制，紧盯医学发展前沿孵化重点项目等，厚积薄发，医院在相关榜单的专科入围总数已多年位居福建省第一。

3. **支部党建与科室业务相融合**　医院神经内科依托"中国杰出神经内科医师终身成就奖"获得者——附一原副院长慕容慎行教授，于 2019 年

9月，将原"神经内科党支部"更名为"慕容慎行党支部"，旨在深刻传承、弘扬慕容慎行教授"不忘初心、敬佑生命、甘为人梯、慎始敬终、勇于探索"的高尚品质；同年12月，慕容慎行党支部入选"全国党建工作样板支部"。

神经内科高度重视慕容慎行党支部建设，坚持支部党建和科室业务工作目标同向、部署同步、工作同力，形成了"一带＋两结合"的学习模式，"一精神＋两病房"的发展模式以及"一优势＋两作用"的创建模式，以解决临床问题祛除患者病痛为导向，凝练学科研究方向。以"科研病房"和"人文病房"建设带动神经医学中心创建，建立健全覆盖八闽大地和周边省市的神经系统疾病防控网，形成"健康中国"的福建经验。

（五）党建引领管理增效

医院以党建引领管理提质增效，融入以人为本的人文关怀理念，不断提高医院管理与服务水平。

1. **党建引领管理以问题为导向**　调查研究是中国共产党的传家宝。党的十八大以来，以习近平同志为核心的党中央高度重视调查研究工作。医院紧跟总书记步伐，每年开展行政干部年度调研，寻找遇到的问题、亟待解决的瓶颈，分析原因，提出相应的对策建议，积极干预实施，力争问题得到解决。医院深化优秀案例申报和交流，参与申报案例获中共福建省委2022年度全省党建重点课题调研论文三等奖、福建省教育工委2022年度党建课题调研论文评选活动二等奖。

2. **党建引领管理以人为本**　医院在管理过程中积极融入以人为本的人文关怀，着力提高职工在医院管理过程中的参与感、获得感与幸福感。创新性开展"实话食说"午餐会，定期邀请有想法的职工、学生代表与院领导及相关职能部门负责人共进午餐，在轻松的氛围里反映意见、建议和诉求，院领导与相关职能部门负责人认真倾听，答疑解惑。开展"为民办实事"活动，回应民生关切，围绕职工的"身边小事"，每年确定项目清单，抓进度，保落实，办实事，解难题，提高职工幸福感。

医院持续开展"我为医院发展献一计'金点子'"征集活动，面向全院职工，针对医院发展及运营过程中存在的主要短板、瘀点、堵点和广大群众关心关注的新老问题，为医院发展出实招、献良策、使实劲。并设置年度优秀"金点子"奖、"最佳智囊团"等荣誉称号，调动职工参与医院建设的积极性，提高职工在医院管理过程中的参与感，激发职工的归属感、自豪感。

3. **党建引领管理促进跨界融合**　2021 年 12 月，医院牵头首创，组建跨界党建联盟，以开展党建项目为抓手，推进党组织跨界共建、优势资源共享、特色业务共促、服务品牌共育。2022 年，医院进一步深化与联盟单位的合作，引进跨界党建联盟单位——厦门航空有限公司的"厦航式"服务理念，启动"与厦航齐飞，促医疗服务高品质"的医疗服务持续增值行动计划，打造以患者为中心的高附加值的医疗服务体系。2023 年，医院首创跨界管理大讲堂，通过邀请跨界讲师授课，为医院管理带来跨界启发，促进管理融合式创新。截至 2024 年初，已顺利举办十一期跨界管理大讲堂，覆盖全省医疗机构、机关单位及企事业单位 3 500 余人次。目前，医院跨界党建联盟单位已有近百家，初步形成了以医院为区域核心的跨界辐射党建格局。

此外，医院加强服务型党组织建设，组建"党建联盟单位医疗顾问团"，响应跨界党建联盟单位各类健康服务需求，充分发挥党支部与党员的力量，实现业务互融；开展"跨界党员就医体验官"活动，通过聘请跨界党建联盟单位党员代表担任兼职就医体验官，以患者身份参与体验来院就医全流程，发现医院服务过程中存在的短板与不足，促进医院医疗服务质量提升，相关跨界案例成果多次获奖，获得广泛好评。

4. **党建引领管理提高服务质量**　医院通过创新医疗服务管理模式，将党建工作与医疗服务相结合，把"以患者为中心"贯穿医疗服务各环节，进一步解决人民群众看病就医的急难愁盼问题，整体提升医疗服务的舒适化、智慧化水平，推动形成环境舒适、信息优化、流程科学、态度体贴、服务高效的医疗服务模式。

（1）加强宣教培训，提升人员服务质量：医院构建以"门诊质量管理"为核心的制度体系，制定并完善了《门诊工作管理规定》等系列管理制度，印发了《医务人员诊疗服务行为十项规范》《窗口部门服务十项规范》等，规范诊疗服务行为。拍摄"医务人员行为规范"系列视频，开展服务赋能系列培训项目，打造具有附一特色的服务文化。以年度"窗口服务之星"评选为契机，树立典型模范，激励医务人员提供优质服务，切实做到以患者为中心，提升患者就医体验感和获得感。

（2）强化管理监督，营造温馨就诊环境：医院按人体器官及功能系统分区概念，规划设计诊疗区，方便患者就诊。组织策划以"建设美丽院区，创建美丽病房"为主题的专项活动方案，在诊室内悬挂艺术画，诊室和诊区实行 6S（整理、整顿、清扫、清洁、素养、安全）管理，营造温馨、美观、整洁、励志的良好氛围，打造"环境美、形象美、心灵美"的美丽医院。以获评福建省老年友善医疗机构为契机，持续重视老人、儿童、残疾患者等特殊群体的需求，加强就医设施人性化设计。

（3）发挥信息优势，提档升级智慧服务：医院依托信息智慧化优视平台，开展"门诊提质增效活动"，实现门诊病历电子化，创建多形式预约挂号渠道，建立分时段预约诊疗，提高患者就诊效率。建立通用的电子档案，检查检验结果互认，实现资源共享，最大限度方便广大患者就医。滨海院区实现刷脸激活领取医保电子凭证（电子医保卡）、注册建档、预约挂号、医保结算、取药等相关业务，让居民获得良好就医体验。创新打造"全院血压计划"健康管理模式，通过信息化将筛查结果与相关专病诊治结合，实现门诊患者血压测量的全员覆盖。

（4）合理调配资源，提高医疗服务效率：医院全力打造"一站式"服务的理念，打破信息壁垒，落实就诊患者"一站式出入院办理""一站式检查预约"、门诊住院服务"一站式"办结、就诊诉求"一站式"解决、"一站式"胃肠镜检查、"一键式"退费等项目，打通服务"最后一公里"，基本实现"最多跑一次"。充分利用医疗资源，建立择日住院（日间手术／日间化疗）中心，在保证医疗质量的同时，缩短患者住院时间，降低住院费用，减轻百姓负担。构建"全院一张床"管理新模式等，对全院床位进行动态管理，推行预约住院，拟定"计划性入院流程"，提升床位使用率。

（5）拓展服务维度，丰富医疗服务模式：医院积极探索与福建省内其他高校合作，壮大社工及志愿者队伍，多渠道拓宽志愿者来源，发展了一批由本院职工以及社会人士组成的志愿者爱心人士；发展爱心助老志愿者、社会导诊志愿者以及特长志愿者，在日常演奏服务的基础上，不定期举行小型音乐会，打造温馨舒适的就诊环境。聘任医院服务管理监督员，尊重与保障患者权益，提升患者获得感。开展形式多样的义诊、健康科普讲座、慢性病管理等活动，为群众搭建便利的健康咨询平台。打造造口患者、无喉患者、"渐冻人"等专病种患者俱乐部，搭建专病种患者交流互通平台，将科普教育从单方面知识灌输转变为患者参与互动。

医院成立福建省首家华侨医疗服务中心／国际医疗部，为侨胞侨眷、国际友人等提供一对一陪诊及双语服务，实现就诊诉求一站式解决。开设罕见病医学科门诊、多学科联合门诊、专病门诊、医护一体化专病门诊、高端专家门诊、肿瘤中心门诊、过敏中心门诊、创伤中心门诊、舒适化诊疗门诊、睡眠医学门诊、护理治疗综合门诊、药物治疗门诊、检验门诊、医学影像门诊和临床营养门诊等一批特色门诊，提供更加精准、安全、高效的诊疗服务。

（6）落实整改优化，不断提升患者体验：医院持续进行改善就医感受、提升患者体验的调研项目，采用现场走访调研的形式，充分听取患者及医务人员的意见和建议，并进行针对性整改，不断提高患者和医护人员的满意度。开通服务热线、网上受理平台，及时了解患者诉求。针对收集到的意见和建议，各相关部门进行针对性分析整改、优化、完善，落实整改反馈机制，不断提高医院医疗服务质量。

（六）党建引领文化建设

一直以来，附一旗帜鲜明坚持党管文化、党管宣传，依托阵地建设与丰富多彩的文化活动，凝聚先进的附一文化，创新文化宣传模式，不断提升新闻舆论宣传工作效能，深入探索文化与发展的融合，走好党建引领下的医院文化宣传建设"附一之道"。

1. 党建引领，文化铸魂：实施文化锻造工程，增强"附一品牌"感召力

（1）进一步凝练核心文化体系，生成医院文化共识，实施"内化于心、外化于行"工程，促进全院干部职工思想同调、行动一致。

（2）进一步推进文化精品创作，依托建院85周年的历史节点，实施文化宣传"九个一"工程，进一步厚植家院情怀。

（3）开展附一人的"身份认同"工程，依托附一文化大讨论，塑造基于附一深厚历史、悠久文化的附一人的文化共识、身份认同。

2. 思想创新，宣传赋能：全媒体矩阵组合发力，提升"附一品牌"影响力

（1）做好医院文化的宣传、推广、转化工作，提升文化影响力和感召力：秉持"内容为王"，丰富传播内容，让宣传工作服务于临床、服务于医院，最终服务于广大患者，树立医院品牌，扩大影响力。

完善宣传工作顶层设计，创新传播手段，建立通讯员管理机制，组建"通讯员工作群""附一宣传明星群"及"附一媒体圈工作群"，构建线上线下一体、内宣外宣联动的舆论格局，抢占信息传播的制高点。

（2）抓好传播平台建设，搭建融媒体矩阵，提高宣传辐射力：打造"一报、一网、一端、四公号、多屏、一长廊"为主体的传播矩阵，全国优秀院报《附一风貌》定期与众多单位和个人进行业务交流；服务号"福建医科大学附属第一医院"和订阅号"福建医大附一"等四号联动，与时俱进，打造官网、LED电子新闻屏、文化长廊、大幅标语、宣传栏等医院信息门户和传播阵地，助力学科建设和医院发展。

（3）创新文化气质传播路径，实现文化品牌影响力走出去：增强与中央、省、市级媒体联动，实现"走出去"，影响力辐射全国乃至海外；和媒体

紧密互动，搭建媒体群；主动向中央、省、市级电视台、报纸、杂志推荐重要新闻；做好和党建联盟单位自媒体的联动，扩大传播半径，夯实传播实效。

3."双全"品牌构建、"四力"全维升级，走好品牌建设"附一之道"

（1）全体系建构囊括使命、愿景、院徽、院训、精神、品格、院歌、誓言等在内的医院核心文化，实现"精神层、制度层、物质层"三重结构全覆盖，提升医院品牌知名度和认同度。

（2）全流程构建医院中高层领导、专家、全体员工深度参与讨论、凝练、构建、推广的品牌主管部门模式，从内至外树立医院文化宣传品牌形象。

（3）品牌建设成效：医院文化公信力、向心力、执行力、辐射力全面提升。

作为全省首家公立西医医院、全国首批 10 家国家区域医疗中心建设项目之一，医院学科齐全、名医荟萃、师资雄厚、技术精湛、设备先进、科研创新、管理科学、文化厚实的品牌形象深入人心。近年来医院综合实力不断增强，在各类医院排行榜名列前茅，斩获多项"全省第一"，进一步提升了医院品牌的权威性和公信力。

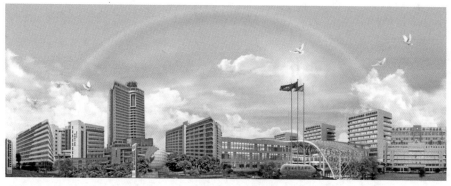

福建医科大学附属第一医院已形成"一院多区、一体多翼"的办医格局

在下一个百年，附一将继续坚持以习近平新时代中国特色社会主义思想为指导，以推动高质量发展为主题，持续推进新一轮医疗"创双高"建设，以党建领航，以文化为桨，在附一的新征程上引吭高歌、继往开来、再

接再厉，为"办成国家区域医疗中心样板""建成全国有影响力的高水平研究型医院""实现'梦想附一'"团结奋斗，奋楫扬帆、奔山赴海，创造附一新辉煌，向高向强向未来！

第十五章

七十七载风华正茂，党建引领坚韧前行

——上海市嘉定区中心医院发展经验谈

1947 年 3 月,上海市嘉定区第一所公立医院——"普济医院"[上海市嘉定区中心医院(简称"嘉中心")前身]建成。77 年来,一代又一代嘉中心人秉承"诚信为本,德技双馨"的院训,以白衣仁心护佑百姓健康,培德术兼备之英才,集医道学界之经纶,聚群力以开拓,重科研以长存。

创建于 1844 年的上海交通大学医学院附属仁济医院(简称"仁济医院"),以"仁术济世"锻造百年仁济文化。作为仁济医院分院,嘉中心在传承百十年仁济文化精髓的同时,大力弘扬普济精神,在传承中不断创新,在创新中持续发展,塑造特色鲜明的现代医院文化,以仁爱之心,彰显医者精神,以济世之术,护佑百姓健康。

为民服务没有终点,只有连续不断的新起点。一座城市的温度,离不开医疗服务的持续优化。77 年的历程中,嘉中心始终高度重视以党建高质量发展引领医院高质量发展,充分发挥党强大的政治优势和组织优势,聚焦"一切为了患者"的服务宗旨,将党建引领深度融入医院各项工作中,强精神之基、塑文化之魂、谋百姓之福,肩负责任使命,书写仁术济世。

一、追寻先辈光辉足迹,历史文脉代代相传

医院党委坚持把党的建设作为医院发展的"根"和"魂"来做深做实,始终高度重视党的建设,充分发挥党委把方向、管大局、作决策、促改革、保落实的领导作用,在一代又一代人的接续奋斗中,医院从小到大、从弱到强,实现跨越式发展。

(一)历代先贤济苍生,薪火相传铸医魂

作为国内第一批公共卫生留洋博士,毕业于耶鲁大学的医院首任院长葛成慧,看到当时中国的医疗卫生条件太差,尤其是农村霍乱、伤寒、肺结核、寄生虫病肆虐,拒绝了国外的高薪聘请毅然回国。回国后,葛成慧受聘于上海红十字会总医院,长期担任国民政府教育部卫生署官员,大胆

革新医学教材，推动了中国战时医学教育发展。1946年秋，葛成慧回到家乡，致力于地方医疗事业，与嘉定乡贤人士在古刹普济庵的地基上建造了6幢房屋，办起了嘉定城里第一个完全医院——普济医院。1947年3月3日，普济医院正式开诊。葛成慧集聚多方力量，募集医院开办所需的医疗器材，并聘请各科医师和药剂、化验等科室的医技人员，使医院初具规模，在太仓、嘉定、宝山、青浦、昆山等地享有盛名。葛成慧非常注重人才的培养，建院同年，招收护生16名，开办普济高级护产学校，并任校长。通过边授课、边实践的形式，培养了一批既有丰富理论知识，又熟练掌握操作技能的护士。

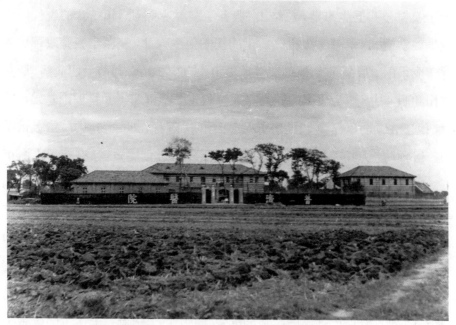

1947年，普济医院（上海市嘉定区中心医院前身）成立时外貌

作为我国最早的公共卫生学领域专家，葛成慧一生致力于中国公共卫生体系的建立，也是最早推行家庭医学卫生知识普及化的先驱之一。她看病诊疗的同时注重卫生知识的推广，嘉定的田间地头、街头巷尾留满了她的足迹，对患者上门求医或是请她出诊，不管路程远近，有求必应。有几

次，患者家属用自行车带她，由于道路窄小人车都跌在水稻田里，尽管衣服湿透腿脚跌伤，她却没有一点怨言。要是遇上经济困难的患者，她不但不收钱，甚至还会慷慨解囊给予帮助。她一直用行动践行着建院初期提出的"爱患者如亲人"的"博爱精神"。1950年，年逾花甲的葛成慧还积极参加赴朝鲜慰问团开展医疗慰问。在嘉定博物馆成立时，她还捐赠了自己收藏的两件珍贵竹刻"牛背嬉儿"和"兰花竹冼"。她那好善乐施、医术精湛、为人谦和、不为名利所累的品质深深影响着一代代嘉中心人。

第二任院长顾学箕，美国哈佛大学公共卫生硕士、预防医学家，是我国职业卫生学（也称劳动卫生学）的奠基人之一。从上海医科大学（现在的复旦大学医学院）主动来到偏僻落后的嘉定担任嘉中心院长，他一生致力于农村公共卫生事业，总结出"服务－教学－科研"相结合的现代医学卫生教学模式，培育了大批高质量的医学卫生人才，获医学教育改革优秀教学成果国家特等奖。他创造性地提出"三防"理论，即防治职业病、职业损伤和职业中毒，为我国的职业卫生与职业医学奠定了学科理论基础。同时，他还在预防医学领域提出了"三级预防"理论，即一级预防、二级预防和三级预防，为我国预防医学事业的发展作出了重要贡献，曾获得上海市五一劳动奖章等荣誉，享受国务院政府特殊津贴。在担任嘉中心院长期间，顾学箕领导医院进行了全面改革，包括改革医院管理制度、提高医疗服务质量、加强医务人员培训等，在医院发展的历程中留下了浓墨重彩的一笔。

第三任院长陈龙毕业于中央大学医学院，1949年上海解放后，陈龙向同为嘉定人、时任仁济医院院长的陈邦典请缨，主动放弃大城市的优越生活，从仁济医院来到工作、生活条件较差，交通不发达的嘉中心从医、从教，一干就是一辈子，他所提出的"双爱精神——爱护患者如亲人，爱护医院胜家庭"的服务理念，深深根植于每一位嘉中心人的心中。全国各大医院都实行"住院医师"制，可少有"住院院长"制，陈龙每天都住在医院里，全天候为患者服务，周日难得回家休息，患者仍然找上门来，他也来者不拒。1957年,当中央决定彻底消灭危害农民最严重的血吸虫病时,他全力投身于农村卫生防病工作,所提出的中国初级卫生保健工作模式和嘉定经验,在全世界推行。1981年,陈龙受世界卫生组织总部之聘,到日内瓦工作,为提高中国及不发达国家和地区人民的健康水平作出了积极贡献。世界卫生组织官员评价说:"中国是初级卫生保健的摇篮,嘉定是初级卫生保健的典范。"2001年9月,陈龙获得了"农村卫生保健终身成就奖"(获此荣誉者仅陈龙和前卫生部部长钱信忠两位)。

（二）老院焕发新面貌,驶入发展快车道

聆听着葛成慧、顾学箕、陈龙的故事,追寻着先辈的足迹,一代又一代嘉中心人,在浓厚的历史文化和人文底蕴的熏陶下,成长为有情怀、重人文的医学新秀。"和你一样!"这是每一位嘉中心人见贤思齐的使命和愿望,也是历史文脉的代代相传。

2003年,医院异地重建,整体搬迁现址,医院的管理体制迎来新的变化,委托仁济医院整体管理。托管之初,思想的碰撞、改革的冲突,各种矛盾交杂,为统一思想凝聚共识,医院系统梳理历史文脉,在全院开展医院文化大讨论并广泛征集各方意见,最终确定医院院训和服务宗旨。2009年,院歌《白衣仁心》诞生,唱出了医务职工的使命和担当。建院65周年时,医院确定了核心价值观和愿景,同时建立院史室、建成陈龙院长雕像,举办《仁者陈龙》发布会;在建院70周年之际,医院确定了院徽及院旗,重新修建院史室、院史墙,建成首任院长葛成慧铜像,再版《嘉定名医葛成慧》一书。

经过77年的历史积淀与创新发展,嘉中心已成为一所集医疗、教学、科研、预防、康复为一体的区域性医疗中心,先后被授予全国援外医疗工作先进集体、上海市文明单位(多次获得)、上海市五一劳动奖状,荣获嘉定区政府质量金奖。作为上海市志愿者服务基地和上海市红十字志愿服务基地,多次被授予上海市优秀志愿服务队、上海市志愿服务先进集体、

上海市人道博爱奖等荣誉称号。在 2021 年国家二级公立医院绩效考核中位列全国第 17 名,上海市第 1 名。

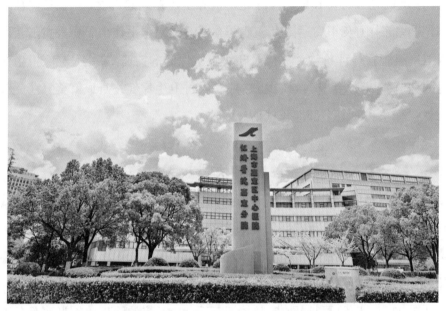

2024 年,上海市嘉定区中心医院外貌

二、党建领航文化赋能,赓续仁济精神传承

习近平总书记指出,文化自信是更基本、更深沉、更持久的力量。长久以来,医院坚持党的领导,加强党的建设,引导广大党员干部群众勇于担当、敢于作为,全力打造"党建领航 + 文化赋能"新格局,不断开创事业发展新局面。"仁术济世"是仁济精神和文化的核心与精髓所在,是世代仁济人的精神寄托和实践指南。陈龙院长是将仁济精神根植嘉中心的第一颗火种,后来,来自仁济医院的吴萍山、应秀玲、黄旭元、戴慧莉等一批批名医大家和优秀管理者先后入驻嘉中心,将仁济精神薪火相传。经过一代代人的努力,医院各临床学科从无到有,从弱至强,不断壮大。医院的今天,正是前辈们不辱使命,毕生致力于提升嘉中心医疗服务水平,托起百姓生命之舟的最好见证。

（一）心系桑梓百姓，医疗技术飞跃发展

20 世纪 80 年代初，嘉定区医疗发展停滞不前，尤其在外科领域缺乏骨干力量。嘉定区各级领导深知必须引进了解嘉定、技术精湛的专业人才，才能彻底改变落后的医疗状况。家住嘉定的仁济医院外科医师吴萍山和他的同事吴淞是不二选择。1982 年，吴萍山和吴淞二人来到嘉中心，两年后，吴萍山任院长，吴淞任外科主任。

吴萍山在任院长期间，提出了"让嘉定老百姓留在嘉定看病"的目标，为此，医院从解决急、难、重症的就地救治问题下手，注重学科建设和人才培养。吴萍山动员劝说了骨科、妇产科等一批仁济医院的医生到嘉定工作，同时，每逢遇到危重患者，他亲自上台，手把手教"底子差"的同事。业余时间，他开设基础理论课程，指导医生写论文搞科研，对当时常见多发的胆道疾病治疗方案进行改进、提升疗效，减少重复手术。通过这些措施，嘉中心医生整体的手术水平不断提高。在任期间，吴萍山在人员、管理、设备设施上实施了一系列改革，不仅彻底改变了医院，也推动了嘉定区医疗卫生事业迈上新的台阶，基本实现了嘉定老百姓看病不出嘉定的目标。

（二）心怀国之大者，注重学科人才建设

与仁济医院托管合作的二十余年，是医院快速发展的二十余年，医院坚持"输血"与"造血"并重，推行同质化管理模式，在学科建设、人才培养、科研教学、医院管理等各方面均得到了仁济医院的大力支持、指导和帮助。在人才培养上，医院建立完善的医联体人才培养和发展体系，除了实行"普济英才引育计划""普济英才青苗培养计划""普济英才访学研修计划""普济英才卓越交流计划"等多层次多方位人才培育项目外，双方还实行人员互派定期轮换工作制，这些措施的出台有力提高了医院医务人员的专业技能。在学科建设上，立足嘉定区城市发展定位和市民就医需求及医院发展目标，依托仁济医院国家级临床医学中心及优势学科，以疾病诊治为纽带推动学科链建设，重点建设了一批符合区域性医疗中心定位的临

床重点科室。目前已成立 5 个"仁济嘉定名医工作站",形成"名医带名科、名科带名院"的良好局面,完成多项医疗技术零的突破,实现首次在区级医院开展国产单孔机器人手术。源远流长的"仁济"情缘,为嘉中心的广大职工营造了广阔的职业发展空间,也为仁济医院下沉的干部、专家提供了施展才华的舞台。

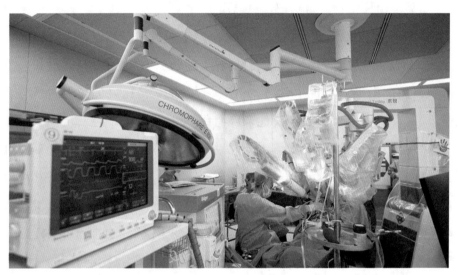

2023 年 8 月,上海市嘉定区中心医院首次开展国产单孔机器人手术

（三）勇担职责使命,全力守护百姓健康

2022 年"大上海保卫战"中,医院在党委领导下,高度发扬伟大建党精神和伟大抗疫精神,高效统筹疫情防控和救治保障,全院上下 2 000 余名医务职工坚守院内外 20 个阵地,包括接管一个阳性定点医院、四个方舱等,2 任党委书记、3 名副院长挂帅出征,半数以上中层干部、300 余名党员全部上阵,援琼、援藏、援疆、援渝医疗队一夜成军,建立全方位、立体化联防联控体系,坚决筑牢生命救治防线和抗击疫情安全防线。"新十条"发布后,嘉定区迎来又一波疫情高峰,医院克服急剧减员、药品短缺、物资不足的困难,挖掘潜力、医护混编,从 8 个病区扩展到 16 个病区,接诊和收治入院患者 15 万余人次,完成全区近 50% 的医疗救治任务,切实履行守

护生命、促进健康的使命，勇担守护一方百姓生命安全与健康的职责，嘉定区区长给予了"人民心目中真正的人民医院"的高度评价（医院历史上曾名为嘉定区人民医院，现在当地百姓仍习惯把嘉中心叫作人民医院）。

（四）关心关爱职工，汇聚医院发展合力

医院愿景为"建设百姓信赖、员工热爱的现代化医院"，其深层次的内涵是坚持以人为本，让患者安心、让职工暖心。自 2017 年开始，医院制定《员工关爱三年行动计划》，以项目化形式开展员工关爱行动，被授予"上海市人文关怀心理疏导示范点"。2022 年，面对严峻的疫情防控工作，医院在党委领导下，迅速成立"心理关怀与支持小组"、启动"心理驿站"开展个案辅导、组建"巴林特"开展团体辅导，"护医心嘉园"重点关注护士心理健康，同时，建立横纵双轨网络队伍，第一时间掌握员工身心健康情况、情绪思想动态和家庭实际困难，工会主席 24 小时电话及企微在线，及时受理职工诉求。比如，血透室医护人员面对剧增的每周 200 余名患者的血透需求，在 16 名医护人员闭环管理、24 小时在岗超负荷运作的情况下也不能满足，此时他们出现不同程度的焦虑、紧张、压抑、恐慌等情绪。"心理关怀与支持小组"迅速介入，对个别重点人员开展一对一专业化干预；对部分员工开展小组活动予以疏导，同时报院部及时协调支援人员、紧急调运机器；及时腾出部分病区安排血透室医护人员住宿等。医院通过多种措施传递温情，解放心灵，使职工切实感受到医院大家庭的温暖。

三、党旗飘扬重任在肩，普惠嘤城百姓健康

医院党委始终把满足人民群众对优质医疗卫生服务的需求作为根本遵循，坚持以人民健康为中心，积极推动"将健康融入万策"，团结带领全院党员干部职工勠力同心、砥砺奋进，让党旗在一线高高飘扬，把全生命周期健康管理理念贯穿嘉定城市规划、建设、管理全过程。作为上海市唯

一的"国家公立医院改革和高质量发展示范项目和上海市公立医院高质量发展辅导类试点医院"双试点医院，嘉中心始终秉持党的建设与医院中心工作深度融合，贯彻落实全心全意为人民服务的根本宗旨，担负起嘉定区卫生健康事业高质量发展征程中的重要责任和使命，作为"仁济－嘉定"紧密型医联体的核心枢纽，立足"顶天、强腰、立地"，向上对接仁济医院，向下辐射社区卫生服务中心，进一步下沉优质医疗资源，做实做深分级诊疗，带动嘤城医疗服务能级整体提升。

（一）资源扩容，发挥引领辐射作用

1. 加强区域性医疗中心内涵建设　为人民群众提供安全、优质、便捷、高效的医疗卫生服务，是嘉中心人孜孜不倦的追求。近年来，医院切实发挥区域性医疗中心的龙头和辐射作用，注重优质医疗资源的下沉和纵向流动，牵头全区 13 家社区卫生服务中心、5 家二级医院合力推动区域胸痛中心、心衰中心、房颤中心、高血压达标中心、心脏康复中心"五心"建设和卒中中心、危重孕产妇抢救中心、急诊创伤中心等区域临床诊治中心建设，推进社区"胸痛单元""卒中单元"管理模式，形成以疾病为纽带的区域协同医疗救治模式，构建以临床诊治中心为抓手、医防融合的慢性病管理新模式。患者入院至球囊扩张时间和患者入院到开通静脉溶栓药物治疗时间显著缩短并保持在低位，极大提高了嘉定区胸痛及卒中患者的救治能力。胸痛中心成立 8 年以来，患者平均救治时间从 4 小时缩短至 54 分钟。根据嘉定区卫生年鉴，区内心血管病死亡率从 2016 年的 81.59/10 万人下降到 2020 年的 4.13/10 万人，下降率为 94.93%。

2. 持续提升集约化诊断中心能力　为持续提升区域性医疗中心的服务能级，经过对区域影像中心、临床医学检验中心、远程超声影像诊断中心、心电诊断中心、疑难病理会诊中心的运行情况进行不断总结分析，医院充分发挥集约化诊断中心大数据的作用，采取区域影像诊断智能化、医学检验标准化以及家庭医生居家超声检查服务延伸等一系列提升能力建设的举措，使集约化诊断中心为区域内相关疾病的预防、诊断、康复等提供有力支撑。

（二）创新模式，提升医院管理品质

1. 学科赋能，加快提升医疗技术服务能级 通过特色临床诊疗中心建设项目、区域临床教学和科研中心建设项目、上海市产医融合创新基地建设项目的实施，聚焦"调结构、提内涵、谋发展"学科建设战略，推进技术创新、人才培养、科研能力纵深发展，提升医疗服务能级。5个"仁济嘉定名医工作站"的建立和泌尿外科、普外科、眼科区域专科联盟的建立，形成"名医带名科、名科带名院"良好局面。推进薄弱学科与MDT建设，开展涵盖肿瘤综合治疗、慢性病管理、康复治疗、综合护理等的30余项服务。推广覆盖门急诊和住院全流程服务的疼痛管理新模式。构建深静脉血栓多学科合作防治管理体系，开展快速康复外科，推行日间手术，日间手术占比提升至26.4%，涵盖230余个病种，患者24小时出院比例达90%以上，完成多项医疗技术零的突破。医院连续三年在上海市公立医院绩效评价中获得同级同类医院第一名。

2. 降本增效，不断加强运营精细化管理 医院坚持公益性，将成本管控与医院高质量可持续发展深度融合，与加强内涵建设、提高运行效率紧密结合，不断优化调整医疗资源配置，加强科学化、精细化管理，积极探索"高效、集约、可持续"的发展道路。构建RBRVS绩效评价体系，深入推进绩效薪酬制度改革，激发和调动医务人员的工作积极性。加强药品和卫生材料供应链管理，严控资源消耗，合理使用药品和耗材，逐步提高医疗服务性收入占比、降低百元收入中卫生材料占比、减少平均住院日。2023年，全院药占比28.42%，卫生材料占比20.04%，医疗服务性收入占比22.42%。

（三）服务向前，改善患者就诊体验

医院以患者需求为导向，紧盯群众最关心的就医问题，优化就诊流程,打造智慧医疗服务新模式,不断提升患者就医感受。通过"互联网+"实现检查集中式预约,门诊多渠道、分时段预约,配药单二维码延伸药学服务,医学检查报告手机查询,医学影像云"影像报告随身带",签约患者住院信息推送家庭医生,多种形式的移动支付、脱卡及无感支付、商保直付,以及各种自助服务等,以数字化手段赋能高品质医疗健康服务。探索"AIGC+医疗"模式,自主研发数字陪诊师(亮相2023年世界互联网大会),实现AI数字人助力药品说明书"适老化","数字药师"播报用药提醒、用药说明等一系列功能,充分发挥信息技术的支撑作用,加快全民健康信息化平台建设,大力开展以电子病历为核心的智慧医疗、智慧服务、智慧管理"三位一体"智慧医院建设。实行日间手术中心集中式管理模式,日间手术占比提升至26.4%,其中三四级手术占比大于40%,不断提升疑难危重症救治能力。加强住院患者综合服务,建立患者入出院服务中心,优化入出院流程。将安宁疗护理念融入住院医疗护理服务中,在肿瘤病房设立安宁疗护病房、"嘉话"叙事小屋。

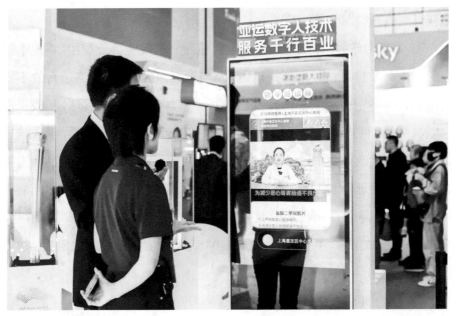

2023年,上海市嘉定区中心医院自主研发的数字陪诊师亮相2023年世界互联网大会

（四）立足基层，做实医联体建设

1. **构建优质高效的紧密型医联体管理机制** 发挥仁济医院的技术辐射和资源共享作用，通过整合优质人力资源、优质管理资源、优质医疗资源，建设以区域为基础、以管理为纽带、以机制为保障、以医疗服务为核心的紧密型医联体。在紧密型医联体外部，成立由嘉定区人民政府、仁济医院、嘉定区有关部门组成的管委会，对医联体重大事项进行决策和协调。在紧密型医联体内部，由仁济医院牵头，嘉中心及 4 家社区卫生服务中心组成医联体执行委员会，依托仁济医院优质医疗和管理资源的下沉，完善紧密型医联体的工作机制，加大人、财、物的保障力度，探索符合紧密型医联体特点的药品与医用耗材集中采购、药品和卫生材料供应链管理等改革。

2. **探索紧密型医联体人才管理创新机制** 通过医联体执行委员会联席会议制度，探索医联体人才队伍建设、学科发展、科研教学和薪酬分配等的一体化管理，实施医联体内人员招聘统筹化，上级医院事业编制有计划向下级医院倾斜，着力推进区域性医疗中心重点学科、薄弱学科、社区医院急需建设学科的医疗人才培养。对长期工作于下级医疗机构的上级单位医疗人才给予优先聘任和绩效上调的保障，发挥薪酬制度的激励作用。建立医联体内人才培养和培训机制，采用人员进修、查房示教、一对一导师培养等个性化方案推进医联体内的人才培养。在医联体内设置专项绩效用于支付相关人才培养。通过管理创新机制的建设推动区域健康服务体系的高质量发展，提升嘉定区百姓的幸福感、安全感。

3. **健全完善三级转诊体系，提升诊疗规范性** 在医联体内部推进"首诊在基层，常见病就诊在区域性医疗中心，大病疑难病就诊在三级医院，康复回社区"的就医格局，建立起服务规范、技术过硬、转运有效的分级转诊制度。使用电子化手段畅通上下转诊通道，仁济医院对嘉中心转诊患者提供专家号源，建立预约优先住院通道，对危重患者开通先救治后付费绿色通道；嘉中心入出院服务中心建立医联体转诊绿色通道，接待社区卫生服务中心转诊患者，提供优先接诊、优先检查、优先住院等服务，在结束就诊后向患者的签约家庭医生推送就诊情况和住院小结，家庭医生负责后续回访工作。对需要进一步康复的患者，按照其实际情况由社区卫生服务中心进行接收，医联体内上级单位医生负责康复方案制定和定期指导。在医联体单位内实现检查结果互认和通用，不做不必要检查，降低患者的费用。

4. 提升社区卫生服务能级，构建慢性病管理联盟　以百姓健康需求为导向，加快全科医生专科化培养，围绕"3＋X"新型家庭医生签约服务模式的深入实践，初步探索"三个一"工程，即一张网：医联体互联互通服务网络，实现信息互通、资源共享，医联体服务一网通办，包含一键转诊、双向预约、智慧随访等；一张床：社区卫生服务中心可以实时预约嘉中心床位，完成入院准备，嘉中心出院患者能即时预约社区康复床位，简化转院手续，畅通上下转诊通路。一张单：双向预约一单通，嘉中心大型设备检查中心和社区卫生服务中心开通双向预约，提升医联体内部医疗资源利用率，提高诊疗效率。借助医联体互联互通服务网络推进智慧随访、慢性病早筛、社区科普、养老院共建等多方位深度合作。

四、党员带头以身垂范，建设健康和谐新文化

纵观医院 77 年建院史，无论身处何种社会形态和历史时期，医院始终坚持党建引领改革发展策略，忠实履行公立医院的社会责任，与区域共成长，与祖国共命运。

（一）党建融合聚力，引领医院高质量发展

1. 全面落实党委领导下的院长负责制　严格落实"三重一大"实施办法，党委会议、院长办公会议两个议事规则，继续强化"集体领导、民主集中、个别酝酿、会议决定"的民主集中制原则，用集体智慧和力量，实现决

策的科学化、民主化和规范化。认真落实《关于建立现代医院管理制度的指导意见》《关于推动公立医院高质量发展的意见》等文件精神，健全细化医院内部管理规章制度，全面完善内部治理机制，以改革的思路和办法破解医院发展难题，全心全意谋划推进医院高质量改革发展。

2. **全面增强基层党组织生机活力**　以上海市"攀登"计划特色医院创建为抓手，健全党的组织体系、制度体系和工作机制，全面增强基层党组织生机活力。继续深化"五有"标杆党支部创建和"三型"党支部定级晋位，深化"双带头人"培育工程建设，探索"融合性党建"创新机制，促进党建工作与中心工作、重点工作有机融合，在两大国家战略、三级医院创建、医联体建设、全国文明单位创建等工作中，充分发挥党建引领作用。创新实践医联体单位与科研院所、企业等融合型党建模式，传承弘扬百年仁济"仁术济世"精神，发挥党建引领的"引擎驱动"和文化引领的"内核驱动"，推进业务的融合发展。

3. **建设高素质专业化干部人才队伍**　坚持党管干部、党管人才原则，建立科学规范的中层干部选拔任用制度，强化干部分层分类教育和轮岗交流，完善干部培训培养体系，不断健全干部梯队建设。坚持人才强院战略，健全人才培养、引进、使用、评价、激励机制，通过落实"青苗计划""双馨计划""英才计划""干部挂职计划""科主任助理培养计划"等一系列人才培养项目，营造凝聚人才、吸引人才、培育人才、服务人才的选人、育人、用人环境。

4. **积极融入区域化党建共建大格局**　医院党委以"推动发展、服务群众、凝聚人心、促进和谐"为目标，依托"同心医联党建圈""区域融合性党建圈"等平台，先后与社区、村、企事业单位、科研院所等30余家单位党建共建，通过资源共享、活动共办、组织共建等方式，融合资源、注入力量、解决问题，实现共建共赢目标。进一步构建体现行业特色、注重资源整合、贴近民生需求的区域化党建共建服务模式，充分发挥基层党建工作的"融合"属性，助力"人民城市"功能全面提升。

（二）全链条志愿服务，弘扬志愿服务新风尚

为打造健康向上的行业文化，医院不断健全医务社工和志愿者联动服务模式，创建充满人文关怀的就医环境，全面推进文明行业建设。2010年医院率先在全区卫生系统设立医务社工管理部门，至今共招募在册志愿者2 000余人，累计服务时长23万余小时，覆盖全院332名党员。医院陆续培塑了"医嘉人"志愿服务队和18个志愿服务项目，其中"护航生命、救在身边"志愿服务项目，走进学校、社区、企业，普及急救知识，教授急救技能；"肾友会"等多个项目获上海市志愿服务先进集体、嘉定区精神文明好人好事荣誉。经过14年的建设，形成招募、管理、激励、表彰、反哺的全链条志愿服务机制，也带动周边各村居、共建单位、两新组织、学校、企事业单位等共200余家单位以及社区居民、企业白领、学校师生、病友家属等各方资源共同参与志愿服务，医院志愿服务全链条运作对建设"共建、共治、共享"社会治理格局起到了助推器的作用，提升了社会文明治理水平。

（三）实践叙事医学，打造有温度的医院

"一切为了患者"是医院的服务宗旨，多年来，医院致力于提供有温度的医疗服务、打造有情怀的精神家园，将以人为本、生命至上的理念贯穿整个医疗服务流程，将温暖时时刻刻传达人心。党委牵头成立医院叙事医学推进委员会，依托医院伦理委员会及精神文明委员会推动开展叙事伦理查房，定期召开"讲医患故事，述人文关怀"叙事医学分享交流会，并将此项工作的开展作为文明科室（班组）评选的加分项，来推动叙事医学应用于临床，提升医护人员的叙事能力，使医护人员在临床工作中，不只关注患者的疾病，更关注患者的疾苦、体察疾病之于患者的意义，尊重关爱患者，促进医患共同决策，改善患者感受，提升医务人员职业价值感，让医学人文真正落地，让医者更有情怀、医院更有温度，共同构建医患命运共同体。通过探索实践叙事伦理查房，推动叙事医学应用于临床，嘉中心成为上海市医学伦理学会主委单位、上海市医学伦理实践基地。如今，叙事医

学的种子已在医院各个角落开出朵朵小花，"嘉话叙事"成为医院一张响亮而温暖的名片。

（四）精准医疗帮扶，携手共筑健康梦

1. **十年坚守久嘉情深**　多年来，医院积极响应党中央精准帮扶号召，主动投身医疗援建，承担社会责任，坚持开展对口支援医疗帮扶，足迹遍布青海久治、云南德钦、云南福贡、安徽六安、西藏拉孜等十多个边远地区，并与云南省武定县、福建省三明市签订帮扶协议，每年派遣党员干部、医疗骨干入驻武定县人民医院，无缝衔接开展医疗帮扶，助力当地打赢脱贫攻坚战。青海省果洛藏族自治州久治县地处青藏高原东部，平均海拔4 000米，植被以天然草原为主，紫外线强度高，白内障是当地藏族群众高发的眼睛疾病。每年6月，"上海嘉定的曼巴（藏语，意思是"医生"）要来了！"是久治人民翘首以盼的事情。连续十年，以嘉中心眼科医护为主力军的"久治光明行"医疗队，将光明和健康送上雪域高原，助力健康久治、健康青海建设。2014—2023年，"久治光明行"医疗队共筛查白内障患者3 500余人次，开展手术500余例，复明成功率100%。十年的坚守和培育，锻造出"上海嘉定·青海久治光明行"对口支援品牌，在当地产生了良好的社会影响，"嘉定医生"是许多藏族同胞心中的"光明清泉"，在雪域高原留下一支"带不走的医疗队"。"久治光明行"被评为上海市精准扶贫十大典型案例。医院眼科主任曹文捷十一次上高原，在脱贫攻坚工作中作出杰出贡献，获"上海市助力脱贫攻坚先进个人"称号。在他曾救治的患者中，一位名叫加毛的藏族姑娘从小失明、失聪、失声、失智，几乎与世隔绝，在为她做手术的当天，加毛因害怕而哭闹不止。在曹文捷等人的安抚下，她逐渐平静下来，最终手术取得成功。当加毛脱离黑暗来到这个五彩斑斓的世界，她激动地紧紧攥着曹主任不肯松手半秒，难掩感激之情。

2. **智慧医疗助力云端帮扶**　医院不断开拓智慧医疗助力脱贫攻坚的创新之路，架设起放射影像"云端帮扶平台"，协助边远地区医院开展远程

诊断、远程会诊和远程教育，实现了与云南德钦县人民医院、武定县人民医院，青海久治县人民医院等的互联互通，开创精准帮扶的新模式，荣获首届"上海医改十大创新举措"提名奖。智慧医疗让服务更便捷，让服务不停歇，让医院成为百姓心目中随时随地提供服务的"健康使者"，有力提升了群众就医获得感。

3. 乡医培养解农村缺医之困　结合"健康中国"战略目标，医院探索出一条全国可推广、可复制的"嘉定模式"。2010年，医院在全市率先开展"3+2"助理全科医生规范化培养，经过14年的努力，至今已有近1 800名学员顺利毕业（占全市40%），为建设"健康中国"夯实了基层人才梯队，切实解决了基层"乡医"青黄不接的问题，此模式获"国家级教学成果二等奖""上海市教学成果特等奖"，当选年度"中国十大最具影响力医改新举措"，被列入"上海卫生改革发展20件大事"。如今，具有创新性、示范性、引领性的基层卫生人才培养的"嘉定模式"已在全国推广。

五、党徽闪耀走出国门，成为世界和平贡献者

医疗援外是建设人类卫生健康共同体的具体实践，在服务国家总体外交战略、服务"一带一路"建设方面发挥着重要作用。作为一家红十字医院，一直以来，嘉中心秉承"人道、博爱、奉献"的红十字精神，不仅帮助受援国家改善医疗条件、提高人民健康水平，同时也为建立国与国之间的深厚友谊搭建了桥梁。每逢有援外任务，在医院党委号召下，党员干部闻令而动，全院职工积极响应，走出国门，践行医者初心。

早在1965年，医院骨科医生朱学忠就作为上海驻阿拉伯也门共和国专家组成员担任援也医疗救护工作，开启了医院援外历史。此后近60年间，医院先后有5批医务人员远赴摩洛哥开展医疗援建，队员们发扬"不畏艰苦，甘于奉献，救死扶伤，大爱无疆"的精神，以精湛的医术和高尚的医德，积极促进摩洛哥医疗卫生事业发展和人民健康水平的提高，赢得摩

洛哥政府和人民的高度评价和尊重，被称为"守护撒哈拉的中国铁人"，为中摩友谊贡献力量。2013年，嘉定区第三批援摩医疗队荣获"全国援外医疗工作先进集体"的崇高荣誉，嘉中心泌尿外科主任医师郑贯忠作为队长受到习近平总书记的亲切接见。第四批援摩医疗队队长、普外科主任医师姜全明荣获"全国援外医疗工作先进个人"；四年后，他再次带队出征，圆满完成援摩任务，凯旋回"嘉"。

医疗队所在的拉西迪亚省立中心医院服务人口超过200万，是整个大区最高等级的公立医院。医疗队克服身处大漠戈壁、缺医少药、语言不通等困难，凭着过硬的技术和不畏艰苦的工作态度，出色完成各项援建任务。2022年回国的第五批医疗队更是冒着感染新冠病毒的风险毅然逆行，11人的团队救治当地患者1.26万人次，开展各类手术5200余台，其中包括200余台腹腔镜手术，使腹腔镜微创技术在当地得到快速发展和逐步普及。医疗队曾经成功为一位患巨大肝脓肿合并腹膜炎的107岁高龄患者手术摘除直径20厘米的巨大肝脓肿，并使其康复出院，这也成为当地手术救治最高龄老人的案例，被载入当地医疗史册。

站在新起点，启航新征程。未来，医院将继续以党建引领，坚持"文化兴院"战略不动摇，深入贯彻习近平新时代中国特色社会主义思想和党的二十大精神，全面加强党的建设和思想政治工作，以"五新工程"全面推进医院各项工作提质增效。一是聚力新发展。全体干部职工将进一步凝聚共识，着力构建整合型、智慧化、高品质医疗卫生服务体系，共同提高区域卫生健康服务能级，切实造福一方百姓。二是立足新起点。以"全国文明单位"建设为目标，将精神文明建设与业务发展融合，为推动医院高质量发展提供强大的精神动力和丰润的道德滋养。三是展现新风貌。以医院整体改扩建为契机，推动医院发展攻坚提速，努力建设管理精细、治理高效、服务精准、院风清朗的人民满意的"人民医院"。四是树立新标杆。加快"仁济－嘉定"紧密型医联体建设，努力成为紧密型医联体高质量一体化发展的新标杆和服务区域卫生健康事业发展的新典范。五是启航新征程。不断加强党组织建设和党员队伍建设,推动党员干部在工作中发挥先锋模范作用,奋力开创医院高质量发展新局面。

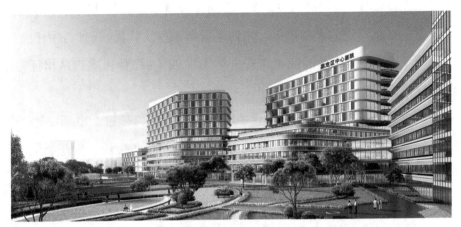

2024 年,上海市嘉定区中心医院整体改扩建后的外貌(效果图)

第十六章

凝心铸魂，擎画医院高质量发展蓝图

——哈尔滨医科大学附属第一医院党建文化案例分享

与共和国同龄,躬耕植杏于黑土,传承着红色基因,与祖国荣辱血脉相连……这就是哈尔滨医科大学附属第一医院(简称"哈医大一院")。2024 年新年伊始,哈医大一院迎来了建院的第 75 个年头,在时代的大潮里,在习近平新时代中国特色社会主义思想的引领下,在高质量发展中,闪烁着耀眼光芒。

医院历史久远,1946 年 4 月,原哈尔滨市立医院被中国人民解放军东北军区卫生部接管,更名为哈尔滨卫戍医院,后更名为中国医大二分校附属医院。1949 年中国医大二分校附属医院与哈尔滨二分校附属医院合并,建立哈尔滨医科大学附属医院,由道里区迁至南岗区。随着哈尔滨医科大学附属医院的发展,1953 年 10 月,外、儿两院合二为一,成为哈尔滨医科大学附属第一医院。

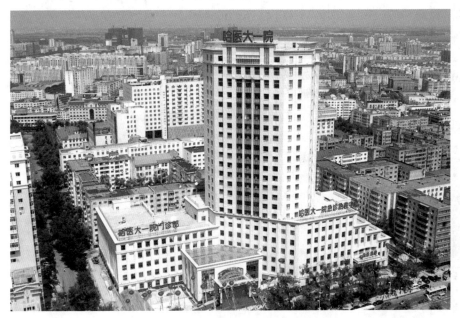

哈尔滨医科大学附属第一医院门诊大楼

历经 75 载栉风沐雨,作为黑龙江省最大的医疗中心和平急集合救治中心,哈医大一院始终秉承着"教书育人、为人师表、服务患者、诚信为本"的办院理念,服务黑龙江百姓。2014 年,医院荣获"全国百姓放心示范医院"称号；2016年获"全国百姓放心百佳示范医院"称号。2023年，医院年门、急诊量近372万人次，连续五年位列三级公立医院绩效考核"A+"。

一、把方向、做决策、保落实：党建引领下的"一融双高"

医院屡获殊荣，离不开全院职工的努力，更离不开自身在党建方面的精耕细作。医院坚持党的全面领导，充分发挥党委把方向、管大局、作决策、促改革、保落实的作用，切实履行管党治党的主体责任。院领导班子深入贯彻执行党委领导下的院长负责制，实行集体领导和个人分工负责相结合。执行"第一议题"制度，制定密切联系群众调查研究机制。2021年《党建与业务深度融合，促进医院高质量发展》获中国现代医院管理典型案例奖和"第五季中国医院管理奖"区域优秀奖。

医院以党建为引领，以组织建设为抓手，把党建工作作为实现医院高质量发展的重要内容。重视制度建设，重新修订党委会、院长办公会议事规则，完善"三重一大"制度；重视基层党支部建设，推动"一支部一品牌"和阵地建设，推送教育部"一融双高"典型案例1个、省高校党建"示范创建"样板支部5个；重视党业相融合，将"双带头人"培育作为推进党建与业务工作深度融合的重要载体，从业务带头人中发现和培育党建带头人，推动党建与业务工作相互融合、同向同行。选优配齐党支部书记队伍，突出针对性和精准性，把"政治关"作为选配干部的首要关口；持续加强干部队伍建设，事业成败，关键在人、关键在干部，坚持深化干部制度改革，推动形成能者上、优者奖、庸者下、劣者汰的正确导向；重视加强干部教育培训和管理，尤其是年轻干部选拔培养，鼓励干部"重实践、建新功"。全面贯彻党的教育方针、落实立德树人根本任务，坚守"为党育人、为国育才"的初心使命，把牢正确教育教学方向，以党的二十大精神指导各项教学工作，培养适应当前社会和医学发展需要的新时代医学人才。

2023年医院召开第十八次党代会，提出"高举中国特色社会主义伟大旗帜，坚持以习近平新时代中国特色社会主义思想为指导，全面贯彻党的二十大和二十届一中全会、二中全会精神，践行初心、担当使命，踔厉奋发、勇毅前行，为谱写医院高质量发展新篇章，建设国内一流、国际有影响力的社会主义现代化强院、名院而团结奋斗"的目标。

二、承仁心、写情怀、保民生："一切以患者为中心"的理念服务社会

医院党委把方向、管大局、做决策、促改革、保落实，而要将党建工作落到实处，达到与业务的深度融合，直接也是唯一的方法就是秉承医者仁心，以精细高超的医疗技术来保障民生，守护一方群众的健康。

一代代哈医大一院人在医学研究道路上的无私奉献、默默耕耘，取得了令人瞩目的成就。20 世纪 50 年代，眼科石增荣教授开展了全国首例角膜移植手术，受到了国际同行的广泛关注；1954 年，他应邀赴波兰参加国际眼科学会，让世界第一次认识了哈医大一院。20 世纪 70 年代，医院张亭栋研究团队在世界上首次应用三氧化二砷治疗白血病，开创了中西医结合治疗恶性肿瘤的新途径，赢得了国际国内医学界广泛的赞誉，并获得首届"以岭整合医学奖"等多项殊荣。1972 年，傅世英等专家研制黑龙江省首台体外心脏起搏器及交流电除颤器。1977 年，东三省首例试管婴儿在哈医大一院顺利诞生。20 世纪 90 年代末、21 世纪初，世界首例同种异体脾移植手术、首例"父子供脾"劈裂脾移植、首例同种异体全前臂移植、首例同种异体双前臂移植，先后在这里诞生。

医院始终以技术创新为原动力，实施"专科有特色，专家有特长"发展战略，每年将近百项先进技术应用于临床。在人工心脏植入、肝移植、角膜移植、肿瘤微创治疗、胰腺微创治疗、心脏介入治疗、中西医结合治疗肿瘤、重症医学、临床麻醉、影像医学、核医学等多个领域处于国内领先水平。医院秉承"以人为本"的服务理念，持续创新优化一站式服务体系、门

诊预约体系，以及多学科联合会诊、全科门诊、日间手术流程等医疗服务模式，有力改善人民群众的就医体验。

75 年来，医院取得了累累硕果。医院普外科是国家级重点（培育）学科，中西医结合科是国家区域中医诊疗中心培育单位，拥有 20 个国家临床重点专科建设项目，7 个黑龙江省首批临床研究中心，24 个省医疗质量控制中心，心脑血管疑难病症诊治入选国家能力提升工程项目，是国家卫生健康委全国罕见病诊疗协作网黑龙江省牵头医院、"优质护理服务示范工程"活动重点联系医院；设有胸痛中心、卒中中心、创伤中心、危重孕产妇救治中心、危重儿童和新生儿救治中心。医院与省内外 120 余家医院结成了协作医院，医疗范围辐射周边国家和地区，坚持"一切以患者为中心"的理念，服务社会、造福人类。哈医大一院人笃行不息、奋发有为，用医者的仁心，用家院的情怀，书写着一个又一个扣人心弦又可歌可泣的故事。

（一）救治最美女教师张丽莉，113 天的坚守创造奇迹

2012 年 5 月，最美女教师张丽莉，一个如茉莉一般美丽的"80 后"女孩，用无私大爱改变了学生的命运，将生的希望留给学生，她的举动感动亿万国人，病情也牵动着无数人的心。

5 月 13 日凌晨 3 点，张丽莉老师转院到哈医大一院，重症医学科主任赵鸣雁，以及身边许多的医护人员，用满满的爱包围着她，为不让张老师专注病痛，大家都会说些日常的话题分散她的注意力，聊的是家长里短，说的是日常生活，日子久了，张老师就把 ICU 当成了自己的"家"，把这些亲切的人们当成了生命中难以割舍的家人。经过哈医大一院医护人员 113 个日日夜夜的全力抢救，张老师在一片鲜花与掌声中，成功出院。

如今的张老师已为人母，每当想起哈医大一院这些照顾她的医护人员，她总是把他们亲切地称为"娘家人"。

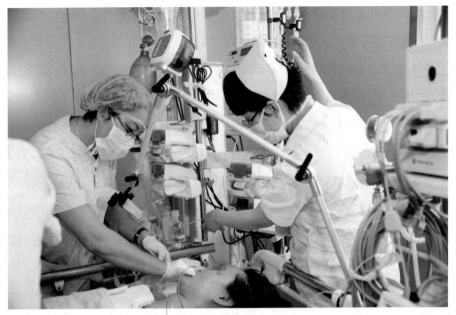

2012年5月，重症医学科医护救治最美女教师张丽莉

（二）保健康、防重症、应收尽收，担当起黑龙江疫情救治的主力军和压舱石

救治患者时的温情是情怀，在紧要关头的担当也是情怀，温情与坚持，细致与勇敢，一直是哈医大一院共同秉承的作风。新冠疫情发生以来，传承抗疫先驱伍连德博士精神的哈医大一院，在国家卫生健康委、黑龙江省卫生健康委的具体指导下，发扬伍连德的赤诚爱国主义精神和中国工农红军卫生学校救死扶伤、无私奉献的人道主义精神，以舍我其谁的勇气，担当起黑龙江疫情救治的主力军和压舱石！

2020年2月10日，哈医大一院院长于凯江教授带队，昼夜兼程，72小时奔袭两千多公里，跑遍省内绥化、大庆、齐齐哈尔等8个市，提出"集中患者、集中专家、集中资源、集中救治"的防治策略，将群力院区改造为黑龙江省新冠病毒感染重症救治中心，集中收治全省新冠病毒感染重症患者。群力院区先后四次启动，与死神赛跑，和病毒较量，一场场惊心动魄的生死营救，让868名重症患者和感染者重获新生。群力院区总结出"窗口前移、中西结合、一患一策、临床流调"的救治经验,并逐渐形成具有哈医大一院特色的"群力模式",群力院区平急结合的转换能力和"三高一精"理念受到全国人大、国务院联防联控机制、国家卫生健康委和省委省政府的高度肯定。

2022 年末,疫情防控转段,面对急、重症患者激增和医护感染减员的双重挑战,哈医大一院弘扬"敬佑生命、救死扶伤、甘于奉献、大爱无疆"的职业精神,举全院之力积极应对,不断调整医疗救治策略、不断优化诊疗流程、不断统筹医疗资源,迅速整合全院医疗资源向一线救治倾斜。医院对急诊分区管理、分类收治,通过扩容急诊诊室,全院"一张床"统一调配,打通学科壁垒收治患者,扩充重症医疗资源,建立独立重症监护病区,保护弱势群体及有基础疾病的患者,做到"应收尽收",聚焦"保健康、防重症"重点任务,实现有序转段和平稳过渡。

面对复杂严峻的疫情形势,哈医大一院时时关注、及时研判疫情变化,立足全局、着眼大局,不简单"踩刹车",更不"开倒车",及时作出统筹疫情防控和全面复工复产的重大决策,2022 年全年接诊 322.9 万人次,其中急诊患者 36.5 万人次;收治住院患者 19 万人次,完成手术及介入治疗 8 万例,最大限度保障人民群众就医需求。

2023 年春节前夕,习近平总书记视频连线看望慰问哈医大一院医护人员和住院患者,全院职工倍感振奋、备受鼓舞,把习近平总书记和党中央的亲切关怀与殷切期望转化为推动医院高质量发展的不竭动力,奋楫中流、善作善成,传承发展、守正创新。

三、植杏林、育人才、保梯队:"立德树人"理念培养医学事业建设者和接班人

十年树木,百年树人,历经 75 载岁月,医院始终坚持立德树人、以人为本的办学理念,推进"四个回归";持续深化改革,创新教学模式,保证

临床教学质量，培养德智体美劳全面发展的社会主义医学事业建设者和接班人。

医院的内科学、外科学、神经病学、危重病医学被评为国家级精品资源共享课程，获得国家级教学成果奖一等奖 1 项、二等奖 3 项。医院被授予"全国首家五星级示范临床教学基地"称号，是国家临床教学培训示范中心、国家住院医师规范化培训示范基地、国家级临床技能实验教学示范中心和虚拟仿真实验教学示范中心、国家优秀示范临床教学基地、黑龙江省教育系统先进集体。

医院开设临床医学、口腔医学、儿科学等专业，承担五年制本科、"5+3"一体化、留学生、研究生、成人教育的临床医学教学任务。目前在院学生 3 000 余人，在培住院医师 280 人，每年接收进修医师约 450 人。临床医学及口腔医学均为一级学科博士、硕士研究生学位授予点，现有博士研究生导师 82 人，硕士研究生导师 431 人。

医院坚持以教学为中心，坚持更新教学理念，严格教学管理，优化教学条件，改善教学环境，深化教学改革，形成了"三基于－三整合－三转变－一贯穿"创新型器官系统整合式临床教学模式，教学质量在国内保持一流。

医院在国家七年制和本科教学水平评估、全球医学教育质量标准认证试点评估、教育部审核评估和第二轮临床医学专业认证中获得优异成绩，专家对医院的系列教学改革、创新型临床教学模式、临床教学全程质量保障体系和临床教学基地优化建设给予充分肯定。医院拥有一支德才兼备的教师队伍，有国家教学团队、全国高校黄大年式教师团队、教育部创新团队；有国家教学名师、全国模范教师、国务院学科评议组成员、"长江学者"特聘教授、教育部教指委委员等。

2018 年，教育部公示了首批全国高校黄大年式教师团队，哈医大一院由首席学科带头人姜洪池教授、学科主任孙备教授率领的普通外科教学团队获此殊荣，是黑龙江省属高等院校中获此称号的两个团队之一。

　　首批全国高校黄大年式教师团队是为贯彻落实习近平总书记对黄大年同志先进事迹重要指示精神,在全国开展的优秀教师团队创建活动。哈尔滨医科大学第一临床医学院外科学是国家级优秀本科教学团队,外科学(普外)教师团队是国家重点(培育)学科团队、国家临床重点专科建设项目团队、省级领军人才"535工程"第一层次梯队,多年来在姜洪池教授带领下,时刻践行着育人为本、立德树人的教育方针,以培育医术精湛、医德高尚的高水平医学人才为目标,在提高医学理论教育的基础上,不断强化医学生临床实践能力培养。党的十八大以来,团队人才辈出,临床技术特色鲜明,学术地位不断提高。

　　医院普通外科近五年获教育部自然科学奖一等奖、黑龙江省自然科学奖一等奖各1项;获国家自然科学基金28项、国家重点研发计划子课题2项、教育部创新团队发展计划1项、黑龙江省自然科学基金重点项目1项;发表SCI论文84篇,其中影响因子10分以上7篇。梯队带头人姜洪池教授曾获第五届高等学校教学名师奖、全国劳动模范;孙备教授入选中华医学会外科学分会常委。

　　学科影响力提升、教学团队获殊荣,是学科梯队带头人姜洪池教授多年来带领团队积极努力的成果,也是以学科主任孙备教授为代表的各学科骨干、亚专业带头人、青年学科人才及所有成员扎实传承、勇于创新的结果,更是校领导以及院领导、学科建设和教学管理部门等正确引领和扶持的结果。医院教师获全国医学院校青年教师讲课竞赛一等奖,全国来华留学生英语教学讲课竞赛第一名,全国微课竞赛二、三等奖。学生获全国大学生临床技能竞赛一等奖、莫斯科国际医学生金色技能大赛银奖等十余项国际、国内奖项;获全国大学生"三下乡"社会实践活动先进集体、黑龙江省道德模范群体;获评中国大学生自强之星、黑龙江省大学生年度人物、黑龙江省道德模范人物等。

四、修自身、承传统、植梧桐：加强交流、引进人才保证学科高水平发展

哈医大一院有着伟大的红色基因、开放基因、科学基因。在原有高技术的基础上，重视学科建设，秉承优良传统，将精良的医疗技术做大做强。与此同时，医院还注重引入人才，"栽下梧桐树，引得凤凰来"，通过多年不断引入外来人才，使技术水平跃上新的台阶。

哈医大一院从建院之初，就有着开放办院的传统，建院初期的 272 名医护人员中，日籍人员 93 人，占全院职工的三分之一，多数科室主任、教授、讲师均由日籍人员担任。20 世纪 50 年代开始，医院积极学习苏联的办院经验，更进一步加快了对外交流与发展，并逐步通过参加国际学术会议，开启走向世界的大门。

改革开放以后，医院对外交流不断扩大，与美国等 30 余个国家和地区进行了广泛的学术交流与合作，每年举办国际、国内大型学术会议数十次；到国外研修人员 540 余人次，进修交流、学习、参加学术会议超过 1 550 人次，医院 90% 以上的科主任、病房主任有国外留学、进修、学习、交流经历。医院重症医学科、神经外科、普外科、心内科、眼科等科室与国外著名医院的相关科室缔结友好科室；每年邀请国外专家来医院讲座交流，开展医疗、教学和科研合作，有计划选派学科带头人、后备带头人、青年骨干到国内外先进院校、科研院所研修学习、进行学术交流。接收来自巴基斯坦、美国等 14 个国家的医学生，2012 年成为英国爱丁堡皇家外科学院和中国香港外科医学院普通外科专科医师培训中心。

近年来，医院全面布局、精准定位，打造国内一流学科，对 19 个一流学科累计投入经费 1.115 亿元。探索学科内涵式发展道路，确立一流学科战略规划。根据学科特色形成竞争态势、优化资源配置、理顺管理体制，出台《哈医大一院一流学科建设项目考核管理办法》。构建多维立体人才体系，强化学科带头人引领作用，落实科主任考核，出台《哈医大一院学科

（病房）主任管理办法》。夯实人才基础，强化青年人才培养力度，出台《哈医大一院高层次人才引进实施办法》和《哈医大一院柔性引进高层次人才管理办法》，通过"全职＋柔性""国内＋国外"全面引进高层次人才，使学科梯队更加合理。同时出台《哈医大一院优秀青年医学人才培育资助项目》和《哈医大一院杰出青年医学人才培育资助项目》用于持续培养和造就优秀青年医学人才和后备力量，"优秀青年医学人才培育资助项目"给予每人 3 年 90 万元资助，"杰出青年医学人才培育资助项目"给予每人 3 年 150 万元资助，定期组织学科建设和梯队建设工作的监督和服务，实现从"等人、招人"向"请人、找人"转变，从"个人引进"向"团队引进"转变，力争建立高水平的学科梯队，助力医院建设国家区域医疗中心。

医院还十分重视高端人才引进，近五年，从美国、澳大利亚、比利时、日本、韩国等多个国家，以及国内院校引进高层次人才 30 余人，夯实了学科建设和人才培育基础，为医院高质量发展之路提供不竭的动力源泉。

五、援边疆、援非洲、承大爱：坚持公益属性，担负服务社会义务

在医院党委的领导下，在党建精神的感召下，医院派出专家医疗队参加援非、援藏、援疆、支援黑龙江省边远地区的医疗援助活动。2010 年以来，医院累计派出 13 批 50 名援疆专家支援新疆阿勒泰市人民医院和新疆生产建设兵团第十师北屯医院；自 2017 年以来，派出 7 批 33 名医疗专家对口支援西藏康马县。哈医大一院人在援非、援藏、援疆期间，帮助当地开展多个"首例"，培养了一批高水平的医护人员，有力提高当地的医疗技术水平，为西藏、新疆人民群众与黑龙江人民搭建起友谊的桥梁。

（一）援疆医生万里之外送来角膜——"终于能见到我的两个宝宝了"

"我们来到这里的任务，一是在艰苦的医疗条件下，挽救更多的生命；

二是授之以渔，等我们离开这片土地，当地的医生依然有能力为患者提供最好的救治！"

2022年6月30日下午，飞机划过落日的余晖缓缓降落在新疆的机场，哈医大一院医疗团队整装待发，到达新疆开展医疗支援工作。

"谢谢您，来自哈尔滨的美丽专家，不远万里为我送来角膜，感谢那位远在异乡我不知道名字的捐献者，是你让我再次见到了光明，终于能见到我的两个宝宝了……"

2022年7月1日，在阿勒泰市人民医院，哈医大一院援疆眼科医疗队领队、哈医大一院眼科医院院长张弘教授成功为当地一名因双眼角膜变性自幼失去光明的哈萨克族女士叶尔克什·托克陶白进行了角膜移植手术，当时这是阿勒泰地区首例角膜移植手术。

30岁的叶尔克什是两个孩子的母亲，她自幼失明，甚至从未见过孩子的模样。这次听说黑龙江哈尔滨眼科医疗专家们带着珍贵的眼角膜来到阿勒泰，帮助她重见光明，叶尔克什激动得几夜都没有合眼。初见张弘教授带领的眼科医疗队时，叶尔克什紧紧地拉住张弘教授的手，用哈萨克语向不远千里来提供救治的专家们表示感谢。

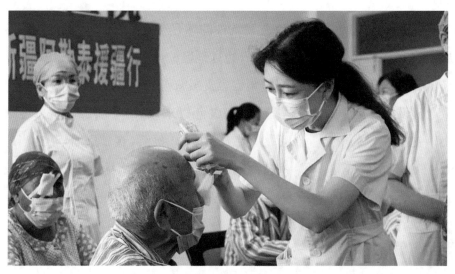

2022年7月，哈医大一院医护为阿勒泰地区患者术后揭纱换药

在完成角膜光学相干断层成像（OCT）、角膜内皮细胞计数等相关检查后，21时20分，张弘教授为叶尔克什进行了角膜移植手术。手术十分顺利，成功取出了混浊变性的角膜组织，并用透明的供体角膜替换，仅30分钟，这枚承载着黑龙江人民友谊和光明的角膜，就已被成功移植到叶尔克什的右眼。两天后，当眼上的纱布被张弘教授揭开时，叶尔克什见到了久违的光明，她再一次紧紧地握住张弘教授的手，向这位远方来的"光明使者"表达最真挚的感谢。

同一时间，为使哈医大一院先进的诊疗技术惠及广大新疆百姓，医院党委副书记施旸同阿勒泰市人民医院党委副书记、院长管克平，共同签署《哈尔滨医科大学附属第一医院与阿勒泰市人民医院卒中中心发展合作协议》，帮助阿勒泰市人民医院打造高级卒中中心。哈医大一院神经内科和神经外科是国家级高级卒中中心，具有雄厚的实力和水平，位居全国前十，"中华民族一家亲，同心共筑中国梦！"此次合作，是推动阿勒泰地区卒中防治工作进展的重要举措，体现了哈医大一院始终践行"甘于奉献，大爱无疆"职业精神的坚定决心。

（二）跨山海、赴万里、医道无界：哈医大一院医生在非洲迎战埃博拉病毒

2014年9月18日，黑龙江省赴西非利比里亚第二批援外医疗队的哈医大一院感染科陈国林医生、重症医学科金松根医生，在抵达利比里亚首都蒙罗维亚后，迅速加入黑龙江省驻利比里亚医疗队，进行为期一个月的医疗救助和防控工作，当时两位医生主要负责埃博拉出血热的防治筛查工作与对当地人员的预防宣教工作。

彼时，刚刚抵达非洲的医院医疗队在埃博拉病毒防治中面临巨大风险，当地生活环境恶劣，饮用水存在卫生问题，医疗队员们时常闹肚子。但面对严峻的病毒传播情势，队员们克服身体不适，坚持开展埃博拉出血热的宣教与筛查工作。每当出现发热患者时，两位医生先排除伤寒、霍乱、疟疾等当地常见的传染性疾病，再进行埃博拉病毒的检疫工作。

当为期一个月的援非任务圆满结束，两位医生也感到无比自豪，因为他们跨越山海，远赴国外贡献了自己的力量，他们的故事也在援外医疗事业中被永远铭记。

六、招可来、来能战、战必胜："人民的需要就是我们逆行的方向"

"苟利国家生死以，岂因祸福避趋之"，哈医大一院是一个英雄的队伍，一百年前，马来西亚裔华人伍连德博士不远千里来到哈尔滨，扑灭了震惊世界的东北鼠疫。一百年后，传承伍连德博士赤诚爱国主义精神和救死扶伤、无私奉献人道主义精神的哈医大一院人，以人民的需要作为逆行的方向。以实际行动践行着"招可来、来能战、战必胜"的誓言。

2020 年 1 月 27 日，在疫情最危急的时刻，在国家最需要的时候，205 名哈医大一院医护人员挺身而出，逆风而行，远征武汉，与全国 40 000 多名医护人员一道，奋战在抗疫的第一线。

哈医大一院医疗队整建制接管武汉市第一医院重症病区，支援华中科技大学同济医学院附属协和医院的三个病区，转战武汉大学人民医院东院区。六十多天里，哈医大一院医护人员寸步不离、死看死守，从"小北龙"的顺利降生到 98 岁"稀粥"婆婆祖孙三代治愈出院，挽救了 319 名新冠病毒感染重症患者，让 26 条新生命成功诞生在这个温暖的冬天，为武汉人民献上生的希望。其中 98 岁的"稀粥"婆婆，是当时全国治愈出院的最高龄新冠病毒感染患者之一。老婆婆刚到病房时，医护人员注意到她总是紧闭着双眼，躺在床上一动不动。因为身体虚弱以及合并多种老年疾病，她病情严重且治疗护理难度都很大。领队赵长久了解情况后作出指示，要坚决贯彻党中央部署，始终把人民群众生命安全和身体健康放在第一位，不惜一切代价抢救老人生命。医疗队为老婆婆订制了精准的诊疗方案，并每天为其提供稀粥、牛奶、蛋白粉等富含营养的流食。经过悉心治疗，老婆婆的各项生命体征和检查指标逐渐向好，最终平安出院。

2022年3月初，吉林省新冠疫情形势严峻，重症和危重症患者呈爆发式增长，哈医大一院先后派出三批拥有多次抗疫经验的52人重症医疗队驰援吉林。

哈医大一院重症医学科主任赵鸣雁教授，作为国务院联防联控机制医疗救治组首批专家在吉林奋战45天，是支援吉林省最早，也是坚持时间最久的外省医疗专家。在吉林期间，哈医大一院重症医疗队克服困难、艰苦奋战，24小时待命，主动延长进舱工作时间，高强度、超负荷地连续工作30多个昼夜，共计完成ECMO救治6例、有创心功能监测4例、有创血压监测50余例、有创机械通气20余例、无创机械通气20余例、经鼻高流量氧疗近40例、连续性血液净化40余次、支气管镜治疗50余次、中心静脉置管40余例、重症超声150余次、气管切开3例，以实际行动践行了哈医大一院人"人民至上、生命至上"的信念。

哈医大一院人攻坚克难，逆行武汉、天津、新疆、海南、内蒙古、西藏、吉林等地参加疫情救治任务，医院多名专家作为国务院联防联控机制医疗救治组成员，运用"哈医经验"与"群力模式"，亲身参与指导国内多地疫情救治工作，用医者的担当守卫人民群众的生命安全和身体健康。

2020年，哈医大一院派出专家飞赴俄罗斯，视频连线意大利医护人员，共享疫情防控所取得的经验，与全世界同行一道共抗疫情、共克时艰，展现了中国维护全球公共卫生安全、维护人类健康福祉的大国担当和作为。

七、铸文化、续血脉、聚人心：文化铸魂促发展，聚力打造人文医院

文化是建院之魂，医德是立院之本，医院充分发挥思想文化宣传的引领作用，深刻把握新时代医院高质量发展新文化建设内涵，将社会主义核心价值观融入医院文化，推进人文医院建设，铸医院之魂，强医院之本，唱

响时代主旋律。

（一）赓续血脉，薪火相传：打造文化阵地，传播哈医精神

众所周知，伍连德博士是中国现代医学先驱、著名公共卫生学家、医学教育家、社会活动家、卫生保健事业的开拓者、杰出的爱国主义者和人道主义者。伍连德是毕业于英国剑桥大学的第一位华人医学博士，1907年受聘回国任职，1910年末，东北鼠疫大流行时，被清政府任命为全权防疫总医官，带领东北民众采取多种科学的防疫措施，不到4个月就扑灭了这场震惊中外的鼠疫大流行，使人类又一次免遭疫病浩劫，被世人誉为"鼠疫斗士"。在为中国工作的30年中，伍连德博士建立了22所医疗卫生机构，他也是哈尔滨医科大学第一任校长。

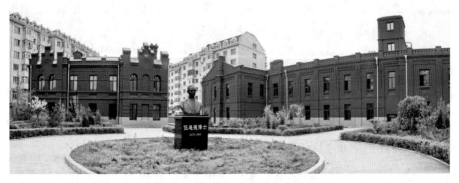

哈医大一院伍连德纪念馆全貌

为纪念伍连德博士的丰功伟绩，2008年，在伍连德博士工作旧址，医院承建了黑龙江伍连德纪念馆，这也是国内首个为医学家建立的纪念馆。开馆以来，共接待参观5 000余场，累计参观人数近20万。参观人员包括社会群众、各界名人、大中小学校师生、医学院校学生，企事业单位、医院、卫生检验机构、海关职工，社会团体、各类学术会议参观团及来自俄罗斯、德国、日本、美国、英国、韩国、印度、新加坡、马来西亚的国际友人。纪念馆先后被授予哈尔滨市首届"十佳人民建议成果"先进单位、省级爱国主义教育基地、黑龙江省高校科普教育基地、哈尔滨市爱国主义教育基地，

获得各类荣誉 11 项，被中华全国归国华侨联合会评为"华侨国际文化交流基地"。

赓续历史红色血脉，薪火相传哈医精神。在医院发展的 75 年历史中，医院始终秉承"团结、奉献、敬业、创新"的院训，始终秉承"教书育人，为人师表，服务患者，诚信为本"的办院宗旨，始终秉承"一切以患者为中心"的发展理念；《奉献爱心》的院歌传递着全院医疗工作者尊重生命、关爱患者的博大情怀；医院院徽展示了哈医大一院人追求卓越的信念。它们共同构成了以高尚的医德、精湛的医术、严谨的医风和为创建国内一流医院而努力奋斗的医院文化核心。

医院在南岗和群力两个院区分别建立了"历史长廊"和"文化长廊"，定期更新医院画册，开设哈医大一院网，1998 年创刊的《哈医大一院报》，与全国三百多家医院进行交流，是全国医院报刊协会理事单位，并承办两届年会。

（二）聚焦"小切口"、做活"大文章"：宣传文化矩阵，赋能医院发展

医院围绕"政府关心、医院关注、科室关键、患者关切"，聚焦"小切口"，做活"大文章"，精准策划"学科宣传年""振兴龙江，强院有我""急诊室的故事"等宣传方案，打造"名医、名科、名院"品牌，相关报道在全国引起广泛关注。其中，"急诊室的故事"系列总浏览量 7.3 亿次，2023 年《重症医学科女医生跪地抢救溺水市民》《急诊室护士冲上公交车抢救患者》，全网转发 31 万条，浏览量 1 200 余万次，获得广泛称赞。

医院响应"健康中国"战略，面向全院医生发出健康科普倡议，邀请科室主任、老中青专家走进"健康龙江""健康直播室""名医在线""龙江好医生"等科普平台直播 342 场，累计浏览量 7 000 余万次，达到了外宣内导的宣传效果，同时精心制作的骨科《一分钟健身操》也受到广泛关注好评，突出了医院的权威性、专业性和人文性。

为应对暑期就诊高峰，医院精准策划、分层宣传，聚焦暑期就医热点，

采写《多措并举迎接暑期就诊高峰》，制作"暑期就诊温馨提示"视频，组织"关心青少年，暑期献爱心"大型义诊周，持续开展青少年健康知识、青少年诊疗、互联网门诊宣传，取得良好社会效果。

医院积极探索融媒体建设及管理模式，利用微信视频号、抖音号开展短视频推广，建立"十步"闭环管理链条，明确"提前策划、制定分工、撰写脚本、前期拍摄、专家采访、录制口播、后期剪辑、审核发布、媒体推广、总结复盘"的短视频制作流程，打造《春天的对话》《杰青优青"圆桌派"》《小周探院》《新闻播报，有一说医》《半月新闻看点》《健康科普一分钟》等多个短视频品牌，成为医院对外宣传的一个重要阵地。其中，访谈栏目《春天的对话》邀请 19 位"一流学科建设项目"带头人畅谈学科建设，共话医院发展，在行业中引起广泛关注。

医院从"一切以患者为中心"和"医院高质量发展"两个维度，全方位策划宣传医院各项工作，2022—2023 年全媒体传播量 31.86 万篇次，累计浏览量 32.2 亿人次。2023 年在全国卫生健康宣传工作电视电话会议上，哈医大一院作为全国公立医院唯一代表作典型发言，并邀请中央电视台、新华社、人民网、黑龙江日报、黑龙江省《新闻联播》等主流媒体走进医院报道医护人员连线的感想体会，全网报道 3 000 余篇次，累计浏览量 6 亿人次。

一直以来，医院坚持党的全面领导，深入学习宣传贯彻党的二十大精神和医院第十八次党代会精神，认真传达习近平总书记重要讲话重要指示批示精神、党中央国务院重大决策部署等 248 项，传达省委、市委和学校党委工作部署 175 项，夯实"三重一大"决策管理，强化制度建设，建立医院管理制度 14 项，完善优化制度 44 项。坚持党管干部、人才，引、育、管、用、留并重，激励引导全院科主任在思想文化建设、医疗、教学、科研、人才培养、运营与管理等方面发挥引领作用，推动科室高质量发展，在一流学科建设项目方面，不断加强柔性人才引进，加强科研、学科总经费投入，其中"优 / 杰青"72 人，投入经费 8 640 万元。医院还重视思想文化建设，筑牢意识形态阵地，努力打造"名医、名科、名院"品牌矩阵全媒体传播，推出《春天的对话》等短视频98期，传播量突破17万次，累计浏览量突破17亿人次。医院还加强全面推进从严治党，涵养优化政治生态，保持高压态势，惩治腐败，让医院政治生态风清气正。同时，扎实开展主题教育，大兴"察实情、谋良策、破难题、促振兴"调研之风，引进省内首台PET/MR，分子影像技术迈进国内先进行列，国家临床重点专科增加至20个，省级医疗质控中心增加至23个，医院各项工作再立新功。通过以上努力和一系列举措，国家卫生健康委公布的2022年度全国三级公立医院绩效考核国家监测指标考核结果中，哈医大一院再攀高峰，在全国1 414家综合性医院中排名第55位，四级手术排名第24位，CMI排名第58位。由2018年的138位跃升到2022年的第55位，连续四年获得"A+"评级，这全面展示了哈医大一院近年来高质量发展的成效。

奋斗铸就辉煌，实干赢得未来。2024年是新中国成立75周年，是实现"十四五"规划目标任务的关键一年；也是哈医大一院建院75周年，迈向高质量发展的攻坚之年。传承红色基因、赓续红色血脉，在伟大抗疫精神中汲取前进力量的哈医大一院人，将以"千磨万击还坚劲"的韧劲、"策马扬鞭自奋蹄"的干劲、"不破楼兰终不还"的闯劲，守正创新、踵事增华，续写医院高质量发展新篇章！

第十七章

传红色基因，守济世初心

——记西南医科大学附属医院的党建与文
化实践之路

　　泸州位于长沱两江交汇处，地扼川滇公路之要冲，为川渝滇黔三省一市交界地区的物资集散地和水陆交通枢纽，历来为兵家必争的川南重镇。然而，解放初期的泸州，医疗卫生条件极差，这片土地上的人民群众深受疾病的困扰。七十余年前，中国共产党在祖国的大西南播下的一颗守护人民群众健康的红色种子，如今已成为西南地区千万人生命健康的"守护神"，为人民而生，因人民而兴，红色基因一代一代流淌在西南医科大学附属医院人的血脉里。

一、萌芽忠山，从白手起家到争创一流

　　1935 年，四渡赤水的红军让泸州人民第一次认识这支在中国共产党领导下"不入民房，不扰商铺"的仁义之师。1950 年 1 月的一个冬夜，一支由 128 人组成的队伍踏上了泸州城的街道，他们席地而卧，和衣而眠。称谓变了，番号改了，可仁义之师的传统却在战火的洗礼中传承不绝。至此，他们脱下军装，换上白衣，开启了西南地区医疗卫生事业的嬗变。

（一）艰苦创业，于忠山兴"红色医院"

　　"我们到达的是泸州市下面的一个小地方，到的时候已经是晚上了，走前面的士兵想去敲老百姓的门，为大家找个落脚的地方，却被领导制止了：这么晚了，我们就不打扰老百姓了，天亮再说。"作为中国人民解放军第二野战军战士，后转业成为川南医院外科助理护士的廖静敏回忆道。就这样，部队医院 128 名战士沿着街边和衣而眠，度过了他们在泸州的第一夜。

　　在接收泸县育群女中校舍后（计有楼房 10 间，平房 24 间，约 1 728m²），战士们利用随身带来的 93 挑（担）药品和器材，其中最昂贵的就是一台显微镜。经过两个多月的准备，1950 年 8 月 1 日"川南医院"正式成立，首任院长是曾跟随白求恩医生学习外科手术的谢水里；8 月 2 日，医院正式开

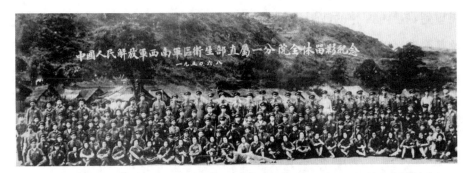

1950年，中国人民解放军西南军区卫生部直属一分院128名干部战士集体转业，
到泸州组建川南医院

始接收患者，开设对外门诊，设有病床97张，分为内科和外科，每日门诊量约170人。

1950年11月，医院副院长、党支部委员喻耀喜率60人再着军装，奔赴抗美援朝战场，其余的68人执行留院工作任务。1951年，在西南行政区卫生部部长钱信忠的提议下，留德博士房师亮、张祖德等一大批优秀专家扎根泸州，创立了西南医科大学的前身——西南区川南医士学校，首批招生43人，学制2年。次年5月，为加强医护力量，时任川南行署卫生厅厅长孙毅华受党和政府的委托，以"三顾茅庐"的精神和求贤若渴的远见卓识，亲自登门邀请或以抽调干部的方式，先后从自贡、简阳、内江、宜宾等地请来何贵义、胡正烈、林茂萱、陆福培、赵泽普等业务骨干医师，后又先后邀请和抽调谢晋勋、吕慎益、史克宪、王开伯、乐以和等医师以及原泸州市人民医院（前身乃1913年建立的泸州福音医院）院长杨俊明汇集于川南医院。11月，经川南行署同意，西南军政委员会批准，拨专款90亿元（折合人民币90万元），在忠山山麓新建医院。1953年6月16日，川南医院正式迁入忠山新址。至此，这个由128名解放军战士创建的"红色医院"——川南医院正式扎根忠山，并在忠山山麓上伫立至今。

（二）奋力拼搏，打赢没底气的"硬仗"

在医院发展史上，具有里程碑意义的大事件是三甲医院的创建。谁能想到,在 1988 年的四川省卫生厅医院等级评审会现场,时任泸州医学院及其附属医院院长的范生尧在面对医政处领导询问时即兴回答的一句"我要创建三级甲等医院"在几年后真的成为现实。当时川渝地区只有华西医院、重庆医科大学附属第一医院和四川省人民医院才是三甲医院,而对照三甲医院的要求、条件,当时的泸州医学院无论是规模、设备、床位等硬件设施,还是医师力量、科室结构等软性条件都有着不小的差距,所有人心里都没底,可这"仗"必须打。

为达成目标,大家拿出了"不怕困难多,敢啃硬骨头"的战斗精神,将创建三级甲等医院作为工作重点和主要任务。医院党委全员动员、整体部署,提出"风雨同舟、荣辱与共,苦战百日,实现三甲"的行动口号,并成立"医院等级管理领导小组"。回忆起医院创建"三甲"关键期的工作场景,时任心内科护士长的张泽芳感叹道:"很艰难、很不易、很辛酸。"当时,心内科医护人员 20 多人,却要承担普通科室和监护室的就诊和护理工作。"医院创三甲,心内科作为医院重点科室,也是检查的'热门'科室,每逢检查,

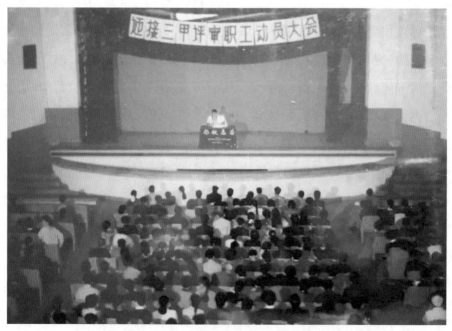

1990 年,医院召开迎接三甲评审职工动员大会

必然榜上有名。心内科护士考什么？考理论，考操作。"张泽芳说，尽管科室人员少，工作量很大，但没有一个人撂挑子，为了提高操作能力就利用下班时间勤加练习，为了夯实理论知识就夜里挑灯攻读，直至科室从50%的中专学历提升到另一个台阶。

1993年3月，医院成功获批成为三级甲等医院，在内容上、质量上、实力上，跻身全国优秀医院之列。抛去创建时期的艰辛与汗水，所有人都能够自豪地喊出："我们是三甲医院啦。"

（三）医教并进，医学攀登铸就辉煌

急民之所急，救民之危难，守护生命健康是医卫工作永恒的主旋律，更是医院创业时期的考验。1966年6月22日凌晨，位于四川省合江县和江津县交界的泸州气矿塘河1号井在进行钻井试压过程中，防喷气管破裂，引发了一场冲天大火，32111钻井队全队职工和家属奋不顾身，冒着生命危险抢关气源闸门，与烈火展开殊死搏斗。医院在收到救援命令后，紧急派出数十名医务人员奔赴现场抢救伤员，并承担了后续部分伤员的治疗工作。其中，医院因抢救32111钻井队英雄群体，被奖励了一枚毛主席像章。此外周传美、范秋生、黄宣惠、黄占武等同志因表现积极、成绩显著而受奖。

1967年，14岁的泸县人魏定福左臂意外被绞断，青年医师黄荣初、黄德坊等人，在全国仅有一例断肢再植手术成功案例、没有手术显微镜和精密的手术器械，甚至连足够细的缝线都没有的情况下，成功施行了因绞轧所致的断肢（臂）再植术。手术的成功在当年引起了极大的关注，《人民日报》作了头版报道，中央人民广播电台用英文向全世界播发，新华社外文电讯发送了这一消息，称"在中国西南地区一个中小城市中，一组年轻的医务人员，在艰苦的条件下，完成断臂再植手术。"

2003年10月7日，体重约5公斤、腹部相连的连子、连心姐妹出生在宜宾市江安县，其父母多方求医无果。泸医附院组织了小儿外科、肝胆外

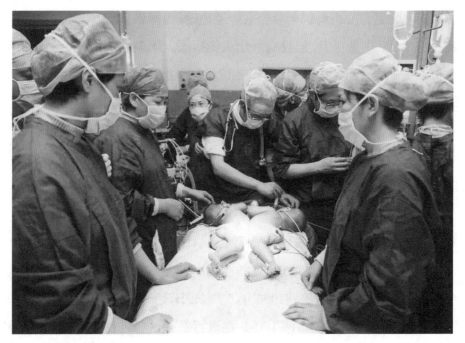

2004 年，医院 12 个科室的专家们为连子、连心实施分离手术

科、血管外科、整形外科、麻醉科等 12 个科室的专家们为连子、连心成功实施分离手术，创造了四川省首例连体婴儿成功分离的奇迹。连体婴儿分离的故事，引起全国数十家媒体关注。央视《东方时空》制作了长达 10 集的纪录片，全国人民和连子、连心一起关注"分离"。

2007 年 1 月 19 日，这一天是 40 多岁患者罗江明刻骨铭心的日子，也是他重生的日子，一颗来自 19 岁捐献者的健康心脏，由时任胸心外科廖斌教授（现为西南医科大学党委书记）及其团队通过手术植入他的胸腔。要知道，那时的罗江明来院做手术前，心功能已经很差了，按临床判断，他活不过半年，但拥有另一颗健康心脏的"换心人"罗江明积极乐观地生活着，他的每一次心跳都是对自己生命极限的挑战，每过一次生日都在刷新着四川心脏移植手术的存活时间纪录，如今，他还打破了国内心脏移植手术存活时间最长 16 年的纪录……一个又一个的生命奇迹，不断刷新着忠山的医学高峰。

近年来，西南医科大学附属医院以创新思维推动科研进步，投入大量人力、物力，推动医学研究逐浪前行，科技创新硕果累累。最近五年，医院在国家自然科学基金重点项目、外青项目上均取得突破，现有省部级及以上在研科技项目 200 余项；以第一作者或通信作者发表 SCI、北大中文核心等代表性论文 2 000 余篇。作为全球核医学领域发表 SCI 论文影响力排名前三、全国排名位列第一的核医学科更是备受关注。自 2017 年起，针对恶性肿瘤发生骨转移的情况，核医学科开始自主研发相关治疗药物；2019 年，肿瘤科率先在西南地区将镥 -177 用于肿瘤诊疗一体化；2021 年，肿瘤科成功将 68Ga-TBM-001 用于分子影像早期诊断、177Lu-TBM-001 用于精准靶向治疗。2023 年，核医学科团队 TBM-001 项目成果成功转化，将加快放射性新药注册进程，打通药物研发与转化应用的"最后一公里"。

在人才培养上，医院不断前进，推动学科多元化发展。从 1978 年泸州医专升格为泸州医学院开始，医院便有了培养本科医学生的资格；1995 年临床医学院开始招收硕士研究生，"那年，在 200 多所申报学校里，我们学院成为唯一成功申请硕士研究生授权单位的医学院校，附属医院心血管专业成为学校首次成功申硕的三个专业之一。自此，我们能够培养硕士研究生，在人才培养档次上，跃上了一个新台阶。"原医院院长范生尧说。

2004 年医院开始招收临床医学本科留学生；2007 年 9 月开始承担留学生的临床教学工作；2010 年获批临床医学硕士学位授权一级学科；2015 年 12 月，学校正式更名为西南医科大学；2016 年 2 月，医院随之更名为西南医科大学临床医学院 / 附属医院；2021 年，学校正式获批成为博士学位授予单位，临床医学也获批博士专业学位授权点……如今，医院拥有忠山、康健中心两个院区，占地面积 800 余亩，职工 4 600 余人，其中专业技术人员 4 200 余人，博士、硕士 1 400 余人，高级职称 600 余人，省级学术和技术带头人 8 人、后备人才 67 人，享受国务院政府特殊津贴专家 22 人，天府名医 4 人，教育部"新世纪优秀人才支持计划"1 人，四川省突出贡献优秀专家 15 人，担任省级医学会主任委员、候任主任委员及副主任委员 50

余人，引进外籍专家 10 人，其中包括全职引进妇科及乳腺外科国际权威塔奇曼教授（荣获 2018 年四川省天府友谊奖、2019 年度中国政府友谊奖、应邀出席中华人民共和国成立 70 周年庆典）、德国波恩大学耳鼻喉头颈中心前主任布兹教授等。

二、茁壮忠山，党建引领创新时代新格局

医院发展从小到大，从弱到强，直至现在的崛起成峰，成为一支守护川渝滇黔地区人民健康的重要力量，这是听党话、跟党走、党建引领发展的结果。近年来，医院将党建引领与创新发展紧密结合，形成强大合力，不断提升人民健康水平，助力健康中国建设，为实现中华民族伟大复兴的中国梦提供坚强保障。

（一）从无到有，标准化建设凝心聚力

从 1950 年建立第一个党支部起，医院不断在忠山"开枝散叶"，目前有3 126 名党员（其中专职党务干部 335 名），9 个党总支，99 个党支部，形成了"医院党委 - 党总支 - 党支部"三级组织架构。如今，大部分党支部建在科室，临床科室、医技科室的党支部书记 100% 从科室业务骨干中选任，确保党建工作和业务工作同心同向、同频共振。

在党建工作中，医院坚持"以人民健康为中心"，强化"政治引领、组织引领、作风引领、战略引领"，将党建与医院发展的中心工作有机结合，推动医院高质量内涵式发展。西南医科大学附属医院目前以"医疗水平和服务质量、教育教学水平质量、人才和学科建设、医院管理水平、医院文化助推"五大提升工程，"医疗质量与技术创新、临床教学与继续教育、科学研究与成果转化、人才培养与机制建设、科学决策与精细化管理、信息化建设与数字化平台、加强党建与文化建设"七大重点任务，实现医院高质量可持续发展，承担川渝滇黔结合区域医学中心的职责。

公立医院是党领导的卫生健康战线的主力军，是党联系人民、服务群众的重要窗口。2018 年，中共中央办公厅印发《关于加强公立医院党的建设工作的意见》后，医院党委将党支部标准化建设作为狠抓的重点工作，严格落实党委领导下的院长负责制，充分发挥把方向、管大局、作决策、促改革、保落实的领导作用，制定完善《党委会议事规则》《院长办公会议事规则》《贯彻落实"三重一大"决策制度的实施细则》《西南医科大学附属医院章程》等规章制度，把党建工作要求写进医院章程，健全现代医院管理制度。严格执行党委书记、院长定期沟通制度，认真执行"三重一大"集体研究和重大事项请示报告等制度，进一步提升领导班子科学决策、民主决策、依法决策能力。此外，早在 2017 年，医院就成立了行风办公室，完善投诉处理渠道，投诉办结率达 100%，群众满意度持续提高。2018 年还成立目标督查办公室，深入贯彻"职能部门为临床一线服务""临床一线为患者服务"的工作理念，开展全院"走基层、转职能、改作风"、党政查房、"作风建设年"等专项工作，进一步加强和促进全院职能部门、临床科室作风建设。

（二）探索创新，党建＋联盟实现医共体建设

2018 年，公立医院党组织被赋予把方向、管大局、作决策、促改革、保落实的责任，党建的重要作用不容忽视。然而当时部分医院党建和业务融合并不充分，西南医科大学附属医院党委经反复探索，创新思考，将党建与业务工作有机结合，找到一条新时期医院"党建＋"的创新之路。

党建与业务之间的不融合状态，似乎同样延续在医联体成员间。为助推基层医疗水平提升，优化区域医疗资源配置，西南医科大学附属医院党委书记徐勇决定带领医院跳出传统思路，在川渝地区率先推行"党建＋医联体"模式。

2021 年 4 月，西南医科大学附属医院党建医联体联盟成立。目前共有 29 家成员单位，涉及川渝滇黔三省一市，构建了全方位多层次的医联体

党建联盟运行体制机制。通过政治理论共学、组织共建、资源共享、文化共处、人才共育 5 项措施,实现组织共建、活动共办、经验共学、工作共促的新局面。

党建医联体联盟成立后,进一步优化配置医疗资源,实现了优质医疗资源的下沉共享,积极推进了各成员单位的持续、健康、快速协调发展。如获评全国高校党建工作样板党支部的第四党支部(内分泌与代谢内科党支部),党支部书记高陈林是第 26 届四川青年五四奖章获得者,党支部以党建 + 医联体为基础,通过"党建 + 专科联盟"的方式,与古蔺县人民医院内科党支部形成结对共建。共建以来,先后指导开展新技术 7 项(帮扶科室获得医院年度新技术开展最多科室),帮扶 1 个新科室(内科综合病区)成立,协助申报市级重点专科(呼吸内科)1 个,提升了县域医疗机构对内分泌专科疾病的诊疗水平。此外,该团队专注科研,其研究成果《糖尿病及其慢性并发症的早期风险识别和创新性防治策略》荣获四川省科学技术奖一等奖;专注健康知识的普及,团队创作的《行稳致远——我的"抗糖"之路》以排名第一的成绩被评选为全国优质科普作品。

2023 年是全面贯彻落实党的二十大精神开局之年,是成渝地区双城经济圈推进建设第三年。2023 年 4 月,西南医科大学附属医院牵头成立了川渝滇黔边界区域医疗联盟,该联盟的成立就是通过党的坚强引领,使医院在基层首诊、双向转诊、急慢分治、上下联动的分级诊疗模式下,能更系统、更充分地发挥作用。首批联盟成员单位有 18 家,以县级医院为主,极大地解决患者对于医疗服务"最后一公里"的需求,有力改善各个省市的界限医疗发展不平衡不充分问题,为边界民众提供优质医疗服务。

(三)党建标杆,打造全国高校样板党支部

为进一步加强党员队伍政治思想、临床业务、科研能力、教学素养等方面的建设,永葆共产党员的政治本色,在各自工作岗位上充分发挥先锋模范作用,全力助推"五好"党支部建设,西南医科大学附属医院试行"党

员积分制管理"，以遵守党纪国法、严肃党内组织生活、参加理论学习、履行工作职责、提高科研能力、认真完成教学任务等情况为量化标准，实现党员日常管理的精细化、科学化、规范化，努力打造示范带动、奖优罚劣、动态管理的新平台。

该积分制以一年为积分周期，按照"党员积分＝基础积分（70分）＋加分项－减分项"的计算方式动态计算分值，实行每季度累计计分，年终结合全年加分、减分情况进行综合考评，积分情况作为党员评先选优、奖励惩处、下派进修等重要考评依据。西南医科大学附属医院第八十六党支部（肿瘤科党支部）率先开展党员积分制管理，通过近一年的试行实施，该党支部党员政治理念明显增强，讲规矩守纪律；服务理念提高，投诉率显著下降；勇于创新，积极开展新技术⋯⋯党员积分制管理的落地落实，推动着党支部向好向上发展。

在医院发展历程中，涌现出了一批优秀团队及个人。医院党委获评四川省党建工作标杆院系称号，第十一党支部（心身医学科党支部）获评"全国高校党建工作样板党支部"，第二十一党支部（重症医学科党支部）获评四川省公立医院"标杆党支部"⋯⋯目前，医院有22个党支部获学校"先进党支部"称号，300余名党员分获各级"优秀共产党员""共产党员示范岗"和"优秀党务工作者"称号。

从成立党支部到获评"全国高校党建工作样板党支部"，第十一党支部（心身医学科党支部）仅用了2年时间。党支部积极响应习近平总书记的号召，以党的初心使命为出发点，从优秀传统文化中汲取营养，以"为群众办实事"为落脚点，用"四心"工作法凝聚人心、促进成长、服务社会，关爱和帮助每一位需要帮助的人民群众。"四心"工作法即"用心"学理论，通过设立党员学习日、支部书记讲党课、开展阵地教育等多种方式进行，达到了将党建工作与业务工作结合，从体制机制上保证了党建工作和业务工作的深度融合；"精心"炼本领，党支部在医院党委的支持下，将党支部所在科室打造为集医疗、教学、科研为一体的精神心理专科，科室是中国阳光医院联盟成员单位、西部心身医学联盟成员单位、泸州市精神心理专科联盟单位;"暖心"聚活力,需要用一颗"真心",让人民群众感到"暖心";"全心"为人民,全心提供抗疫心理救援服务,全心关怀特殊教育学院儿童,全心服务高校师生群众,全心服务特殊人群和特殊工作岗位人群,全心提供地震灾区心理援助……通过"四心"工作法,第十一党支部将关心延伸到每一个人,真正做到全心全意为人民服务,全心全意为人民群众的心理健康保驾护航。

第二十一党支部(重症医学科党支部)成立于 2017 年,是一支女性占比超 83.6% 的"特种部队",是救治危重症患者的"主战场"。队伍的"主帅"雷贤英是医院重症医学科主任,也是医院首个重症女医师,她所在的党支部始终践行"五坚五重"工作法,即坚持政治引领,重思想筑堡垒;坚持文化浸润,重医德践初心;坚持队伍过硬,重精医促发展;坚持生命至上,重行动讲奉献;坚持不越红线,重廉洁树新风。此外,作为四川省住院医师规范化培训基地和四川省重症监护专科护士培训基地,三年来,重症医学科培养了 1 000 名规范化住院医师、40 名规范化护士、110 名重症专科护士,为川南地区输送了大量拥有重症医学专业技能的人才。三年来,党支部和党员承担多起突发公共卫生事件的医疗救治任务,为危重患者带去新的生命,抗击疫情期间,先后选派 60 名医护人员,驰援武汉、新疆、凉山等地,全力以赴救治每一位患者,圆满完成各项医疗救治任务;在 2021 年 9 月 16 日泸县地震中,党支部成立的医护救治专业组成功救治了地震伤员中伤情最重的 10 人。只要人民群众需要,他们将不顾一切、奋不顾身。

(四)服务提质,多措并举温暖人心

近年来,"服务"两字是西南医科大学附属医院的高频词,医院坚定践行"以患者为中心",牢记大型公立医院的责任与担当,开展"行政职能部门全心全意服务临床科室、临床科室全心全意服务患者,全面提升职工满意度、全面提升患者满意度"(简称"双服务、双提升")专项工作,敢于从内

部动真格，"刀口向内"，站在患者的角度优化服务路径，通过持续探索创新模式，为患者提供"一站式服务"，不断提升群众就医体验。

为帮助患者排忧解难，减少就诊等待时间，尤其是帮助外地来泸州求医的患者及家属降低求医成本，医院大力建设预约智能化平台，实施"分时段预约诊疗"模式，预约号源统一管理、动态调整，分时段精准到 30 分钟，门诊就诊预约挂号率从以前的 50% 左右增长到现在的 90% 以上；针对群众在医院办理相关手续烦琐等问题，医院与公安部门合作，在院区内开通新生儿办理户口登记窗口，每月至少能为康健中心院区出生的 400 名新生婴儿的父母提供便捷服务；与泸州市医保局在院区共同设置医保服务管理中心与融合服务平台，在门诊开设医保报销相关业务的服务窗口，让患者可以在医院办好需要前往政务中心办理的事项；医院还将专业系统相关的科室设置在同一诊区；检验科开设服务窗口，为复查检验项目的患者直接开单化验；优化入出院流程，提供入院手续办理、医保审核、出院结算、检查检验预约、出院患者健康教育等"一站式"服务，全力推进住院费用预结算、床旁结算等工作开展，尽可能地做到"当日出院、当日结算"。

2023 年 11 月 1 日，西南医科大学附属医院推行的"一次挂号管三天"，迈出了解决复诊需要重复"挂号"最关键的一步，患者到医院就医，同一疾病病程从挂号、诊疗、检查到取药等整个门诊环节，原则上只交一次挂号费，3 日内可携检查、检验结果在同一院区、同一科室免费复诊。同时，医院上新不少便民医疗服务，一系列让患者感到"放心、爱心、舒心、暖心、省心"的便民举措不断铺开：自助开单，智能排队，节约患者等待时间；智慧发药系统搭配拿药取号机，让患者坐等取药，不断提升医疗服务水平，一个个暖心服务细节连点成面，为患者搭建起温馨港湾，医院因此荣获 2023 年度泸州市就医体验感"五心"医院称号。

同时，医院党（总）支部、各科室紧紧围绕健康服务基层，创新形式，开展各式各样的健康服务活动，不断延伸三级公立医院医疗服务走基层、入社区、进家庭，切实解决患者就医急难愁盼问题。

三、花开忠山，文化赋能助力高质量发展

文化是医院的灵魂，是医院的核心竞争力，西南医科大学附属医院经过七十余年的发展，建立了一套适合医院发展的文化机制，形成了一批具有影响力的文化成果，同时深入挖掘地方文化潜力，更有效地实现文化赋能，为医院高质量发展注入新的活力。

（一）党建引航，软实力变硬支撑

目前，医院拥有 5 个国家临床重点专科、9 个四川省临床重点专科、4 个四川省重点（培育）学科、26 个四川省医学重点学科（实验室）、1 个四川省中医重点专科，2022 年国考排名跻身全国三级公立综合医院前 10%；2023 年临床医学学科位列基本科学指标数据库（ESI）全球学科排名前1%；2024 年医院被评为四川省医学中心……这些高质量发展的"硬支撑"源于医院文化"软实力"。

医院坚持党建引领文化建设，以社会主义核心价值观为导向，在继承和发扬中华优秀传统文化的基础上，通过医院七十余年的积淀、传承和创新，构建了兼容并蓄的特色文化体系。医院文化建设突出在"建"字上，主要涉及医院精神、文化传播、文化落地等。医院在历史发展进程中，沉淀了深厚的文化底蕴，文化理念就是从这深厚的文化历史长河中挖掘的精髓与医院目前发展所需的时代精神结合而成。目前，形成了"善德精医，追求卓越"的医院精神；"仁心，仁术，仁爱"的医院院训；"让患者放心就医，满意康复，延年益寿；让员工成就事业，享受工作，幸福生活"的医院愿景；"一切以患者为中心，全心全意为人民服务"的医院宗旨；"提高人民群众的卫生与健康水平"的医院使命；"诚信关爱，视患者如亲人"的医院服务理念等内容，医院将精神文化通过有效载体扎根到职工的思想中，将职工的奋斗目标、价值取向、利益追求统一到医院整体共同目标、共同价值和共同利益上来，加强了全院职工的凝聚力，增强了全院职工的社会责任感，

推动了医院更好更快地科学发展。

医院不断完善特色文化体系，2000年在全国率先引入企业形象识别系统，广泛应用视觉识别系统（VI）形象设计，形成医院的品牌标识符号、院旗、院徽等并使用到医院的建筑、环境中，形成具有医院特色的视觉文化。医院现有院徽、品牌标识以"泸州"汉语拼音首写字母"L"作为设计元素，融合代表医学的"十"标志，在绿色围绕的生命之城里，一轮金黄的太阳冉冉升起，这是对西南医科大学附属医院"守护生命，关爱健康"的最好诠释。

2020年，是西南医科大学附属医院建院70周年，其间医院打造了"3+5+1"文化工程项目，即建成一个600平方米的院史陈列馆，用文图声影反映医院70年的发展史和奋斗史；新创作一首院歌《忠山曙光》，唱响忠山神韵；拍摄一部纪实、访谈献礼片，记录70年春秋华章；编著5部书籍，有《西南医科大学附属医院志》——细数70年风雨变迁，有《忠山口述史》——老专家们讲述忠山故事，有《庆祝建院70周年纪念画册》——350张图片记录医院70年沧桑变迁，有《一周医讲2020：医说就懂，一看就会》——66篇科普文章普及健康知识，有《同行有你》——记录白衣战士的英勇善战；打造院区文化墙等一批文化阵地，多角度、多点位全面展示医院深厚的历史文化和精神文化……医院以文载道、以文传声、以文育人，注重思路创新、制度创新、载体创新，在文化的创新发展中形成昂扬向上的精神力量，创作了一批又一批的文化成果，得到了社会各界的认可。

此外，2022年医院制定并发布《西南医科大学附属医院文化建设五年规划（2021—2025年）》，让文化建设工作更加有章可循，进一步推动医院文化向人民满意、学生乐享、职工乐见的轨道纵深推进，将"忠山"这棵参天大树浇灌得更加茁壮。

（二）勇担重任，彰显使命与担当

医院践行社会责任，将推动公益事业作为一项重要的社会使命。作为国家（四川）中医紧急医学救援队成员单位，西南医科大学附属医院自建院以来，一直承担着泸州市乃至全国各地的突发公共卫生事件的救治任务，从救护"32111英雄钻井队"、救治"非典"患者，救援"5.12"汶川地震、青海玉树地震、云南鲁甸地震、雅安芦山地震、宜宾长宁地震、泸县地震、泸定地震伤员，到抗击新冠疫情，哪里有需要，哪里就有西南医科大学附属医院职工的身影。自1972年派出第一人前往坦桑尼亚后，一批又一批的医生跨洲越洋，成为救死扶伤的白衣天使。截至目前，医院已派出55人参与援外工作，足迹遍布莫桑比克、圣多美和普林西比、佛得角、东帝汶、瓦努哈图等国，医疗队员们牢记祖国重托，发扬救死扶伤的人道主义精神，勤勉工作，圆满完成工作任务，赢得了所在国政府和人民的赞誉……其实这世上本就没有什么超级英雄，有的只是用瘦弱的肩膀，撑起使命和

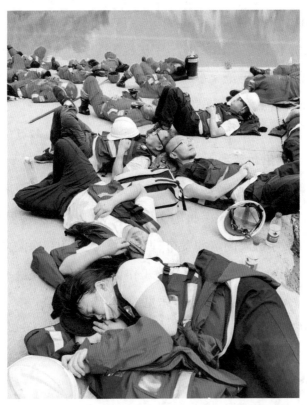

2022年9月8日，四川（川南）紧急医学救援队参加泸定抗震途中席地而睡

责任的普通人，着一身战甲白衣，前仆后继；戴一顶燕尾帽，鏖战孤寂；守一座雄城伫立，血汗如洗。

医院设有"忠山曙光健康公益"文化品牌，建立了党团医疗志愿服务总队、博士志愿者服务团、爱心助学团等公益团体。培育了"就诊天使导诊志愿服务""薪火文化宣传志愿服务""无偿献血""文明卫士"等10余个志愿服务项目，服务时长15万小时，服务群众超200万人次。多人获得四川省青年志愿服务优秀个人、泸州市优秀红十字志愿者、泸州市优秀志愿者等荣誉。创新开展的"安心有我"陪诊志愿服务项目，全国两会期间在中央电视台社会与法频道《夕阳红》栏目以《中国养老2023》养老创新服务专题纪录片的形式播放；"传承红色精神，梦动彝海情深"暑期社会实践志愿服务队获国家级重点项目立项；"hello，小白"关爱白血病儿童志愿服务项目，长期为白血病患儿提供人文、心理关爱和科普志愿服务，荣获第五届中国青年志愿服务项目大赛全国赛银奖、四川省金奖。医院党团医疗志愿服务总队被中宣部、中央文明办等十九个部门及单位评为"全国最佳志愿服务组织"，被中共四川省委宣传部、四川省人力资源和社会保障厅评为"全省学雷锋先进集体"。医院团委获评团中央全国五四红旗团委。

作为川渝滇黔结合区域的医疗中心，西南医科大学附属医院坚定责任，尝试着以蹲点驻村、支部科室共建，建立党建医联体、专科联盟、紧密型医联体等形式，探索出新时代的帮扶机制，将优质医疗资源下沉，不断发挥区域医疗中心的辐射能力、带动能力。近年来，医院将扶贫（乡村振兴）工作作为医院的重点工作之一，派出13位临床骨干赴苍溪、普格、越西、壤塘、旺苍、古蔺、叙永、合江的医疗机构挂职副院长等职务；组织100余名医护人员赴稻城、普格、盐源、越西等地医疗机构开展"组团式"帮扶和对口支援"传帮带"工作；组织50余人次医务人员赴稻城、乡城、昭觉开展执业医师考前培训。帮扶团队采用"师带徒"结对模式，采取"手把手""一对一"带教方式，传授经验、技术与理念，帮助基层医院业务骨干成长为学科带头人，还采取学术讲座、技术培训、教学查房、手术带教、疑难病例讨论等方式,实施人才培养计划,填补基层医院医疗技术空白,提升其医疗技术水平。

2018年起,医院帮助定点帮扶的叙永县旺龙村,建立近600亩的"西南医科大学附属医院生态大米种植基地";帮助凉山特补乃乌村,建设山羊养殖基地、生态高山鸡养殖场,试点蜜蜂养殖;帮助普格县采洛洛博村建设集民宿、露营等功能于一体的综合性乡村旅游示范基地……医院分别被省委、省政府评为"2018年度省内对口帮扶藏区彝区贫困县先进集体"和"2019年度定点扶贫工作先进省直部门",2021年获评四川省脱贫攻坚先进单位称号。

（三）增强"造血",输出文化"新"品牌

近年来,医院主动适应新时代媒体传播的变化,不断增强"造血"功能,持续更新文化品牌呈现的载体和渠道,根据医疗卫生行业宣传思想工作新动态、新规定、新要求,创新开展思想宣传工作,形成一个具有亮度和广度的文化品牌。

目前,医院构建了由微信公众号(西南医科大学附属医院服务号和"健康西南"订阅号)、官方网站、"健康西南"抖音号和视频号、今日头条号、官方微博号组成的自媒体矩阵。其中微信公众号粉丝突破180万,在四川省卫生健康委发布的四川省卫生健康系统微信影响力排行榜上位列前三。在健康报2018年度、2019年度"寻找卫生健康行业宣传创新案例活动"中,医院官微账号连续两年获"年度健康传播最佳案例",创作了数十条"10万+"阅读量的原创科普图文。推出的原创歌曲MV《青春选择题》在学习强国、新华社、封面新闻、微博、微信、抖音等平台阅读/播放量突破1700万人次,点赞超过16万人次。原创微电影《勇生》《微光》《绘声》《前进中的核医人》等获各级文化活动奖项20余项。

医院职能也从"治疗疾病挽救生命"向"健康科普预防疾病"转变,让老百姓口中的"名医"成为健康科普的主力军,真正让医院健康文化品牌

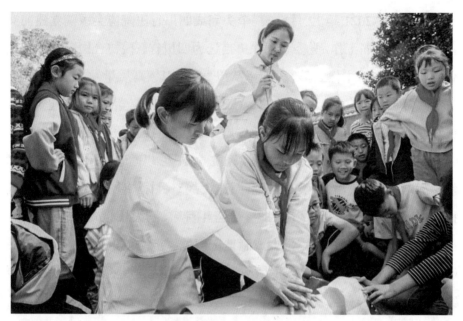

2023 年 10 月 11 日,健康促进科普基地医务人员走进泸州市叙永县大石镇旺龙村
为学生进行急救操作示范

落地有声。为推进科普工作的社会化、群众化和经常化,医院打造了 1 个
省级科普基地(西南医科大学附属医院健康促进科普基地)和 4 个市级科
普基地(预防儿童意外伤害科普培训基地、慢性疼痛性疾病科普培训基地、
青少年心理健康科普培训基地、出生缺陷防治科普基地),2022 年医院获
评省级优秀科普基地。通过健康科普小贴士、"一周医讲"科普视频、成立
"同心同向,健康同行"西南医科大学附属医院党外专家健康服务队、开展
"忠山•乐享健康杯"科普大赛等方式,将健康知识传递到千家万户,并形
成了一批健康科普品牌。此外,医院还出版科普读物,不断打造富有创意
的表情包、文创品等科普产物,如原创"星月传奇"组合"附小星""附小月"
医护形象表情包,开发健康日历、围裙等文创及周边,将健康科普知识印
到百姓日用品上,让科普真正融入生活。

宣传思想文化是党的一项极端重要的工作。多年来,西南医科大学附
属医院以党建引领医院文化建设,将文化铸魂战略列入医院发展的三大核

心战略之中。2021年12月，医院牵头完成四川省医院协会医院党建与文化专委会的换届工作，党委书记徐勇当选为四川省医院协会医院党建与文化专委会第二届主任委员，医院坚持以"党建引领高质量发展"为主题充分深入开展系列文化活动，形成具有四川特色的医院党建文化先进经验，推动专委会和会员单位高质量发展，更好地服务百姓，服务社会。

新时代，冲锋的号角已经吹响，医院党委紧扣"健康中国""健康四川"发展战略，瞄准成渝地区双城经济圈建设战略目标，结合医院实际，明确提出了医院"1357"发展战略，即一个奋斗目标、三大核心战略、五项提升工程、七个专项行动，牢牢把握成渝地区双城经济圈卫生健康一体化发展和建设国家区域医疗中心的重大战略发展机遇，为建设西部高质量教学研究型医院及高水平区域医学中心和特色鲜明的西部高水平医科大学不懈奋斗。

第十八章

医心为民践宗旨，聚力启航谱新篇

——陕西省延安市中医医院党建引领高质
量发展之路

延安，古称肤施、延州，被誉为"三秦锁钥，五路襟喉"，是中华民族五千年文明的发祥地之一。1935—1948年，党中央和毛主席等老一辈革命家在这里生活战斗了十三个春秋，领导全国人民夺取了抗日战争和解放战争的伟大胜利，培育了光照千秋的延安精神，是举世瞩目的中国革命圣地，是全国爱国主义、革命传统和延安精神三大教育基地。这个充满"红色"元素的地方，见证了中国革命的光辉历程，凝聚了无数英雄的热血与奉献精神，孕育了一代又一代优秀的"延安儿女"，汇聚了一批又一批艰苦奋斗的医务工作者。

宝塔山下杏林香，白衣天使育芬芳，为百姓健康，风雨中奔忙，医者播仁爱，悬壶济四方。一首《大医为民》，传唱"红"医精神，一份使命责任，执着坚定前进。走进延安市中医医院，一个个真诚的微笑，一声声关切的问候，一句句温馨的叮嘱，给前来就诊的患者带来亲人般的温暖。建院以来，延安市中医医院不忘初心，砥砺前行，秉承"以人为本、中西并重、惠泽百姓"理念，践行"敬业、厚德、务实、和谐"宗旨，坚持"党建引领、管理立院、人才兴院、科技强院、文化塑院"工作思路，向着实现"区域中心带动、辐射陕甘宁蒙晋"美好愿景勇毅前行。

一、创新貌守初心，开启救死扶伤新征程

延安，被誉为中国革命的圣地，位于城区的凤凰山，钟灵毓秀，景色宜人。作为党中央进驻延安的第一个落脚点，毛泽东同志在这里领导中国革命，指挥全国抗日战争，凤凰山因此被赋予了特殊意义。在延安市中医医院的发展史上，凤凰山也是一位特殊的"见证者"。

1955年，农历乙未年，延安凤凰山下，由医药世家苏诚甲等人共同发起成立延安利民联合诊所。一年以后，这个小小的诊所改名为延安县城关镇卫生所，此后数次易名，从延安县中医院、延安城区中医院，到2000年正式更名为延安市中医医院，2018年9月整体搬迁至延安新区，占地146

亩，建筑面积 115 600 平方米。在一次次转变和努力中，医院迎来了可喜的进步，整体实力大幅度提升。近年来，医院先后获批成为国家中医药管理局中医药预防保健、康复能力建设单位和陕西省中医药管理局"治未病"健康工程试点单位、陕西中医药大学教学非直属附属医院、延安市中医临床适宜技术培训基地、延安第三医疗集团总医院，陕西省"弘扬延安精神践行示范基地"、延安市"弘扬延安精神践行示范基地"，成长为延安市市级唯一一所由政府举办的集医疗、教学、科研、预防、保健、康复为一体的三级甲等中医医院。

半个多世纪以来，延安市中医医院不断继承和发扬中医药特色，强化医院内涵建设，以中国传统医学、传统疗法为根本，中西医并重发展，积极探索创新医院发展模式，为延安人民提供优质的中医特色诊疗服务。

2011 年 12 月，延安市第四次党代会提出"中疏外扩、上山建城"的战略，延安市委、市政府决定在延安新区新建一所突出中医特色、西医项目齐全的现代化三级甲等综合医院。

2015 年 6 月，占地 146 亩、建筑面积 115 600 平方米的延安市中医医院迁建项目在延安新区轩辕大道和德胜北路破土动工。2018 年 9 月 1 日，延安市中医医院搬迁至新院区，设立床位 1 000 张，设有临床科室 30 个，医技科室 12 个。中医妇科是国家级中医重点在建专科，脑病科、针灸科、皮肤科是省级中医重点专科，皮肤科、检验科、超声医学科、制剂室是市级重点专科，中医妇科、产科、皮肤科、针灸科、脑病科、康复科、泌尿外科、麻醉手术室为市级重点学科。2018 年 12 月 24 日，北京大学第三医院首批 16 个专业的 20 位专家长期进驻延安市中医医院开展传帮带工作，用最前沿的科学理念和最先进的诊疗技术，为医院学科建设和优质服务不断注入高效能"燃料"，迄今为止共有 163 名北京大学第三医院专家来延帮建，全方位助推医院的发展。

2019 年，依托北京大学第三医院医疗资源平台，乔杰院士工作站和石学敏院士工作站成功落户医院，成立陕北首家中西医结合生殖医学中心。

2020年10月16日,延安第三医疗集团正式组建挂牌。2022年6月15日,延安第三医疗集团安塞、甘泉分院揭牌成立。第三医疗集团充分发挥专家优势,深入基层,先后多次前往县区、社区、学校、机关开展义诊、健康科普巡讲活动,促进优质医疗资源下沉。在逐梦健康的道路上,医院坚持党建引领和组织保障两手抓,技术提升和创新发展两不误,不断提升综合实力和内涵质量,让老区人民近距离享受到优质的医疗技术服务。

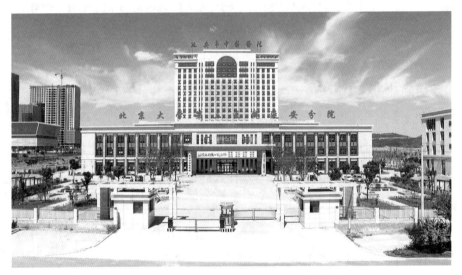

2018年9月1日,延安市中医医院启动整体搬迁

二、重传承谋发展,拓宽中西医融合发展新维度

延安时期,历经连年战乱,边区面临严峻的卫生形势,必须加强医疗卫生工作。中国共产党结合当时的医疗卫生工作实际,对于中医中药的实效性、文化性和科学性在思想认识上进行了有益的探索。同时,在发展中医药事业的方针政策、医药工作和群众卫生运动等方面开展有力实践。在这一时期,中国共产党对中医中药、中医药学及发展中医药事业的探索,主要包含两个层面:第一个层面,即中医中药的功效性和实用性问题、中医药学的科学性问题和中医药学的文化性问题;第二个层面,针对中医药

事业发展，主要包含加强医药工作与提倡"中医科学化"之间的辩证关系，"中医科学化、西医中国化"和"中西医团结"等。中国共产党从开始的探索到后来实现发展中医药事业思想体系的系统化，历尽艰辛，终获丰收，形成了发展中医药事业的两个中心工作、一个宏伟目标和一条统一战线。

1. **两个中心工作（加强医药工作和开展卫生运动）** 一是加强医药工作，重视群众的医疗诊治工作和中药的采购生产，尤其是中成药的工业制造，解决群众看病难、用药难的状况。二是开展卫生运动，与发展医药工作并重，通过加强卫生宣传教育，改造群众不卫生的生活观念和习惯，破除迷信反巫神。

2. **一个宏伟目标（中医科学化）** 延安时期中国共产党提出的"中医科学化"有三个特点，一是承认"中医有合乎科学的部分"；二是"中医科学化"重在提高，与"加强医药工作"和"开展卫生运动"的普及工作相互协调，共同担负起发展边区中医药事业的历史使命；三是"中医科学化"必须走"中西医合作"的道路。

3. **一条统一战线（中西医合作）** 延安时期中国共产党提出的"中西医合作"，是"中医科学化"最优的发展路径，也是团结全边区的中医、西医，共同完成为全边区人民生命健康服务的神圣使命。"中西医合作"是中国共产党的统一战线思想在指导发展中医药事业时所得出的思想认识的结晶，是一个重大的理论成果。从初期的"中西医团结""中西医结合"到"中西医合作"，其理论思想路径一脉相承。

延安市中医医院作为中医药文化继承和创新、展示和传播的重要场所，肩负着传承创新发展中医药的重要使命，坚决贯彻落实习近平总书记关于中医药传承创新发展的指示精神，以延安精神为指引，紧紧围绕"突出中医，发展西医，中西并重；以点带面，逐步推进，持续提升"这一发展思路，发挥中医优势，打造特色品牌，实施了从综合功能建设逐步转移到中医特色建设为主、从规模扩张建设逐步转移到内涵品质建设为主的两个发展战略转移。明确发挥中医药特色优势的工作重点，充分发挥中医在诊疗、康复、保健等方面的特色优势，制定落实了一系列发挥中医特色优势、提高中医临床疗效的制度措施，有力推动了医院中医药发展。

医院建立了中医综合诊疗中心，邀请国家、省市级名老中医坐诊、带教，集中医诊疗服务、中药材标本展示、中药制剂宣传、中医文化宣传为一体，为患者提供一站式综合诊疗服务。牵头成立延安市中医医联体，全市所有县区中医医院均为成员单位，传承中医技术，发展中医人才，发挥专业优势。积极开展中医对口帮扶工作，组织名老中医坐诊、义诊指导业务，开展中医适宜技术推广，不断推进县级医院中医综合能力建设，提高基层医疗服务能力，促进优质医疗资源下沉，让县区内群众在家门口就能享受到优质的医疗服务。

医院还邀请市域内中医专家召开了中医药事业发展座谈会，共谋中医药事业的传承与发展。充分发挥绩效管理指挥棒作用，引导临床突出中医药特色优势，各科室广泛开展中医病历书写，加强中医会诊，应用中医特色治疗项目67项，中医特色护理15项，疗效显著，深受患者好评。新建了名老中医工作室，诚邀省内外知名中医专家坐诊，共同促进中医药事业高质量发展。

三、创品牌拓载体，全面提升党建工作质量

建院以来，延安市中医医院党委以党建带创建，坚持把提升基层党组织组织力作为助推医院发展的坚强保障，围绕建设"为民、务实、清廉"医院目标，打造"三红三强"党建品牌，创建"弘扬延安精神践行示范基地"，以建设"学习型、服务型、创新型、和谐型"党组织为载体，牢牢把握服务中心、建设队伍两大核心任务，大力弘扬"大医精诚、仁爱创新"院训精神，积极践行"艰苦奋斗、开拓创新"延安精神，全面加强党的思想建设、组织建设、制度建设、作风建设、反腐倡廉建设。

（一）打造"三红三强"党建品牌，助推高质量发展

按照"党委创品牌、支部出亮点"的思路，提炼总结"三红三强"党建品牌，并在实践中不断完善深化，坚持党建与业务有机融合，互为促进，有力提升了医院党建工作科学化水平，推动了医院高质量发展。2023年，党委《创建"三红三强"党建品牌，着力提升医疗服务水平》入选陕西省公立医院党建品牌"十佳典型案例"，"三红三强"党建品牌被延安市委组织部授予全市组织工作改革创新奖，荣获延安市卫生健康系统党建工作创新奖，医院被评为全市公立医院党建工作先进单位。

1. 党委建"红色灯塔"，强核心引领，"医"路向党守初心　大医为民，热血铸荣光，爱岗敬业谱写时代华章。医院始终坚持以习近平新时代中国特色社会主义思想为指导，以弘扬延安精神为载体，以加强党的先进性建设为核心，以圆满完成医院各项工作任务为目标，以服务患者为重点，紧紧围绕中心任务，全面推进党的先进性建设。办好"一主四托"特殊党课，聚焦组织力量，强化党性修养，赓续红色血脉，弘扬医者仁心；实施"一体四翼"发展工程，优化服务模式，完善服务体系，改善医疗质量，提升幸福指数；建立"一议四管"保障机制，促进科学决策，提高运行效率，创新管理方式，助力追赶超越。

（1）办好"一主四托"特殊党课：坚持以理论学习为主，强化领导班子集体学习培训，定期召开党委中心组理论学习会议，每月坚持组织《党建》《党风廉政建设》书目学习；开设"跟我学党史""学习党的二十大精神"专栏，建立大医精诚APP电子图书馆，上线《论中国共产党历史》《习近平新时代中国特色社会主义思想学习问答》《中国共产党简史》等电子图书，切实加强红色理论武装。

依托实践课堂组织医疗技术培训，进行"情境－临床－实验"教学，培养专业技能，提高业务水平。组织核酸检测、防辐射、"西学中"规范性培训，提高医技质量水平；依托流动课堂进机关"健康宣讲"、进社区"义诊服务"，传播健康知识，促进群众身体健康，每年组织基层义诊50余次，进机

关健康宣讲30余次，服务群众3 000余人；依托分享课堂介绍专业技能、护理知识、业务管理先进经验，表彰援琼、援鄂、援沪抗疫先进集体和个人，营造争先创优浓厚氛围，激励职工"医"路向前；依托警示课堂筑牢思想防线，亲临红色革命旧址熏陶洗礼，召开以案促改警示教育大会正风肃纪。

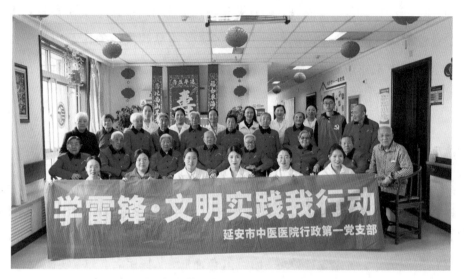

2024年4月，行政第一党支部走进养老院提供志愿服务

（2）实施"一体四翼"发展工程：围绕建设中医特色突出的先进中医医院战略目标，提出"一体四翼"发展总体布局，以高质量发展建设为主体，以创建三级甲等中医医院、互联网医院、中医综合诊疗平台、第三医疗集团为"四翼"，相互赋能、互相支撑，形成"一盘棋"格局，全面增强医院服务力、创新力、影响力和抗风险能力。

聚焦三级甲等中医医院建设。医院锚定"三甲"目标，坚持高位推动、高标整改、高压督查，为"三甲"创建夯实根基。长期以来，医院坚守公益初心，践行医者使命，积极服务抗疫大局，保障患者权益，推动全民健康；发扬中医特色，夯实医院发展根基；发挥特色优势，建强重点专科，推动资源下沉；加快内涵发展，提升医院综合能力。在大力推进"三甲"创建进程中，将党建引领融入"三甲"创建全链条、全过程，综合服务能力显著提升、核心竞争力显著增强，中医药特色优势得到充分发挥，医疗质量持续改进，服务流程不断优化。在党委统一领导下，坚持以评促建、以评促改、以评促强，经过省市级 4 次预评审，2023 年 12 月 12 日，医院顺利通过陕西省中医药管理局评审，获评为三级甲等中医医院，成为医院发展史上重要的里程碑。

聚焦互联网医院建设。加快推动"互联网＋医疗健康"便民惠民服务向纵深发展，优化预约诊疗渠道。依托互联网技术，开通线上微信、线下自助挂号机等多种预约就诊通道，使患者体会到真正的方便和快捷，利用手机轻松实现在线挂号、专家预约、诊疗支付和获取检查检验报告。创新推动诊疗模式，特别是疫情时为患者提供线上服务，190 余名医生免费提供线上咨询，通过"云诊室"实现医患双方"无接触、无障碍"的在线问诊、智能问药、健康咨询和药品快递到家等服务。加快智慧药房建设，利用信息化手段，实现处方系统与药房系统无缝对接，提升配药速度，缩短患者取药等候时间。推进"一站式"结算服务，完善"互联网＋"医疗在线支付工作，利用自助机具、线上服务、移动终端等多种途径，优化线上线下支付

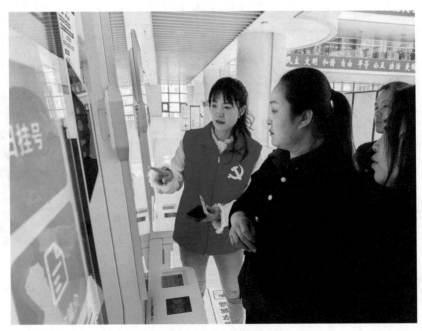

打造一站式智慧服务

流程,改善结算模式,解决支付堵点问题。在保障信息安全的前提下,加强与医保、银联、第三方支付机构合作,为患者提供多种在线支付方式。

聚焦中医综合诊疗平台建设。不忘初心传承中医精华,打造治疗病种广、诊疗技术优、整合实力强、中医特色突出的中医综合诊疗中心,突出以中医医疗技术为基础,结合现代医学,特邀省、市级名老中医坐诊,把脉开方,辨证施治,开展针灸、拔罐、艾灸、挑治、穴位贴敷、小针刀、梅花针叩刺、刮痧、穴位注射等中医适宜技术,为患者提供一站式综合诊疗服务。

聚焦第三医疗集团发展建设。2022年6月15日,延安第三医疗集团安塞、甘泉分院揭牌成立,以业务协作、人才培养、技术支持开展深度合作,资源共享、互联互通,开通绿色急重症救治转诊通道,远程会诊、专家联合手术,快速推进双向转诊,真正实现分级诊疗;延安市中医医疗联合体顺利签约,传承中医技术,发展中医人才,从"以治病为中心"向"以健康为中心"转变,推进医疗资源纵向整合、完善城乡医疗服务体系,发挥市中医医院医联体牵头单位的辐射带动作用,不断推进县级医院中医综合能力

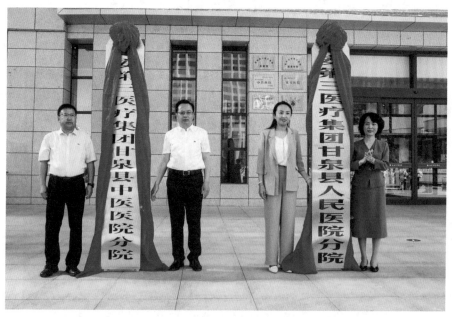

2022年6月15日,延安第三医疗集团安塞、甘泉分院揭牌成立

建设，让县区卫生机构的中医"硬件"水平显著提升，以中医"医联体"建设为突破口，逐步破除中医医疗技术、中医人才发展等方面存在的壁垒，弥补县区医院中医短板，保障各县区百姓在家门口就能享受到优质、高效的诊疗服务。

（3）建立"一议四管"保障机制：健全决策议事制度，制定《党委会议事规则》《院长办公会议事规则》，全面落实党委领导下的院长负责制，院党委充分发挥把方向、管大局、作决策、促改革、保落实的领导作用；落实"三重一大"决策办法，坚持科学决策、民主决策、依法决策。

加强党建工作管理。完善党建工作制度体系，根据新时代党的建设总要求和医院发展实际，新制定和完善各类党建工作制度 16 个，形成了较为完善的党建工作制度体系。推进党支部建设标准化、党员管理信息化、党建活动项目化、党建考核表单化、过程管理流程化、工作记录台账化六项基础管理工作，不断夯实基层党建工作和战斗力基础。

加强廉政监督管理。印发《督查督办工作管理办法（试行）》，合理运用"四种形态"，做细做实日常监督；医院班子成员认真履行"一岗双责"职责，用足用好"第一种形态"，及时发现问题，让红红脸、出出汗成为常态；突出"抓关键、关键抓"导向，针对科室内部廉洁风险关键岗位和隐患排查关键人员，经常开展一对一谈话提醒，打好"预防针"，真正做到抓早抓小、防微杜渐；建立健全常态化长效监督机制，以落实"三会一课"制度为基本保障，推动纪律教育融入日常、抓在经常，引导广大党员知敬畏、存戒惧、守底线。

加强宣传管理。坚持党管意识形态，利用网站、媒体、公众号，深入宣传活动动态和典型做法，每年向延安市卫生健康委门户网站供稿 200 余篇，一周动态供稿 100 余篇。打造党建文化阵地，多角度展示医院党建工作，利用展板和会议室空间，打造党建文化长廊，作为党建文化的宣传窗口和党员干部学习教育的阵地；打造警示教育长廊，利用行政楼走廊空间，打造纪检监察文化墙，多角度地展现了医院纪检监察工作主要做法，增强党员干部职工纪律意识、规矩意识和廉洁行医意识；打造中医药文化阵地，探索创新"党建＋中医药"工作模式。利用门诊四楼长廊、中医综合诊疗中心和百草园打造中医药特色党建文化宣传阵地，强化党建引领带动作用，不断提升中医药文化宣传覆盖面。

加强财务管理。建立完善的内部会计管理体系，界定会计人员的职责、权限，明确医院财务工作的组织领导职责和经济管理职责。严格经济核算，准确分析经营成果，认真研究医院在每月、每季度、每年的财务收支情况。履行监督和控制职能，严格把关成本支出，围绕节约增效、创节约型医院长期目标，在采购、领用、库存等各环节加强管理，保证医院经营过程中总成本支出的稳定性。初步建立信息化服务体系，推进医院财务信息化建设，助力科学决策、科学管理，提高工作效率，探索"统一领导、分级管理、一级核算"的财务管理运行模式。

2. 支部筑"红色堡垒"，强发展基石，医心为民担使命 延河之畔天地暖，仁心仁术爱无疆。医院各党支部积极践行延安精神，持续加强思想建设、组织建设、制度建设、队伍建设和团队建设。推动"支部建在学科上"，完成医技、内科等党支部的换届选举，新设立泌尿外科、脾胃病科等党支部。围绕"干实事、重实效、系民心、促发展"的工作思路，充分发挥党组织在科室提质升级和发展创新中的"指南针"作用，强化党建引领与业务工作深度融合、相互促进，为建设高质量高水平现代化中医医院撑起坚强后盾。

(1) 落实"三重一大"决策制度：逐步健全制度体系，完善《延安市中医医院"三重一大"决策制度》，研究制定《科室落实"三重一大"制度实施办法》。建立决策事项反馈制度，纪检监察室对党委会决策事项建立进度台账，严格督促落实。"三重一大"决策制度执行逐步到位，按照制度确定"三重一大"决策内容、决策程序，凡重大事项、重要人事、重要项目和大额资金的使用，必须经科室核心组集体研究决定。"三重一大"决策制度监督逐步加强，纪检监察室认真履行监督责任，及时摸清科室"底数"，切实加强对贯彻落实"三重一大"决策制度情况的监督检查。

（2）做好"二访四问"微服务：深化"以患者为中心"服务理念，延伸医疗服务链条，开展"回访、随访"医疗活动，为出院患者建立电子病历信息平台，根据患者情况通过微信、短信提醒和电话咨询等温馨服务定期提供专业回访。落实"四问"暖心服务，以"热心、耐心、细心、贴心"态度，一问患者健康，落实首诊负责制，询问患者是否按医嘱正确用药、日常生活习惯、疾病对生活的影响等，根据反馈提供有利于疾病恢复的饮食、运动、作息等全面的指导与教育；二问患者需求，强化主动服务意识，将"多问一句话、多走一段路"的服务理念贯穿于日常工作的全过程，不论是门诊大厅还是各个诊区，"看到老人扶一把、患者问路领一程、前来咨询讲清楚"逐渐成为医护人员的行为准则；三问服务效果，开设便民 24 小时热线电话，向患者了解医务人员服务态度和医德医风问题，强化责任意识，严肃督查整改，确保患者来到医院放心、住在医院安心、走出医院称心；四问意见建议，畅通患者反馈渠道，征询对医疗服务和医院发展的意见，虚心接受、认真研讨，积极吸纳合理化意见和建议，转化为医院发展的动力和源泉，并把关心医院发展的患者聘为行风监督员，既拉近了医患距离，增加了患者对医护人员的信任，又能有效提升医疗服务质量，促进业务水平不断提高。

（3）深化"白求恩医疗服务队"主题实践：服务队由医院领导党员、普通职工党员、入党积极分子组成，以全心全意为人民服务为宗旨，弘扬白求恩精神，组织了"情系三八妇女节，义诊活动暖人心""关注听力健康，聆听精彩未来""敬畏生命，关注麻醉""科技之春宣传月"等主题义诊宣教活动；走进市委组织部、市卫生健康委、市公路局、市图书馆开展"三八妇女节系列健康知识专题讲座""消化内科为你详细讲讲便秘那些事""科普讲堂送健康""全国无幽日""挺起脊梁——脊柱退变性疾病的预防和治疗"等各类健康知识讲座。积极践行"性命相托，健康所系"，疫情时派出医护先锋，组成白求恩医疗服务队支援抗疫一线，圆满完成高质量的医疗保障工作。

3. 党员树"红色旗帜",强示范带动,医技熔铸践宗旨 延安中医人,为生命护航,岁月映初心,使命肩上扛。一枚党徽,一袭白衣,在新时期医疗体制改革背景下,医院发挥党员的先锋模范作用,亮旗帜、亮身份、亮技能,在思想上、行动上当先锋、做表率,立足本职岗位发挥先锋模范作用,永葆党员的先进性;赛理论、赛技术、赛服务,创新服务模式,提高工作能力和工作效率,形成学先进、赶先进、当先进浓厚氛围;强队伍、强作风、强本领,凝聚发展之力,不忘初心、牢记使命,自觉树立群众观念,践行党的群众路线,彰显新时代党员干部的使命担当和时代风采。

(1)开展"三亮两提升"主题活动,让红色旗帜更鲜艳:医院党员领导干部带头践行"大医精诚、仁爱创新"院训精神,以"三亮两提升"为抓手,助力医院高质量发展再上新台阶。

一亮红色旗帜,亮医者仁心。面对严峻的疫情形势,广大党员干部职工响应号召,主动请愿,加入核酸检测、医疗救治一线队伍,圆满完成各项工作任务;二亮党员身份,亮责任担当。深入开展党员志愿者服务,院领导班子率先垂范,带领党员主动承担起"服务员""导诊员""宣传员"的角色,改善患者就医体验;三亮岗位技能,亮优质服务。立足本职岗位发挥先锋模范作用,以工匠精神追求医疗进步,从细微之处入手,努力改善服务态度,做有能力、有温度、有品质的医务人员。

提升医护医技服务硬水平,守好人民群众生命关、健康关。主动加强学习,勇于改革创新,积极开展新技术新项目,不断提升服务能力,把缓解病患痛苦作为前进动力,为人民群众的健康提供优质服务;提升群众看病就医满意度,筑牢人民群众获得感、幸福感。始终牢记以患者为中心的服务宗旨,不断加强医德医风建设,以仁心仁术关爱患者,以细心耐心服务患者,每月开展门诊、住院患者满意度调查,征集意见建议,对症解决提高,服务效果明显改善。

(2)搭建"论剑"比学竞技平台,坚持以赛强服务:秉承医者初心,以"修医德、强本领,讲奉献、优服务"为目标,结合新时代文明实践活动,开展"喜迎国庆，共创辉煌"养生保健操比赛、学雷锋志愿服务等文化活动，赛出医院职工爱岗敬业责任心；结合医疗业务实际，开展"品一缕药香，精中医护理""八段锦养生功法"和"养生保健操"等技能竞赛活动，达到以赛促学、以赛促研、以赛促创的目的，调动医院职工积极性，提升规范化诊疗水平，促进医教研协同进步，推动医院高质量发展。

（3）实施"双带双联双培"工程，让先锋模范作用落到实处：创建"双带"平台，锻造优良工作队伍。发挥党员示范带头和结对帮带作用，促进工作本领的提升和工作作风的转变，凝聚共促医院发展之力，组织党员带头轮流进行专题讲课，每周对出现的疑难病例进行讨论，及时解决发现的问题，提升医院整体医疗业务水准。巧搭"双联"桥梁，点燃服务群众热情。聚焦群众就医急难愁盼问题，深入联系基层一线和联系服务群众；建立志愿服务平台，成立志愿服务队，组织实施医疗政策宣传、健康义诊、免费体检、疫情防控等志愿服务，持续推动就医体验和服务群众双改善。实施"双培"工程，激发党员队伍活力。建立年轻干部职工与优秀业务骨干"一对一"和"一对多"联系培养制度，有针对性地采取学习培训、跟班锻炼等方式，着力提高业务水平和实际操作能力；加强将优秀业务骨干吸收为党员的工作力度，积极将业务骨干发展为党员，确保党员队伍的先进性。2023年发展党员13名，其中科室

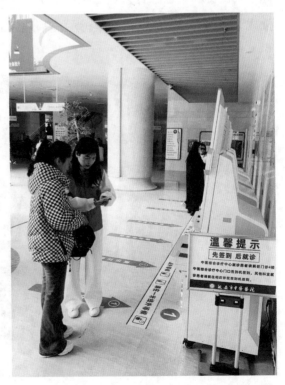

党员干部深入联系基层一线和联系服务群众

骨干 6 名，中层干部 5 名，吸收入党积极分子 18 名，为进一步发挥支部战斗堡垒作用和党员先锋模范作用打下了良好基础。

（二）创建"弘扬延安精神践行示范基地"，汇聚发展动能

位处革命圣地，延安精神是延安市中医医院发展的政治优势和独特品牌。医院深入贯彻落实党的二十大精神和习近平总书记关于延安精神重要论述，大力弘扬延安精神，积极创建"弘扬延安精神践行示范基地"，推动创建工作与医院中心业务深度融合，全面提升医院医疗、教学、科研和管理水平。坚持把践行延安精神贯穿到医院发展和"健康延安"建设的各方面全过程，把心思凝聚到干事业上，把精力集中在为患者服务上，把功夫用到抓贯彻落实上，把本领用在促医疗发展上，在真抓实干中开拓创新，推动全院干部职工将行动统一到用延安精神建设现代公立医院这一目标中，形成强大思想合力，全面推进健康延安建设。2023 年 9 月，医院获批成为市级"弘扬延安精神践行示范基地"，11 月获批成为省级"弘扬延安

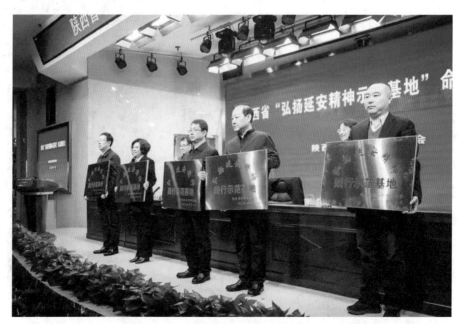

2023 年 11 月，延安市中医医院成为陕西省"弘扬延安精神践行示范基地"

精神践行示范基地",不断从延安精神中汲取奋进力量,汇聚推动医院高质量发展的强大正能量。

1. 坚持正确政治方向,坚定不移推进高质量发展 延安市中医医院聚焦坚定正确的政治方向,坚持以习近平新时代中国特色社会主义思想为指导,深入学习党的二十大报告对卫生健康工作的重要指示精神,紧紧围绕"突出中医,发展西医,中西医并重"的工作思路,抓牢医院发展,各项工作实现了全面稳步推进。一是突出中医药健康发展,确立中医为主的办院方向,扩大中医药特色和发挥中医药优势,开展延安市中医药养生文化节系列活动,举办了市级名老中医拜师仪式;召开中医药事业发展座谈会。二是突出中西医融合发展。推行中西医协同救治理念,建立中医药介入辅助生殖、不孕不育、中医美容及慢性病管理等专病平台。强化中西医结合人才培养,举办"西学中"培训班,组织临床西医医师全部接受系统中医理论培训,培养"西学中"人才,为医院中西医协同发展储备坚实的人才队伍。

2. 坚持解放思想、实事求是的思想路线,始终遵循高质量发展的科学方法 面对新时期医院高质量发展建设的高标准要求,医院坚持解放思想,敢于担当、勇于创新,培养推动高质量发展的政治能力、战略眼光、专业水平,只争朝夕、真抓实干,切实解决推动医院高质量发展中的实际问题。一是立足实际,共谋发展。突出第三医疗集团作用,坚持以"传技术、帮管理、带人才"为重点,积极开展对口支援,选派优秀业务骨干到安塞区人民医院、安塞区中医医院、甘泉县人民医院、甘泉县中医医院4家医院开展门诊诊疗、病房查房、新业务新技术等医疗业务指导,促进全方位、同质化发展,不断提高县域整体医疗服务水平,保障当地群众的安全健康。二是聚力科研,教学相长。举办了首届临床教师教学准入暨教学基本功大赛。青年医师在病例演讲大赛斩获佳绩,喜获陕西省中医药新闻宣传先进单位、陕西省"优质服务示范窗口"单位,医院科研能力、教学能力、服务质量不断提高。

3. 践行全心全意为人民服务的根本宗旨,坚守医院高质量发展的价

值导向 医院将"一切为了患者，为了一切患者，为了患者一切"的服务理念渗透到工作中的每个环节，千方百计为患者提供贴心和便利服务。一是开展三个"一站式"服务。实行医保报销一站式服务、健康体检一站式服务、急诊一站式服务，为群众提供更加便捷、优质、高效的医疗服务。二是积极推广中医适宜技术。提高基层医疗服务能力，促进优质医疗资源下沉，巩固人民群众健康防线。

4. 秉持自力更生、艰苦奋斗的创业精神，激发医院高质量发展的动力源泉 医院以保障人民群众生命健康为总要求，统筹发展和安全，推动医院高质量发展迈出更大步伐、实现重大突破。一是管理和服务能力显著提升。医院加强制度体系建设，陆续出台一系列抓基础、固根基、树规范的规章制度，着力在"管长久"和"有实用"上下功夫、求实效。制定完善医院党建、人事、医疗等各类制度汇编5本。制定运营管理年度工作目标，明确运营管理重点任务，推进了管理模式和运营方式的转变，补齐了内部运营管理短板和弱项。二是队伍和专业水平全面过硬。制定并落实人才队伍建设中长期规划，把优化中医药人员结构、加强人才队伍建设的具体措施列入年度工作计划并积极推进。引进外部高层次人才、加速内部人才培养、注重人才梯队建设，聘请延安市名中医、名老中医坐诊查房，搭建起高层次专业技术人才平台，为医院发展提供强有力的人才支撑。

四、促融合重实践，助力医院发展提质增效

延安市中医医院注重构建党建统领业务发展新格局，推进党建与业务"双融双促"，坚持干字当头、稳中求进，以高质量党建引领高质量发展，为医院各项业务开展提供坚强组织保障。

（一）注重内涵质量提升

在党建引领临床业务开展方面进行有益探索，不断创新医疗服务模

式，提升学科建设水平，完善学科管理体系。一是稳步开展卒中、胸痛、创伤、睡眠、康复中心创建工作，积极推进中心区域协同救治网络建设，签订区域协同救治网络协议，省级康复中心建设通过专家验收。二是根据医院发展需要，组建成立肾内科、肿瘤科，进一步完善学科建设体系，为医院的快速发展奠定坚实基础。三是组织召开学科工作例会，集中解决科室在建设中存在的问题，每月定期评价、分析、检查学科建设进展，考核阶段性任务完成情况。四是积极开展培训，选派重点科室负责人前往先进大型医院考察学习，开阔眼界，增长见识，汲取专科建设经验。五是充分利用北京大学第三医院品牌影响力，提升专科知名度，打造优质学科品牌，持续放大北京大学第三医院托管效益。2018年以来，医院开展新技术、新项目400余项，其中186项国内领先，86项省内领先，各类高难度手术填补了医院业务空白，疑难危重症患者通过远程会诊进行多学科协作诊疗，或直接转往北京大学第三医院接受进一步诊治，托管模式下"延安－北京"绿色转诊通道和医保报销直通车常态化运行。

（二）增强运营管理能力

坚持党建工作与医院运营管理深度融合，深化运营管理模式改革，不断增强医院综合实力和核心竞争力。一是构建完善运营管理组织体系，成立运营管理委员会，制定运营管理年度工作目标，明确运营管理重点任务，出台《医院运营管理实施方案》《医院运营管理重点任务》等管理制度。二是召开运营管理委员会会议和运营分析会，强化医院各级各类人员科学化、规范化、精细化、信息化运营管理理念，推进管理模式和运营方式转变。三是通过改革职工患者饮用水供应，重新招标物业、超市、停车场管理等后勤服务，将后勤成本纳入各科室绩效工资核算等一系列管理措施，进一步降低医院运营成本，全面提升运营效率。四是优化信息化管理体系。上线实验室系统及血库应用系统；完善机房标准化运维管理机制，加强网络安全建设并通过信息安全三级等保测评；推进医保信息化标准化建设和基于大数据的病种分值付费系统建设，实现医保电子凭证深化应用和医保移动支付；升级门诊呼叫系统和药房分诊系统，增设诊室医生信息展示屏和签到机；启动健康体检系统和 HRP 建设；配合建设医用耗材供应链延伸服务系统，严格医用耗材管理使用，手术耗材实现智能物流管理；通过国家信息互联互通三级评审，全面提升医院运营科学化、规范化、精细化管理水平。

（三）构建党管人才格局

坚持"人才兴院、技术强院"宗旨，优化人才引进、培养、使用机制，始终将党员队伍和人才队伍建设放在关键位置，持续促进人才驱动和医疗质量、服务水平提升同频共振，把党管人才工作落到实处。一是积极引进外部高层次人才。制定吸引和培养优秀人才相关政策，通过人才市场和网络向社会公开招聘高层次人才，加强与科研部门、高校联系合作，坚持硕士学位以上人才招聘工作常态化，积极引进业务精湛、知名度高、有影响力的学科带头人和名优中医人才。二是加速内部人才培养。夯实北京大学第三医院专家"导师制"和名老中医"师带徒"工作，选送业务骨干到北京大学第三医院和全国知名中医医院进修学习，提升能力水平。三是注重人才梯队建设。根据医院发展和学科建设需求，做好人才选拔、培养和储备工作，不断优化人才梯队，保证人才活力。通过近几年的努力，医院党管人才工作格局不断健全，人才选拔机制体系不断完善，人才总量持续提升，人才效能有效增强。

每一分收获都离不开付出的辛勤汗水，每一项荣誉都是砥砺前行的动力。新时代，新征程，在现代医院发展新形势下，建设高质量的党建必须为医院高质量发展而服务，医院高质量发展也必然对党建高质量建设提出了高要求，党的建设永远在路上，创新党建工作新模式，坚持党建引领促发展，才能实现强院梦，为全力以赴护佑百姓健康保驾护航。

第十九章

守正创新，行稳致远

——中南大学湘雅三医院的改革创新特色发展之路

　　依麓山之秀，集湘水之灵。21世纪前夕，一颗源自百年湘雅的全新火种——中南大学湘雅三医院，被播撒在湘江新区这块国家级新区沃土上。她将传承与创新蕴含于基因、流淌于血液，在中国特色社会主义进入新时代的大背景下，医院秉持的"新湘雅"精神已深入人心、呈燎原之势。

　　历经三十余年的高速发展，医院已从一张白纸的湖南医学院附属第三医院变为跻身国家卫生健康委直属直管"国家队"的中南大学湘雅三医院，2021年三级公立医院绩效考核"国考"排名第45名、位居复旦版中国医院排行榜73名。

　　作为最年轻的"90"后"国家队"之一，中南大学湘雅三医院正以破竹之势，塑造着自己的特色，打造着自己的名片。

一、守正篇：从医院创业史中汲取前进力量

（一）艰苦奋斗、无私奉献的舍得精神

　　在湖南当地老百姓口中，中南大学湘雅三医院一直被亲切地叫作"附三"，她是百年湘雅老树上生长的新枝。20世纪80年代，随着医学教育事业的发展，已经拥有"附一"（湘雅医院）和"附二"（湘雅二医院）两所附属医院的湖南医学院仍难以应对高校扩招后的临床教学需要，提出了"建设新教学区和附属第三医院"。1985年8月7日，中共湖南省委书记毛致用来到湖南医学院慰问，他说："在湖南的部属院校，既是部里的院校也是湖南的院校。今后，对部属院校的一些困难，我们一定会采取积极态度和优惠措施予以解决，共同为国家'四化'建设和振兴湖南经济培养更多更好的人才。"1985年8月30日，湖南省人民政府发函，向湖南医学院承诺无偿提供500亩建设用地。

　　1986年1月6日，湖南省副省长王向天和湖南医学院党政领导进行选址调查。1986年11月5日，全国农村卫生工作现场会议在长沙召开时，出席会议的卫生部副部长何界生在王向天等人陪同下，到茅坡察看附属第

三医院及新教学区建设用地。1988 年 11 月 17 日，卫生部部长陈敏章听取附属第三医院和新教学区筹建工作汇报后说："征这么大一块地，建设湖南医科大学新教学区和附属第三医院，是湖南省政府对卫生部的大力支持。我们基建经费再困难，也要投资，把这块地保住。"

在"附三"的建设史上，可以说是"舍得一身剐，任何困难拉下马"。在卫生部和湖南省各级领导支持下，湖南医学院附属第三医院历经周折，克服重重困难，先后完成了"立项报告""选址定点""规划设计及评审"等工作。1989 年 11 月 28 日，在一片黄土泥坡上，湖南医科大学附属第三医院门诊大楼开工奠基典礼如期举行。同志们用心血与汗水浇灌的附属第三医院终于破土而出！

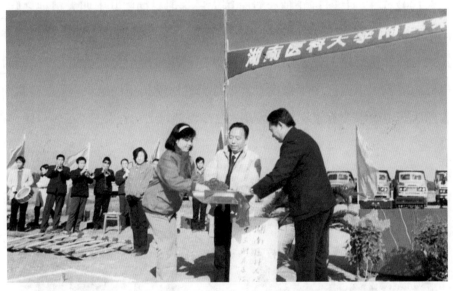

1989 年 11 月 28 日，时任副省长王向天出席医院奠基典礼

2000 年 4 月，湖南医科大学、中南工业大学、长沙铁道学院合并为中南大学，医院更名为中南大学湘雅三医院。

早在成立伊始，1991 年 3 月 15 日，中共湖南医科大学委员会、湖南医科大学即提出了"附属第三医院实行党委领导下的院长负责制，重大问题按民主集中制原则由党委集体讨论决定"。当时，湖南医科大学党委指示附属第三医院必须在 1992 年年底开院,要求工作进程像迎接亚运会一样倒计时运转。1992 年 8 月底,附属第三医院党委向全院职工发出号令:"奋战 90 天,做好开诊前的各项准备!"

万事开头难,由于当时条件所限,医院党委特别注重加强思想政治工作,在职工中大力提倡艰苦奋斗精神,弘扬优良的医德医风。医院发动全院职工,自力更生,因陋就简。1992 年 9 月,从美国购回的二手医疗设备到货。当时没有专业的搬运工具,全院职工顶着酷暑,用肩扛手拉这种最原始的办法将设备搬运入院,并开箱调试。由于是二手设备,问题颇多。几经努力,普外科"救活"了一台胃镜,B 超室"救活"了一台彩超机,放射科"救活"了两台 X 线机,护理单元安装使用了高低床……

1992 年 12 月 8 日,正值全党全国人民学习贯彻中共十四大精神之际,湖南医科大学迎来了 78 周年校庆。附属第三医院的门诊大楼胜利竣工并正式对外开诊。这不仅是湖南医科大学建设与发展史上新的里程碑,同时也标志着长沙市西区多年来没有大型综合性医院历史的结束,标志着湖南省的医药卫生事业有了崭新的发展。

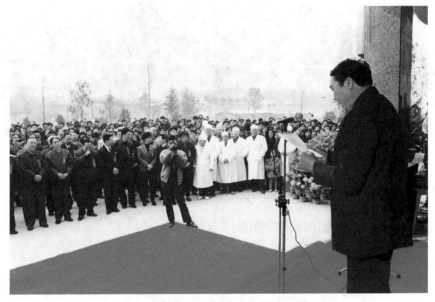

1992 年 12 月 8 日,门诊楼开诊

医院虽然建起来了，成长中却面临种种困难，比如人才缺乏。建院初期，学校从湘雅系统内选调各类专业技术人员支援附三院建设。要从当时条件和待遇十分优越的附一院、附二院到附三院去艰苦创业，许多人都会衡量利弊，也要经历一番激烈的思想斗争。一些被选调人员可能发生动摇，需要做大量的思想工作。"从米箩里掉到糠箩里"，这是当时很多被选调人员自嘲的一句话。尽管要舍弃优厚的待遇到更艰苦的地方创业，但是大家秉持"听党话，跟党走"的信念，既看到创业的艰难，又对未来充满了信心，做好了吃苦奉献的准备。

医院于1992年提出"边建设、边开诊"的滚动式发展模式，到1995年终于初见成效。1996年9月，医技楼竣工并启用。至此，以门诊楼、住院楼、医技楼三大主体项目为代表的卫生部8 000万元投资工程全部完成。1998年，刚刚长成嫩苗的附三院面临等级医院评审的考验。那时候，不具备相应等级规模、效益不好、分布不合理的医疗单位，都将面临关、停、并、转的危机。医院又到了"生死存亡"的关头。

时间紧迫，任务艰巨，医院党委在全院职工中广泛动员，要求对当前的形势保持清醒的认识，丢掉"包袱"，"破釜沉舟，背水一战"，党委以"横下一条心，同心同德、同舟共济创'三甲'"为题进行总动员，一场群众性的争创"三甲"的练兵运动在附三院广大职工中兴起。1998年8月，全院职工顶热暑，战高温，供应室、急诊科顺利通过"三甲"达标验收，为全院成功创"三甲"打响了第一炮。

1998年12月11日，由湖南省卫生厅厅长曾繁友、副厅长彭涛率领，14名专家组成的医院分级管理评审组，前来医院进行"三甲"评审。专家们除了听取汇报、现场检查、民意调查、座谈提问外，还对全院1992—1998年间的220多卷档案及医疗文书资料逐一审阅，实地考核了医、护、技人员的基础理论知识，以85分为及格线。经过全面评审考核，专家组对附三院的各项工作给予极高评价，并打出913分的高总分。

回望中南大学湘雅三医院发展的三十多年历史，从破土动工到初具规模，从满目苍凉到灯火辉煌，从一穷二白到跻身全国百强，从荒郊野地到现代化花园式单位，一代代创业者们在这片热土上风餐露宿、拓荒起步，一批批共产党人身先士卒、艰苦奋斗，他们以无私奉献的精神，发展着祖国的医学事业，用天使的双翼，守护着人民的健康，实现了医院跨越式发展。

（二）勇于创新协同发展的改革精神

医院在建设发展过程中遇到重重困难。1992年，医院开诊后，经济效益不明显，建设资金严重不足。那一年，邓小平同志指出："凡是思想解放的地方、部门和单位，工作就打得开新局面，凡是思想不解放的地方、部门和单位，就缺乏生气，工作就很难搞上去。"通过学习，医院职工一致认为要解决建设资金不足的问题，必须摒弃计划经济时代"等、靠、要"的思想，积极转变观念，解放思想，既要争取政府拨款，也要利用银行贷款，特别是要敢于贷款搞建设，只要贷款数额切合实际，就可以"胆子更大一点，步子更快一点"。经过多方努力，医院先后争取到贷款金额3 000万元，确保了建设所需资金。

1999年12月，中共湖南医科大学附属第三医院首届党代会召开，确定了"坚持以医疗工作为龙头，抓住机遇，深化改革，促进教学、科研、管理等各项工作全面发展"的工作思路。在全国医疗卫生体制改革的大背景下，医院于1999年启动各项改革，不断深化内部管理体制和运行机制改革，引入市场竞争的意识和现代企业的管理机制：对38个临床、医技科室"明晰产权，实行产权责任制"；后勤和产业"明晰产权，实行股份制"；联合周边医院，立足本土，扩大规模，实行集团化发展。到2005年底，医院已基本形成了规模合理、学科齐全、增长稳定的架构，发展势头迅猛。

2001年《中国卫生》以"潮起湘江问大海——中南大学湘雅三医院内部运行机制改革（上中下）"为题，对医院进行改革创新系列报道。2003年9月16日，《健康报》以"橘子洲头竞风流——中南大学湘雅三医院改革创新之路"为题，整版报道医院改革发展成果。

在此期间,医院先后建成了移植医学中心大楼、综合办公楼及中心花园,完成了门诊楼和住院楼的扩建改造工程,为加快学科发展、改善患者就医环境创造了良好条件。同时,经卫生部批复,确定了医院二期工程总体建设规划,外科大楼、核医学楼及动力中心等建设工程已先后动工兴建。

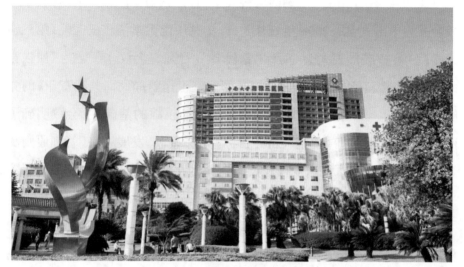

中南大学湘雅三医院新面貌

医院提出,在社会主义市场经济体制下,既要有尽医德、为社会服务的使命感,又要将个人价值与为社会贡献有效地结合起来,将国有资产的"全民所有"和在市场经济体制下"合理经营"结合起来,真正体现社会主义按劳分配原则、全民所有制的原则;医护人员无工作积极性和创造力是国有人力资源的最大流失,医院的研究成果不能为社会服务是国有无形资产的最大流失,医院的医疗仪器设备不能充分利用是国有有形资产的最大流失。

为全面贯彻落实医药卫生体制改革精神,原国家卫生部深入分析我国医疗服务系统面临的形势和任务,卫生事业改革中出现的新趋势和新特点,先后在全国开展了医院管理年活动、医疗质量万里行活动、百姓放心示范医院评选活动。中南大学湘雅三医院通过参加这些活动,认真总结医院管理方面所取得的经验和教训,进一步明确了医疗服务改革与发展的方向和思路。医院的管理要实现"三个转变",即在发展方式上,要由规模扩张型向质量效益型转变;在管理模式上,要从粗放的行政化管理向精细的信息化管理转变;在投资方向上,医院支出要从投资医院发展建设向扩大分配转变,提高医务人员收入水平。

2000年4月30日,原湖南医科大学、长沙铁道学院、中南工业大学三校合并为中南大学。2006年6月3日,中共中南大学湘雅三医院(第三临床学院)第一次代表大会(简称"党代会")召开。会议作了题为《加强党的领导,坚持科学发展观,为全面开创医院工作新局面而共同奋斗》的党委工作报告。在全面分析医院所面临机遇与挑战的基础上,会议明确了医院的办院宗旨、指导思想、奋斗目标、办院理念、发展思路、管理原则和当前主要任务,为医院从规模建设向内涵建设转变指明了方向,成为医院"十一五"期间的行动纲领。

2010年9月26日,中南大学湘雅三医院召开第二次党代会。党委工作报告题为《加强党的领导,坚持科学发展,为建设国家高水平优质医院而努力奋斗》,在总结第一次党代会以来工作成绩、分析形势的基础上,提出转变服务理念,加强绩效管理,突出人才战略,促进学科发展,努力创建特色型医院、服务型医院、效率型医院,继续加快医院可持续发展的步伐,不断满足人民群众对医疗服务的需求,将医院建成国家高水平优质医院。

2014年9月6日,医院第三次党代会召开。党委书记罗爱静代表院党委作了《坚持党的群众路线,全面深化医院改革,为实现"三院梦"而努力奋斗》的工作报告。《报告》在全面分析医院所面临机遇与挑战的基础上,明确了医院要围绕医疗服务、人才培养、科学研究、社会服务、医院管理五个方面,进一步推进"人才、学科、民生"工程和"特色型、服务型、效率型医院"建设,按照"五定位五建设"的方针(以特色办院定位,建设高水平的疑难重症治疗中心;以人才强院定位,建设高层次的医学人才集聚中心;以科教兴院定位,建设高起点的医学科学研究创新中心;以服务立院定位，建设高质量的区域医疗中心；以效率活院定位，建设高效率的现代医院管理中心），努力实现"医院发展、人民满意、职工幸福"的"三院梦"。

（三）厚德精医止于至善的进取精神

孙思邈在《大医精诚》中强调"医学乃至精至微之事""学者必须博极医源，精勤不倦"。医务人员每天面对形形色色的患者和家属，有的平和安静彬彬有礼，有的暴躁易怒求全责备。无论如何，患者都是需要帮助的人，作为医者，唯有加强自身修养，以仁爱之心和宽容雅量对待每一个患者。为此，医院提炼了"厚德精医，止于至善"作为医院院训。

2019年5月17日，医院召开第四次党代会，历史的镜头再次聚焦。医院认真总结第三次党代会以来的工作成绩和主要经验，总结了前三十年高速发展的成功经验，描绘了未来三十年奋力挺进全国医院二十强的发展蓝图。党委书记何庆南在大会上以前瞻性的历史眼光与继往开来的宏阔视野，作了《党建引领，守正出新，全面开启新湘雅卓越发展新航程》的主题报告，正式提出了医院充分发挥党建引领作用，做好党建工作"四个融合"，以党建"六个一"工程为引领，以"五个对标"为重点，打造新湘雅发展"五个高地"，着力打造"以医疗服务为主体，人才培养、科学研究为侧翼，现代医院科学管理为尾翼"的"一体三翼"发展新格局，推动医疗、教学、科研、管理协同发展，全面开启新湘雅卓越发展新航程，为实现特色鲜明、国内一流、具有国际影响力的现代化医院而奋斗的宏伟目标。

总结过去建设发展的规律时，医院凝练了"六个坚持"的基本经验——一是坚持党的领导，把党的政治建设摆在首要位置；二是坚持需求导向，把人民的健康作为奋斗目标；三是坚持群众路线，把职工作为医院发展的推动者；四是坚持创新驱动，把人才作为支撑发展的第一资源；五是坚持协调发展，把现代医院管理制度作为抓手；六是坚持实践第一，把真抓实干贯穿发展全过程。"六个坚持"既是医院过去不断克服局限、突破重围的动力源泉，也是医院进一步卓越发展的重要法宝与有力武器。

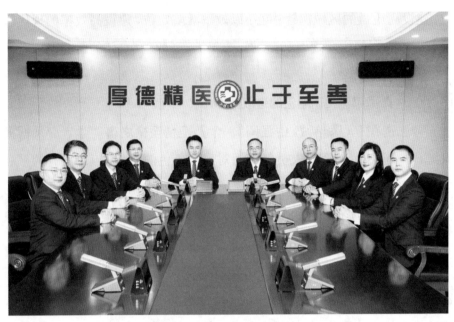

中南大学湘雅三医院新一届领导班子（2023 年）

　　2023 年 1 月，在全面贯彻落实党的二十大精神的开局之际，中南大学任命湘雅三医院新一届领导班子，朝气蓬勃的新湘雅又一次站在了高质量发展的新起点上，迎来了新气象新局面。2023 年 11 月 28 日，在医院建院 34 周年之际，新门诊楼正式启用。34 年前，在岳麓山下桐梓坡边，一棵湘雅新芽奋力破土；34 年后，新门诊大楼建成使用，新湘雅积杏成林。楼宇空间的扩展延伸，表达着三院人为人民健康日新月异的追求和探索；昼夜时间的枕戈待旦，承载着三院人为人民健康奋斗终生的坚持和信仰。

　　栉风沐雨、众志成城，35 周岁的中南大学湘雅三医院风华正茂，综合实力大幅提升，医教研及国际学术交流硕果累累。在社会各界的关怀和全院职工的共同努力下，医院从无到有，从弱到强，走上了与国际接轨、医教研齐头并进的高质量发展之路。站在新的起点上，医院再次提出要深入贯彻落实习近平总书记关于人民健康的重要论述，把满足人民群众健康需求作为奋斗目标，以时不我待、只争朝夕的精神状态，为健康中国战略贡献力量。

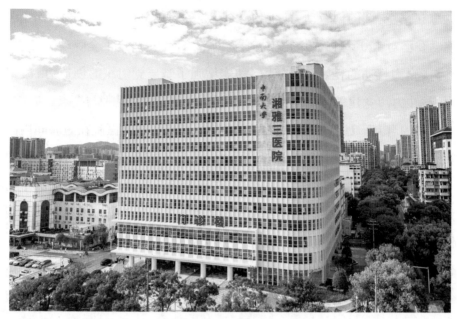

中南大学湘雅三医院新门诊楼

二、创新篇：党建引领推动医院高质量发展闯新路开新局

（一）新党建："四个融合"党建新模式

为切实发挥党建引领作用，全面提升党建质量，为医院高质量发展凝聚合力，2019 年，医院召开第四次党代会，创新提出新湘雅党建"四个融合"新模式，即党建与业务融合、党建与现代医院管理融合、理论学习与发展实践融合、医院党建与区域党建融合，党建融合品牌正逐步形成。荣获湖南省高校"党建工作标杆院系"，中南大学"先进二级党组织"等荣誉称号，光明网、新华社等主流媒体对医院党建业务创新做法予以报道。

1. **党建与业务融合："党建＋"创新项目**　为使党建引领赋能发展，跑出高质量发展"加速度"，医院围绕中心工作，寻找党建与业务的融合点，开展"党建＋"创新项目，以基层党组织为主体，发起全院范围的党建项目申报、实施，完善验收与奖励机制，通过课题项目的活动方式，激发每一个党总支、党支部的创新动力，促使党建、业务同频共振。截至 2024 年，医院党委已对 170 余个项目予以立项资助与培育，营造出了全院动员、全员参与、全力行动的良好组织氛围，切实增强了基层党组织的创造力、凝聚力、战斗力，"党建＋"创新项目已成为医院党建工作的品牌与亮点。

2019 年度，创新项目的主题为"党建＋MDT"，推动医院在短时间内高效成立了 36 个 MDT 团队和多个专病中心，促进医院建立适应医院发展的多学科诊疗模式，成功开展了大量 MDT 典型病例救治。2020 年度的主题为"党建＋医疗质量核心制度"，临床科室和行政管理党支部发挥党建引领作用，围绕会诊制度、疑难病例讨论、病历质量管理等方面群策群力，献计献策。2022 年度的主题为"党建＋公立医院绩效考核"，全院党支部积极参与，紧密结合国考指标，提出创新性举措和思路，共同推进医院医疗服务治理与管理水平再上新台阶。

2. 党建与现代医院管理融合：党组织结构优化调整　党建与业务融合的瓶颈是什么，突破口又在哪？2019 年，医院围绕人民需求和临床需要，采取推进 MDT 建设的原则，对党组织架构进行优化调整，把有利于解决重大疾病和疑难杂症的相关科室进行整合，以破解党建层面"部分党支部规模过大，尤其是跨科室党支部较多，规范开展组织生活较难；党总支既未全覆盖，又未发挥实质作用"，以及医院层面"学科交叉融合发展缺乏有效载体"等弊病，真正实现把"支部建在学科上"，落实"双带头人"工作机制的目标，充分发挥基层各级党组织在医院运行管理中的作用，发挥党建引领学科文化和学科建设，为跨学科交流、多学科交叉搭建平台，为党建和现代医院管理融合提供组织保障。

在此过程中，医院党委大胆突破原来以区域和内外科设置党总支的方式，以学科群为基础，把 67 个党支部按照业务关联性分属于 12 个党总支。例如，将消化内科支部与胃肠外科支部、肝胆胰科支部整合在同一个党总支，将神经内科支部与神经外科支部整合在同一个党总支，党总支各自统揽和覆盖的，都是学科内容相近、交叉融合度很高的学科支部，以党建引领推动学科融合，把以前业务上的难点逐步化解，使新技术的开展驶入"快车道"。

3. **理论学习与发展实践融合："学习型"党组织的创建**　心有所信，方能行远。医院始终坚持把理论武装贯彻医院发展始终，以学促行、以行促践，大力创建学习型党组织。一是覆盖范围力求"全"，拓展学习广度；二是学习内容力求"精"，提升学习高度；三是学习形式力求"活"，增强学习热度；四是学习效果力求"实"，凸显学习深度。通过创建学习型党组织，坚持领导班子带头学、中层干部深入学、全体职工广泛学，提高领导班子的决策力、中层干部的执行力、全体职工的凝聚力、党组织的战斗力，为推动医院科学发展提供了强有力的思想保证和智力支持。

2011 年，医院成立了"新湘雅讲堂"，作为全院中层干部培训教育的主要阵地，也是获取知识、提升自我修养的全新平台。近几年，医院邀请了全国人大代表刘冬荣、全国政协委员卢光琇、湖南省委宣传部原副部长郑佳明、中国十大杰出青年洪战辉、鲁迅文学奖获得者田耳等专家学者来院做相关知识讲座。致力于把"新湘雅讲堂"办成联系国内外知名专家与学者的桥梁和纽带，使全体中层管理干部切身感受名家、名师的人格魅力，提高综合素养，着力将"新湘雅讲堂"打造成为具有普及性、公益性、先进性、创造性的医院文化建设品牌。

4. **医院党建与区域党建融合：共建、共享区域化党建**　作为国家队医院，该如何在现有基础上进一步发挥公立医院公益性，展现社会担当？医院首先想到的是开展区域化党建共建共享活动，立足居民群众的健康诉求，充分发挥医院医疗资源优势，与所属辖区开展区域化党建合作。2018年，医院与所辖区委签订《区域化党建共建项目书》，开展区域化党建共建项目，致力于打造医疗服务区块链新模式。开展了"送课送义诊进社区""全人群慢性病智慧健康管理"等系列活动，常态化推进义诊科普进社区、温暖关怀入人心，实现了健康课堂和义诊服务定向更精准、效率更高的目标，每次活动现场都是"人山人海"，得到了社区居民的一致称赞，光明日报以《壮大发展朋友圈，构建共赢生态链》为题头条报道医院在区域化党建中发挥的重要作用。

为进一步发挥党建引领，盘活全区资源，打造健康大社区，让辖区老百姓真正受益，医院依托区域化党建，构建以医院为中心，辐射辖区 18 家社区卫生服务中心的联动网络，为辖区基层医疗卫生人才队伍建设提供专业指导和业务培训，切实提升基层医疗服务能力，让越来越多的辖区居民能够在家门口享受到优质的医疗服务。

（二）新文化：盘活"新湘雅"文化内涵

昨日雨下今日花，留下芙蓉与琵琶。作为百年湘雅增辉添彩的新生力量和最年轻的"国家队"医院之一，中南大学湘雅三医院经过 30 余年的快速发展，逐步形成了兼具百年湘雅传统和新时代特色活力的新湘雅文化。医院党委始终将文化建设作为医院发展战略的重要内容，厚植文化自信，打造新湘雅特色文化品牌。在医院党建引领下，新湘雅文化已烙入每一位三院人心中，成为医院凝聚人心的载体和独具特色的标志。

1. 讲故事：新湘雅故事激发动能　如何让无形文化趋于有形，转化为奋进前行的动力？医院以讲好新湘雅自己的故事为着力点，传播新湘雅文化，凝聚精神力量。

把讲好新湘雅自己的故事作为职工和学生思想教育的重要内容，在全院大力宣传弘扬新湘雅精神。充分发挥老同志的"余热"和"传帮带"作用，邀请建院时的老书记、老院长、老专家等新湘雅精神最初的缔造者，在科室发挥带教、引导、监督的职能，在重大活动时为职工、学生讲党课，在言传身教中让全院职工对医院过去迈出的每一步能感同身受，勉励全体新湘雅人从新湘雅精神中汲取奋进力量，营造老同志有尊重、中年人有压力、青年人有希望的良好文化氛围，把新湘雅文化转化成激发医院高质量发展的强大动能。

2. 树典型：职工榜样示范引领　医院大力弘扬伟大建党精神和伟大

抗疫精神，建立"党建疫情防控斗争教育素材库"，举办15场大型抗疫事迹报告会，邀请抗疫先进代表讲述抗疫故事，从实践故事中凝聚人心、汇聚力量。为营造全院职工干事创业的奋斗环境、人人成才的发展环境和以人为本的工作环境，在重大活动中，选树先进典型，发挥示范引领作用，颁发"创业终身成就奖""创业特别贡献奖"等荣誉称号，引导激励干部职工群众见贤思齐、向上向善。

3. 创载体：科室文化一路生花 科室文化是医院文化的重要组成和具体体现，也是医院文化深入人心、有效落实的关键环节。医院始终把科室作为医院文化建设的基本单位，一方面将科室文化纳入医院文化的大体系中，上下一盘棋，步调一致；另一方面支持科室在文化外延上百花齐放，打造特色科室文化。

2023年，医院创办了新湘雅科室文化大赛，以比赛的形式引导科室主任做科室文化的设计师、引领者和推动者，把文化建设融入科室管理中，"党建引领""责任担当""以患者为中心""制度规范""创新传承""品牌塑造""学科发展""职工幸福"……这些高度凝练了各科室文化的热词在比赛现场激荡起阵阵思想的涟漪。各个科室精心设计科室文化墙、科标、科歌、科室宣传片、吉祥物、科服等，展示出科室文化内塑人心、外化于行的作用。大赛全面激活了全院科室的内生动力和积极性，为医院高质量跨越式发展汇聚澎湃动力。

4. 展风采：医院氛围蓬勃向上 廉政文化是医院高质量发展的精神指南和文化灯塔，自2011年起，医院每两年举办一次廉政文化节，将文化的力量融入反腐倡廉的活动中，通过主题辩论赛、知识抢答赛、演讲比赛、摄影书法比赛等喜闻乐见的活动形式，将廉政文化融入全院职工的学习、工作和生活中，全方位扎实推进新时代廉洁文化建设，增强干部职工廉洁意识，筑牢拒腐防变思想防线，为打造清廉医院提供坚强纪律保障，形成了新湘雅廉政文化品牌。

青年文化是医院文化中最活跃、最多元、最具创造力的重要组成部分，医院打造了"青年文化艺术节"这一青年文化特色品牌，为青年职工搭建了青年文化舞台、展示职工青春风采，成为受到全院青年欢迎的文化盛事。医院坚持党建带团建、带群建，院工会按照一年一大赛事，成功举办了"幸福新湘雅，和美家庭年"群众性家庭活动，并以社团的方式使文体活动常态化，极大地丰富了医院的艺术文化生活，倡导了和谐健康向上的生活方式，医院职工满意度、获得感持续领先。

（三）新引擎："三个强化"落实人才强院战略

医院坚持贯彻党管人才原则，始终把人才工作，尤其是青年人才工作放在优先发展战略位置，精准把握青年人才成长规律，创新青年人才培养路径，以打造青年人才"新路径"，抢抓人才队伍"黄金期"，涵养人才发展"聚合力"，为新湘雅高质量发展提供强劲人才驱动力。近年来，医院人才培养实现多个零的突破，现有国家重点、重大项目首席科学家6人；国家级重大人才计划11人次；引进学科带头人9人、高水平青年人才150余人。

1. **强化文化引领，发挥文化育人作用** 医院传承新湘雅"舍得"精神，发挥"首席专家"、返聘退休专家等高端专业人才的"传帮带"作用，以文化传承推动青年人才培养，分类开发、协同推进，形成各类青年人才持续成长、协调发展的局面，让各类青年人才的创造活力竞相迸发、聪明才智充分涌流，推动形成具有新湘雅特色的青年人才发展新格局。同时，把青年人才纳入干部队伍整体规划，把培养选拔优秀年轻干部作为一项重大战略任务。医院在业务科室选拔上要求每个科室至少配备1名40岁左右的年轻干部。

2. **强化汇智育才，提升人才成长速度** 医院全面实施青年人才培养"汇智育才"计划，包括"杰出人才奖励计划"（45岁以下），"拔尖人才支持计划"（45岁以下）和"优秀人才培育计划"（40岁以下）。在把握医院青年人才成长规律的基础上，医院设置特聘教授、特聘副教授岗位，全面实施"汇智育才""至善育峰"等院内人才培养、学科建设计划，培养和储备具有潜力的优秀青年人才 100 余人,其中 27 人成长为省级及以上人才。医院坚持破除"论资排辈"和"五唯"倾向,推出 38 岁以下研究员和 35 岁以下副研究员破格晋升"绿色通道"等一系列支持青年人才的政策措施,帮助青年人才迅速成长。

3. 强化自主培养,形成人才集聚效应　医院在总结人才成长规律的基础上,发现自主培养青年人才是赢得人才工作主动权、形成人才集聚效应的关键。医院设置战略主导岗、学科领军岗、青年拔尖岗等人才岗位,针对海外优秀青年人才定制"一人一策"的个性化引才方案,设置青年创新人才岗位,提供优厚的薪酬和充足的科研启动经费,切实为青年人才成长创造条件。重点在医院的前沿学科领域打造人才高峰,发挥人才团队的示范辐射作用,形成"一枝独秀不是春,百花齐放春满园"的良好效应。

(四)新局面:医教研协同推进医院高质量发展

2019 年,医院在第四次党代会上创新提出了"以医疗服务为主体,人才培养、科学研究为侧翼,现代医院科学管理为尾翼"的"一体三翼"发展新理念,以此开始书写党建引领新湘雅高质量发展新篇章。医院在 2021 年三级公立医院绩效考核"国考"中排名第 45 名,位居复旦版中国医院排行榜第 73 名,科研实力曾居自然指数全国医疗机构第 29 名。

1. 综合实力提升取得显著成效　学科建设是医院发展的重中之重,是医院品牌、声誉、地位的基石,也是医院加强管理、提高质量、发展业务的抓手。2010 年,卫生部启动国家临床重点专科建设项目遴选,医院连续两年颗粒未收;而到了 2022 年,医院成功创建国家临床重点专科及建设项目 12 个、培育项目 3 个,22 个学科科技量值排名进入全国百强,牵头建设委省共建国家妇产区域医疗中心,联合建设国家综合性区域医疗中心。这是新湘雅始终坚持特色发展,敢做医疗卫生行业的"高个子",不做"大胖子",走卓越到超越的发展路径而取得的阶段性胜利,也是全体新湘雅人长期以来凝心聚力、攻坚克难共同取得的丰硕成绩。

作为"国家队"的一员，医院始终坚持"人民至上、生命至上"，响应国家号召，在抗击"非典"、新冠，援非、援疆，应对突发事件等工作中，挺身而出，广受赞誉。2022年，医院参与了6起突发应急事件伤员医疗救治工作，收治伤员24人，在"一人一策一专班"的精心救治下，每一名都得到最快救治、最优治疗和最佳愈后，创造了受压长达76小时被救患者的保肢记录，得到上级组织、人民群众、业内专家和新闻媒体的高度肯定。

2. **医疗技术创新走在时代前列**　中南大学湘雅三医院始终坚持走特色强院、差异发展的道路，以推动医疗技术创新为抓手，引导临床研究，鼓励专科创新，全力支持医疗新技术集成研发与应用，重点聚焦新工科与新医科背景下的医工结合诊疗新技术，不断拓展机器人手术、海扶技术临床应用，加大推广支持力度，实施绩效倾斜，做优医院微创、微无创手术品牌。

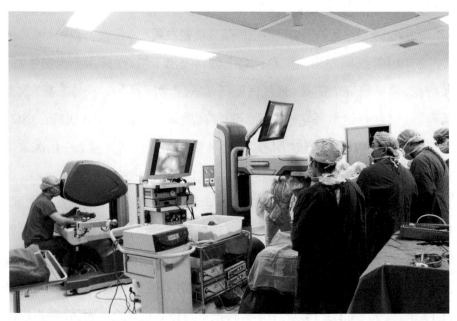

中南大学湘雅三医院同时拥有国产手术机器人和进口手术机器人，开展多项微创手术

医院是国内首家同时拥有国产和进口"达芬奇"机器人的医院，并成功研发国内首台拥有自主知识产权并获得生产许可证的国产手术机器人，成为解决高端医疗设备"卡脖子"技术的行业典范，获 *Nature* 杂志封面介

绍。成功获得全球第一张猪的活细胞异种移植临床应用许可证,并成功开展国际首例糖尿病肾病肾移植术后异种胰岛移植,目前猪胰岛移植治疗糖尿病临床研究综合疗效指数达到国际同期最高水平。2021 年发布全球首个将个体化用药理论转化为临床用药实践的信息化软件——"基因脸谱",开启个体化用药新模式,入选年度"湖南省十大科技新闻"。

3. 科研创新成绩斐然 医院坚持以基础与临床研究为科技工作基石,以"四个面向"(面向世界科技前沿、面向经济主战场、面向国家重大需求、面向人民生命健康)为指引,构建临床与基础医学、新兴交叉学科紧密结合的多学科融合模式,提升具有新湘雅特色的科研整体实力。近年来,医院科学研究创新发展,进院科研经费连续四年破亿元,2022 年度位居全国第 36 名。现拥有 26 个部省级科研平台,临床研究体系通过美国人体研究保护体系认证协会复核认证,是湖南省唯一通过该认证的医疗机构。ESI 全球高被引 1‰ 和全球顶级三大期刊(*Cell*、*Nature* 和 *Science*)论文实现"零"突破。

4. 教学成果屡获突破 医院秉承百年湘雅优良教学传统,坚持将立德树人贯穿教育全过程,推进思政课堂和课堂思政同向同行,探索实施"临床－基础"融合的新湘雅融通教学,建立整合式临床教师团队,在医院高质量发展新形势下,医院积极落实医教协同战略,构建本科生教育、研究生教育和毕业后医学教育协同发展、融合创新的新湘雅"大教育"工作体系。两次组队代表中南大学参加全国高等医学院校大学生临床技能竞赛均获特等奖、参加全国首届来华留学生临床思维与技能竞赛获最高奖项。

起于茅坡,盛于桐梓,三十年韶华沧桑,中南大学湘雅三医院经历了一场惊艳的蜕变,从一个只有 20 余名党员的临时党支部发展成了一个下设 12 个党总支、67 个党支部,拥有 1 986 名党员的坚强战斗堡垒。一个党建引领发展有力、支部建设鲜活有劲的新湘雅正以时不我待、激流勇进的姿态去迎接新时代的挑战与机遇。

　　站在新的起点，步入而立之年的新湘雅，新的集结号已吹响，新的"发展引擎"已启动，"腾飞之翼"已展开。医院将在习近平新时代中国特色社会主义思想指引下，深入贯彻落实党的二十大精神，深刻感悟"两个确立"决定性意义，以自信自强、守正创新的姿态，锚定目标不放松，大力推进医院高质量发展，为健康中国战略作出新湘雅贡献。